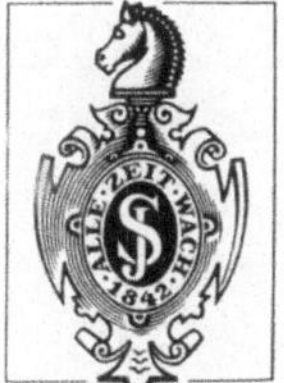

Henning Bartels

Raumforderungen der Niere im sonographischen Bild

Textbuch und Atlas

Mit einem Geleitwort von J. Sökeland

Mit 283 Abbildungen in 509 Einzeldarstellungen

Springer-Verlag
Berlin Heidelberg New York London Paris
Tokyo Hong Kong Barcelona Budapest

Dr. med. Henning Bartels
Evangelisches Krankenhaus Göttingen-Weende e. V.
Urologische Klinik
An der Lutter 24, 37075 Göttingen

ISBN-13:978-3-642-77833-9 e-ISBN-13:978-3-642-77832-2
DOI:10.1007/978-3-642-77832-2

Die Deutsche Bibliothek – CIP-Einheitsaufnahme
Bartels, Henning:
Raumforderungen der Niere im sonographischen Bild: Textbuch und Atlas/Henning Bartels.
Mit einem Geleitw. von J. Sökeland. –
Berlin; Heidelberg; New York; London; Paris; Tokyo; Hong Kong; Barcelona; Budapest: Springer, 1994

Softcover reprint of the hardcover 1st edition 1994

Satz: K+V Fotosatz GmbH, Beerfelden
21/3130-5 4 3 2 1 0 – Gedruckt auf säurefreiem Papier

Geleitwort

Die Sonographie gehört zur Basisdiagnostik in fast allen medizinischen Disziplinen. Natürlich haben die einzelnen Fachgebiete dabei unterschiedliche Schwerpunkte; die Diagnostik der Nieren und ableitenden Harnwege sollte jedoch immer mit zur Beurteilung herangezogen werden.

Das Schlagwort der Apparatemedizin trifft bei dem patientenfreundlichen, allerdings anwendungsintensiven Verfahren der Sonographie nicht zu.

Die Vorteile der Sonographie, die immer wieder genannt werden, sind:

- Sie ist sofort verfügbar.
- Sie stellt körperlich keine Belastung dar.
- Sie ist beliebig oft wiederholbar.
- Ein Kontrastmittel ist bei der Routineuntersuchung nicht erforderlich.
- Für die Primärdiagnostik bringt sie entscheidende Vorteile.

Gerade der Blick über die eigenen Fachgrenzen hinaus ist für den Anfänger und für den Erfahrenen von besonderem Wert, und so bietet dieses Buch eine präzise zusammenfassende Darstellung aller möglichen sonographischen Befunde der Niere. Diese Darstellungsweise hat gegenüber den radiologischen Verfahren den Vorteil, daß das Organ in verschiedenen Ebenen auch unter Berücksichtigung von Lageveränderungen beurteilt werden kann.

Nachteilig könnte die Tatsache bewertet werden, daß die Sonographie auch in diesem Bereich in weit höherem Maße von der persönlichen Erfahrung des Untersuchers abhängig ist. Diese Tatsache berücksichtigt das vorliegende Werk mit seinen zwei Hauptakzenten:

Dem Kliniker und Praktiker soll es im Sinne einer Bestandsaufnahme in übersichtlicher Form die gesamte Palette des Wissensstandes vermitteln; auch für Problemfälle bekommt er das diagnostische Rüstzeug.

Der Lernende erhält einen umfassenden Überblick über den neuesten Stand der Nierensonographie, gleichermaßen geeignet für Weiter- und Fortbildung.

Atlasähnlich werden in hervorragender Bildqualität – wobei die Schnittrichtung skizzenmäßig eingezeichnet ist – die einzelnen Formvarianten dargestellt.

In verschiedenen Kapiteln sind die entzündlichen Veränderungen, die traumatischen Raumveränderungen, insbesondere aber auch die zystischen und soliden Tumoren wie auch die peri- und pararenalen Veränderungen dargestellt.

Der Verfasser hat besonderen Wert darauf gelegt, Veränderungen der ableitenden Harnwege, mit denen man sich täglich auseinanderzusetzen hat, faßbar zu machen und die entscheidenden Veränderungen richtig zu deuten.

Da die Fachliteratur im Bereich der Sonographie sich sehr schnell wandelt und die Technik weiter fortschreitet, ist die Neubearbeitung dieses Buches besonders wichtig.

Autor und Verlag waren sich der Problematik bewußt, die Sonographie der Nieren für alle ärztlichen Gebiete darzustellen, obwohl der Benutzer des Buches in der Regel nur für sein eigenes Fachgebiet eine entsprechende Hilfe suchen wird. Doch der Autor hat es verstanden, die gesamte Nierensonographie in einer logistischen Themengestaltung so darzustellen, daß eine einheitliche didaktische Linie, verwertbar für Anfänger und Erfahrene, unabhängig vom Fachgebiet gewahrt bleibt.

Das Buch wird in seiner Neubearbeitung den ihm zustehenden Platz weiter ausfüllen und entscheidend dazu beitragen, daß Erkrankungen der Nieren und ableitenden Harnwege frühzeitig und richtig erkannt, beurteilt und einer entsprechenden Behandlung zugeführt werden.

J. Sökeland

Vorwort

Der Wunsch und das Bemühen vieler praktizierender Ärzte in Kliniken und Praxen, mit einem nichtinvasiven, praktisch risikolosen bildgebenden Verfahren *selbst* einen klinischen Verdacht unmittelbar nachweisen oder möglichst weitgehend ausschließen zu können, hat erheblich zugenommen. Ja, es ist beinahe schon ein Zwang entstanden – auch durch den Anspruch des Patienten – nicht nur mit ärztlicher Erfahrung und den Händen einer Symptomatik zu begegnen, sondern möglichst an Ort und Stelle ein „objektives, verständliches Bild" – im wahrsten Sinne – zu erstellen. Die Sonographie kann diesem Anspruch gerecht werden.

So sind mancherlei Voraussagen – etwa die Urosonographie würde sich alsbald erübrigen, weil Besseres zwangsläufig auch Gutes ersetzt – nicht eingetreten. Im Gegenteil: die Ultraschalldiagnostik allgemein und die Urosonographie entsprechend haben sich mit all ihren faszinierenden Möglichkeiten weiterentwickelt und als qualitativ moderne Verfahren eher noch an Bedeutung gewonnen, auch quantitativ in der Breite der Anwender.

Die Sonographie des Retroperitonealraums wird außer von Urologen vor allem von Internisten, Radiologen, Allgemeinärzten und z. T. auch von Chirurgen, Pädiatern und Gynäkologen wahrgenommen. Was die Nieren betrifft, so sind die genannten Disziplinen an einer Entwicklung beteiligt, die wesentlich bedeutsamer ist als der obengenannte, eher etwas vordergründige Aspekt. Es besteht nämlich kein Zweifel mehr daran, daß durch die weit verbreitete Sonographie der Nieren und ihrer Umgebung deren Erkrankungen, oft ohne Umschweife, deutlich früher erkannt und diagnostiziert werden als je zuvor. Am augenfälligsten gilt dies, pars pro toto, für die Nierentumoren. Wie für so viele andere Malignome angestrebt, wird durch die Nephrosonographie *Früherkennung* sehr konkret praktiziert. Dies bedeutet frühzeitige Therapie und oft Heilung, gar nicht so selten sogar organerhaltend. Die zahlenmäßig eindrucksvolle Verbesserung der Prognose bei Nierenzellkarzinomerkrankungen hat nicht etwa ihre Ursache in einer neuen Behandlungsmöglichkeit, sondern ausschließlich in der früheren Diagnostik und der dadurch oft noch rechtzeitigen Operation.

Die Kosten der meist weiterhin deprimierenden Behandlung eines bereits metastasierten Nierenzellkarzinoms betragen ein Vieltausendfaches der Nephrosonographie. Es drängt sich so noch zwingender als in früheren Jahren die Frage auf, weswegen die Nierensonographie nicht längst und obligat Bestandteil jeder Früherkennungsuntersuchung ist.

Von der eher noch wichtigeren menschlichen Seite einmal abgesehen, wäre die konsequente Früherkennungsuntersuchung eine überaus kostengünstige Möglichkeit, die Mehrzahl aller Nierenzellkarzinome ohne wesentliche Beeinträchtigung der Betroffenen zu heilen. Die multidisziplinäre, fast flächendeckende Verbreitung der Sonographie und das nachhaltige Bemühen der meisten Ärzte hat die Voraussetzungen für eine effektive Früherkennung geschaffen.

Neben den Tumoren gibt es aber eine große Zahl anderer Raumforderungen der Niere und ihrer Umgebung mit höchst unterschiedlichem Krankheitswert; hier zu selektionieren ist Aufgabe des erstuntersuchenden Arztes oder aber des Urologen, der die volle Kompetenz für diese Organe haben muß. Ihm kommt der Vorteil zugute, tagtäglich während seiner Ausbildung und als Kliniker, Nieren in situ zu sehen und alle präoperativen Befunde bildgebender Verfahren mit dem Operationssitus und/oder dem Präparat vergleichen zu können. Diese Möglichkeit verschafft dem Urologen im Verlauf von Jahren so große Erfahrung, die es ihm gestattet, nach der Sonographie die Diagnose zu stellen oder weitere diagnostische Maßnahmen sinnvoll zu planen.

Die Erstellung eines Normalbefundes der Nieren und des pararenalen Bereiches, also Ausschluß einer Pathologie, die Früherkennung und die Art der Ausbreitung von Tumoren sowie die richtige Bewertung für nichtneoplastische Raumforderungen waren die wichtigsten Intentionen dieses Buches und sind zugleich seine Ziele. Möge dieser hohe Anspruch in der ganzen Breite erreicht werden können und vielen Patienten nützlich sein.

Auch dieses dritte Buch wäre nicht zustandegekommen ohne die uneigennützige Hilfe zahlreicher Patienten, Kollegen, Schwestern und Pfleger, denen ich stets dafür dankbar sein werde.

Namentlich nennen möchte ich Frau I. Hofmann, die sich interessiert und prompt um die Erstellung der Manuskripte gekümmert hat, und neuerlich Herrn U. Kowalczyk, der den Großteil der fotografischen Arbeit mit Geduld und immer willig erledigt hat. Besonderer Dank gebührt meiner Familie, d.h. meiner Frau und den 4, inzwischen selbständig werdenden Kindern, denen ich manche Woche und viele Abende entzogen war.

Der Springer-Verlag hat mir erneut seine großen Erfahrungen und Möglichkeiten zuteil werden lassen, personifiziert in der Kompetenz von Frau Dr. U. Heilmann, deren Initiativen und stete Motivation häufig nötig und immer erfolgreich gewesen sind.

Henning Bartels

Inhaltsverzeichnis

Abkürzungen

ADPN	Autosomale adulte polyzystische Nierenerkrankung
AML	Angiomyolipom
ARCD	acquired renal cystic disease
CT	Computertomographie
DD	Differentialdiagnose
dd	differentialdiagnostisch
HE	Houndsfield-Einheiten
KM	Kontrastmittel
LA	Lymphangiektasien
LK	Lymphknoten
LS	Längsschnitt
NAA	Nierenarterienaneurysma
NB	Nierenbecken
NBKS	Nierenbeckenkelchsystem
NN	Nebennieren
NS	Nephrosonogramm
NZK	Nierenzellkarzinom
PN	Pyelonephritis
QuS	Querschnitt
Rf	Raumforderung
SK	Schallkopf
Sr	Sinus renalis
SSW	Schwangerschaftswoche
Tbc	Tuberkulose
US	Ultraschall bzw. Urosonographie
ZRB	Zentrales Reflexband

Schnittebenen-Piktogramme

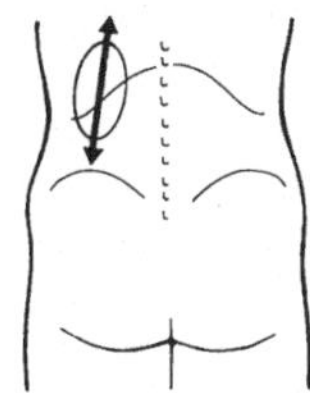

L 1 = li. Niere, von dorsal, Längsdurchmesser
1a Längsdurchmesser nach lateral verlegt
1b Längsdurchmesser nach medial verlegt

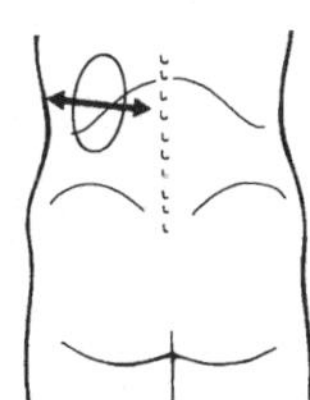

L 2 = li. Niere, von dorsal, Querdurchmesser in Hilusebene
2a Querdurchmesser nach kranial verlegt
2b Querdurchmesser nach kaudal verlegt

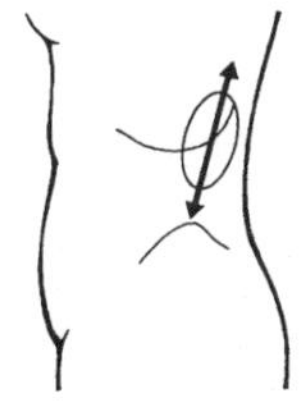

L 3 = li. Niere in Koronarschnittebene längs
3a Ebene mehr nach ventral verlegt
3b Ebene mehr nach dorsal verlegt

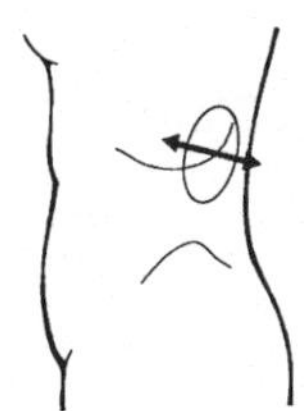

L 4 = li. Niere in Koronarschnittebene, quer, Hilushöhe
4a Ebene mehr nach kranial verlegt
4b Ebene mehr nach kaudal verlegt

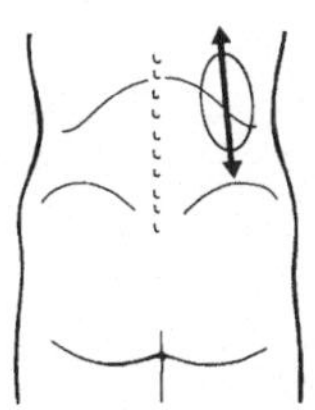

R 1 = re. Niere, von dorsal, Längsdurchmesser
1a Längsdurchmesser nach lateral verlegt
1b Längsdurchmesser nach medial gelegt

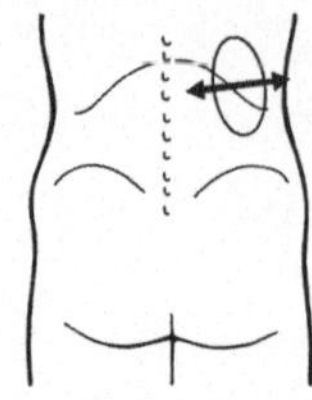

R 2 = re. Niere, von dorsal, Querdurchmesser, in Hilushöhe
2a Querdurchmesser mehr nach kranial verlegt
2b Querdurchmesser mehr nach kaudal verlegt

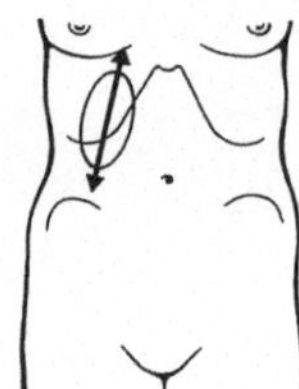

R 3 = re. Niere, von ventral, Längsdurchmesser
3a Ebene mehr nach lateral verlegt
3b Ebene mehr nach medial verlegt

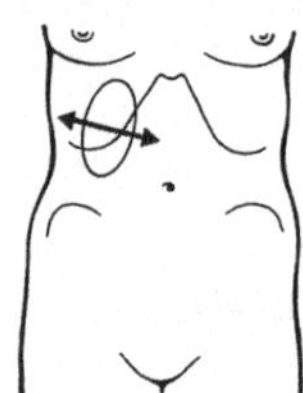

R 4 = re. Niere, von ventral, Querdurchmesser, Hilushöhe
4a Ebene mehr nach kranial verlegt
4b Ebene mehr nach kaudal verlegt

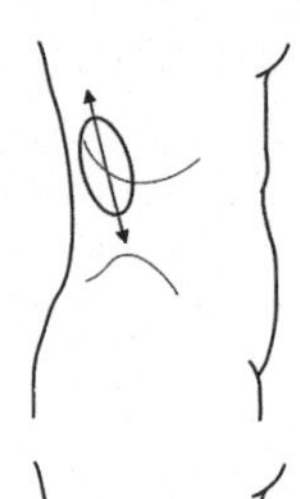

R 5 = re. Niere in Koronarschnittebene, längs

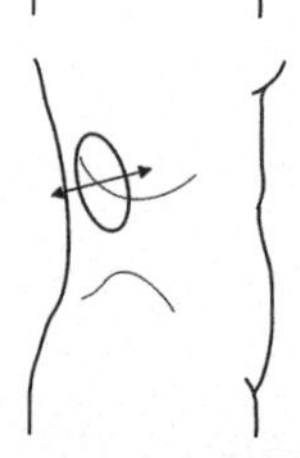

R 6 = re. Niere in Koronarschnittebene, quer, Hilushöhe

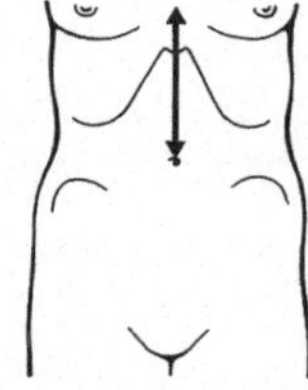

M 1 = medianer Längsschnitt, zwischen Xiphoid und Nabel
1a paramedian rechts
1b paramedian links

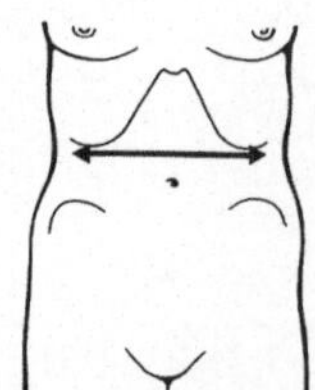

M 2 = Querschnitt, zwischen Xiphoid und Nabel
2a Ebene nach kranial verlegt
2b Ebene nach kaudal verlegt

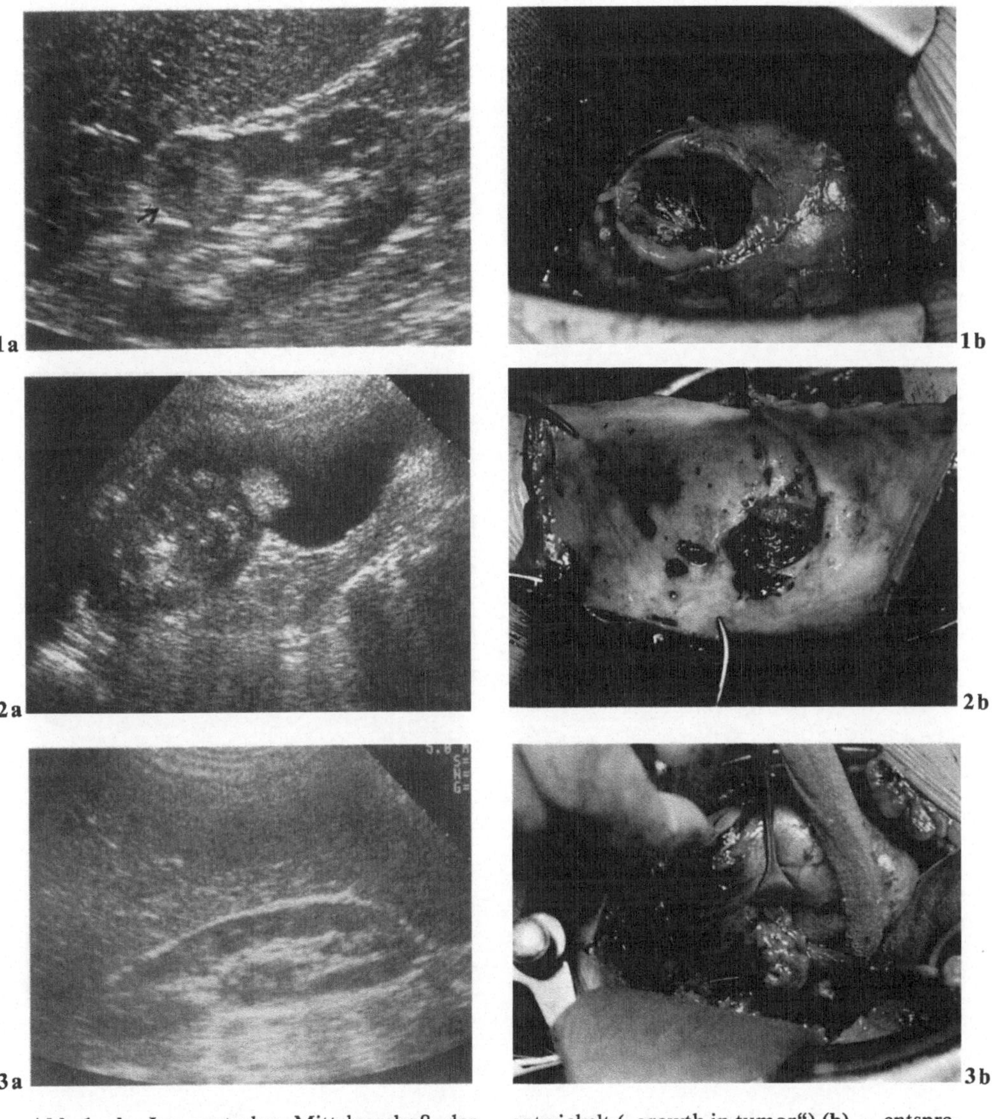

Abb. 1a, b. Im ventralen Mittelgeschoß der rechten Niere gelegener solider Tumor auf den ersten Blick (**a**). Er läßt sich intraoperativ mit Pseudokapsel in toto resezieren. Mehrere Schnellschnitte aus der Resektionsebene (**b**) lassen keine Tumorzellen nachweisen

Abb. 2a, b. Ein Nierenzellkarzinom (NZK) wächst in eine große Zyste (**a**) hinein. Es ist kein Zystenwandkarzinom, sondern ein randständiges NZK, das sich in die Zyste hineinentwickelt („growth in tumor") (**b**) – entsprechend einer Gibson-III-Konstellation

Abb. 3a, b. Echoärmere Aussparung (**a**) mitten im zentralen Reflexband (ZRB). Exophytisches Urothelkarzinom, das in das Nierenbeckenlumen (**b**) hineinwächst (Ta/G2-Stadium). Deswegen organerhaltende Abtragung des Tumors und Laserkoagulation des Tumorgrundes

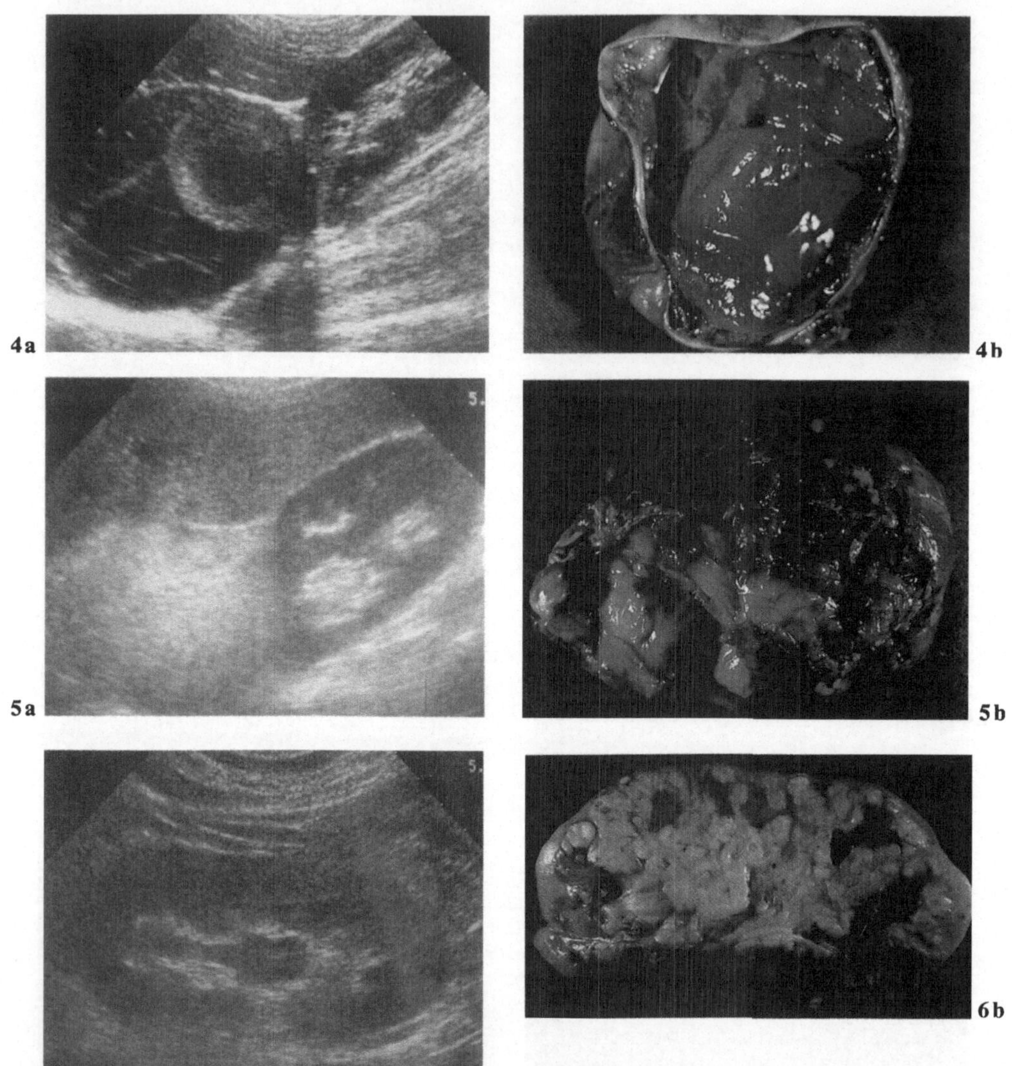

Abb. 4a, b. Unmittelbar an den oberen rechten Nierenpol schließt eine durch Septen auffällig strukturierte Raumforderung an (**a**). Das Operationspräparat (**b**) läßt ältere (Septen) und frischere (echoreiche intrazystische Struktur) Einblutungen in eine Nebennierenzyste erkennen

Abb. 5a, b. Riesige, echoreiche Raumforderung (kranial der rechten Niere) mit sicherer Abgrenzung gegen die Niere und Leber (**a**). Das Myelolipom (**b**) ist selten; eine derartige sonographische Darstellung aber typisch, wohl tumorspezifisch

Abb. 6a, b. Sonographisch (**a**) große Niere mit Distension des ZRB. Klinisch: starke lokale Schmerzen bei röntgenologisch gänzlich stummer Niere. Pathologisch-anatomisch (**b**): völlige Destruktion der Niere durch ein schnell wachsendes infiltrierendes Urothelkarzinom. Dieses Bild zeigt gut die Grenzen der sonographischen Gewebecharakterisierung

Einleitung

Sonographie kann und wird als einziges bildgebendes Verfahren auch zu Screeningzwecken, auch ohne direkte Fragestellung interdisziplinär genutzt, vor allem auch die Urosonographie (US). Auf diese Weise sind im Laufe der letzten 10–15 Jahre eine Vielzahl früher und asymptomatischer Pathologien und Erkrankungen der Urogenitalorgane aufgedeckt worden mit nachfolgend oft entscheidenden therapeutischen Konsequenzen.

Es mag dahinstehen, ob der Urogenitaltrakt wirklich das variabelste und von kongenitalen Fehlbildungen am häufigsten betroffene Organsystem ist; im sonographischen Bild jedoch ist die Vielfalt der Erscheinungsformen der normalen Niere, aber auch die Variationsbreite pathologischer Raumforderungen der Niere und ihrer Umgebung überaus groß und mit ständiger Verbesserung des Auflösungsvermögens der Geräte zunehmend erkennbar.

Die unmittelbare Anwendung der Sonographie in Ergänzung zur klinischen Untersuchung und die angesprochene Vielfalt der Erscheinungsformen der Nieren und ihrer Umgebung erfordern deswegen eine hohe Qualifikation des Untersuchers. Er muß, weil sehr oft unausgesprochen die Frage nach einem Malignom im Raum steht, den normalen vom pathologischen Befund in der ganzen Variationsbreite abgrenzen und im Bild dokumentieren können. Deswegen übernimmt er mit dieser Untersuchung eine besondere Verantwortung. Ist der Untersucher unsicher und halbherzig in seiner Überzeugung, verunsichert er zugleich den Patienten: sei es nur durch kurzfristige Kontrolluntersuchungen zur Reproduktion des evtl. unklaren Befundes oder gar durch zusätzliche diagnostische Maßnahmen, wie Urogramm, CT, Angiographie oder Kernspintomographie bis hin zur operativen Freilegung.

Aus dieser Problematik resultiert die leicht zynische Bemerkung, daß 5 sonographierende Ärzte leicht ein CT-Gerät auslasten können. Wohl übertrieben, aber ganz sicher kann für manch' einen Patienten eine zufällige sonographische Unklarheit eine lange Reihe von verschiedenen Folgeuntersuchungen nach sich ziehen und ihn für längere Zeit oder auf Dauer „stigmatisieren". Dadurch kann der oft segensreiche Nutzeffekt der Sonographie durchaus relativiert werden; ganz abgesehen von den Kosten, die ohne Sonographie so nicht entstanden wären.

Viele Ärzte haben bereits fachbegleitend Urosonographie wie selbstverständlich gelernt, die Mehrzahl aber mußte und muß sich autodidaktisch um diesen „verlängerten Arm des Untersuchers" bemühen. Dies wird oft zwar als mühselige und zeitaufwendige, aber nicht selten auch als überaus dankbare Übung empfunden. Kann einem doch das, was man heute gelesen oder gesehen hat, nicht selten schon morgen im eigenen Bereich praktisch begegnen und dann umgesetzt werden zum sofortigen Nutzen für den Patienten und zur eigenen ärztlichen Befriedigung: praktische Fortbildung im allerbesten Sinne.

Gerade für den Bereich der Nieren – Organe, die man schon ganz früh fast immer gut zur Darstellung bringen konnte – besteht ein hohes Lernbedürfnis nach einer korrekten und sicheren Interpretation. Damit wird bereits ein wichtiger Teil der abdominellen Sonographie abgedeckt.

Zunehmendes Wissen und bessere Geräte können jedoch auch den Eindruck erwecken, jetzt sei eher alles schwieriger und früher Eindeutiges würde unsicher werden. Genau an diesem Punkt will das vorliegende Text- und Bilderbuch ansetzen. Die Überlegungen des sorgfältigen Untersuchers sollen kanalisiert werden auf vorrangig klinisch häufige Normvarianten und eine Vielzahl von Veränderungen ohne Krankheitswert. Weiterhin sollen wirkliche, klinisch relevante Raumforderungen in ihrer Vielfalt mit Hinweisen auf die Genese dargestellt und erläutert werden. Schließlich erfordern die peri- und pararenalen Raumforderungen, die, auch von der Niere unabhängig, im retroperitonealen Raum entstehen können, eine besondere Beachtung.

Für alle Interpretationen stellt – wie seit je für die Urosonographie – die Berücksichtigung der Anamnese und des klinischen Befundes die Grundlage dar. Alle vorliegenden sonographischen Befunde sind durch komplettierende Untersuchungen, operative Klärung oder aber Verlaufskontrollen gesichert. Wir haben in den letzten Jahren durch vielfältigen, tagtäglichen Einsatz im ambulanten, prä-, intra- und postoperativen Bereich gelernt, noch besser mit der Urosonographie umzugehen. Diese Erfahrungen sollen für die Raumforderungen der Niere und ihrer Umgebung im folgenden weitergegeben werden.

Die Niere läßt sich etwa ab der 20. SSW bis ins höchste Alter lebenslang darstellen.

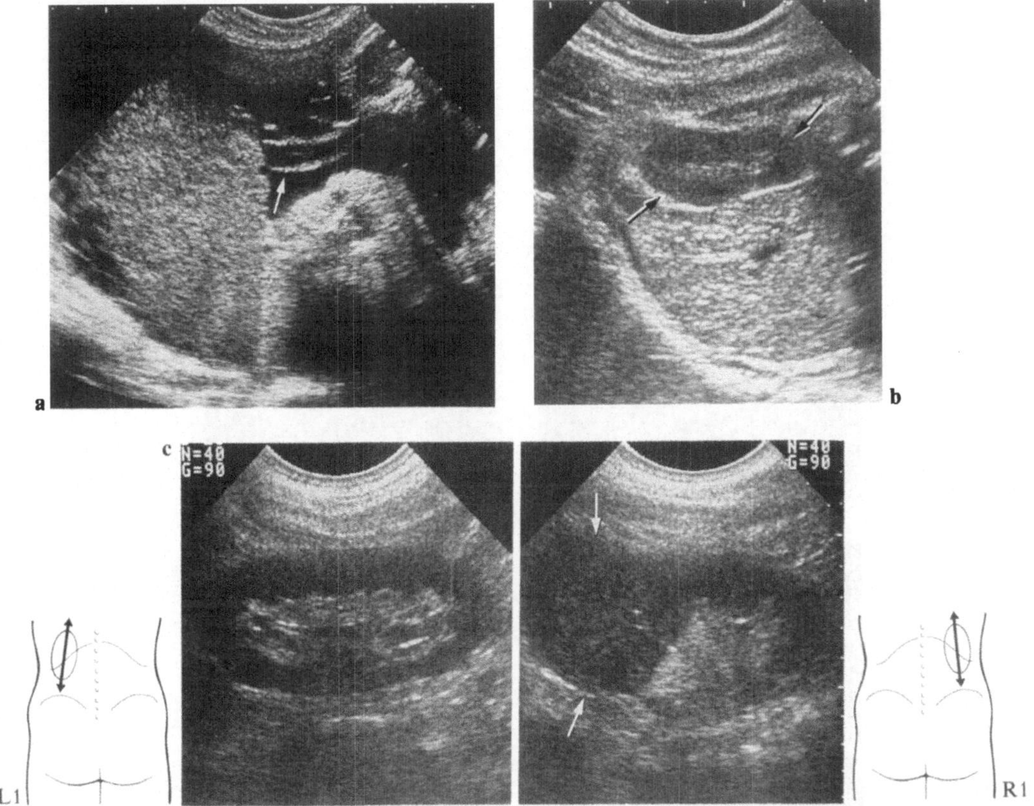

Abb. 0.1. a Fetus in der 32. SSW „schaut" auf seine Nabelschnur (→), **b** die re. Niere (→) des gleichen „Patienten", der Leber aufliegend, **c** li. und re. Nieren eines 100jährigen Mannes mit schmerzloser Makrohämaturie. Die *Pfeile* markieren im re. oberen Pol eine solide Rf

Es ist von besonderer Wichtigkeit, nicht nur ein Schnittbild der Niere herzustellen, sondern die ganze Niere durch dynamische Untersuchung von medial nach lateral und von kranial nach kaudal zu explorieren, falls erforderlich auch mit verschiedenen Applikationen.

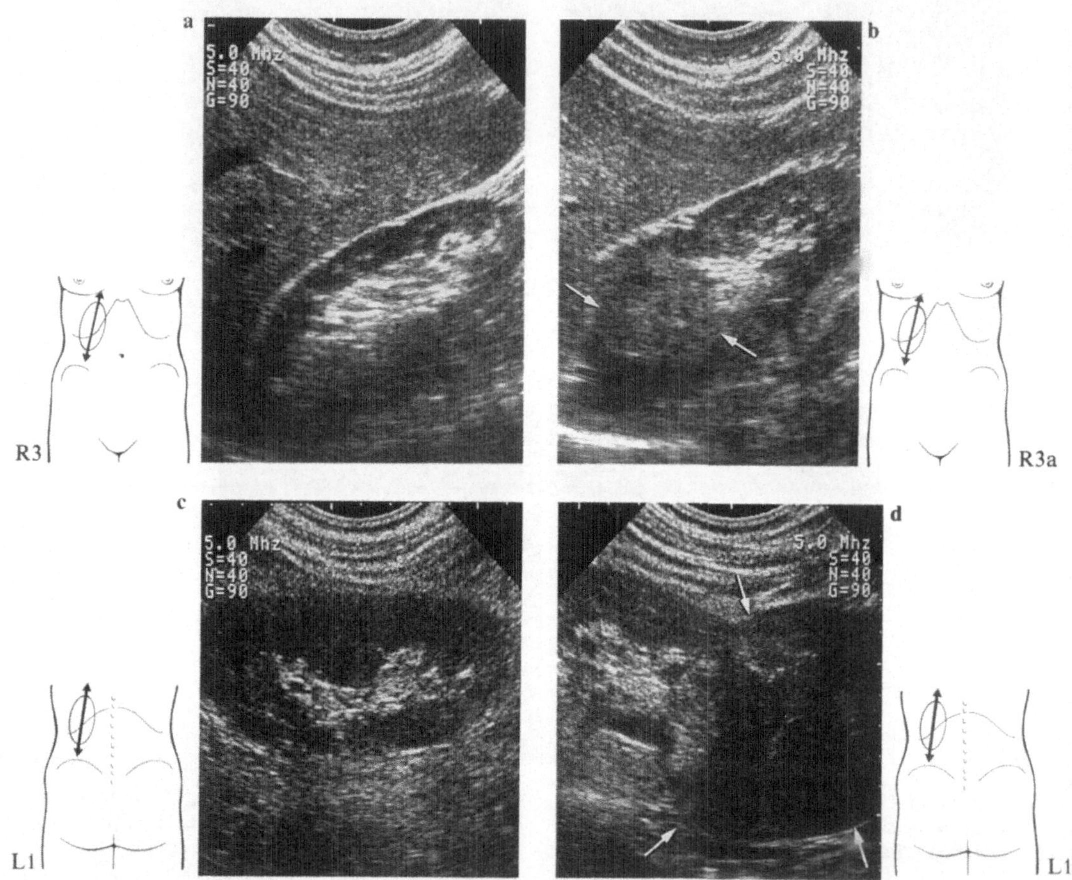

Abb. 0.2 a – d. *Oben* Re. Niere: Im li. Schnitt (**a**) ist der obere Pol kaum auffällig. 2 cm lateral (**b**) stellt sich eine grobe solide Rf (→) bei dem 50jährigen Mann dar. *Unten* Li. Niere: Im li. Schnittbild (**c**) keine Pathologie, aber wenig lateral (**d**) monströser solider Nierentumor (→) bei einem 70jährigen Mann

1 Sonomorphologische Variationsbreite der Nieren, Pseudotumoren

1.1 Allgemeines

Es fällt schwer, eine normale Sonomorphologie der Niere zu definieren. Noch wesentlich vielfältiger als im planen Summationsbild des Kontrastmittelurogramms kann sich die Niere sonographisch darstellen.

Das hohe Standardwissen, über das heutzutage Urologen, Radiologen, Internisten und andere Ärzte in der Beurteilung von Urogrammen und Renovasographien verfügen, entspricht der Summe von Erfahrungen mehrerer Ärztegenerationen. Demgegenüber ist die Summe an Erfahrungen in der Interpretation von Nephrosonogrammen viel geringer, steht man heute in der Sonographie doch allenfalls am Übergang von der ersten zur zweiten Generation, ein Zeitraum in dem eine nur kleine Zahl von Ärzten ihre Erfahrungen mitteilen und vielleicht weitergeben konnte. Der Vergleich hinkt insofern, als US nicht als Bilddiagnostik betrieben wird, sondern als dynamisches Verfahren, bei dem sich die Beurteilung während der Untersuchung ergibt. Das Bild dient lediglich zur Dokumentation bestimmter Auffälligkeiten oder des „subjektiven" Normalbefundes. Somit wäre evtl. der Vergleich mit der röntgenologischen Durchleuchtung passender. Hier wie dort kann nur der Untersucher selbst ein als Momentaufnahme „geschossenes" Bild detailliert deuten. Ein erfahrener sonographischer Untersucher wird deswegen eher zurückhaltend sein bei der Interpretation eines Nephrosonogramms von einem Patienten, dessen Vorgeschichte, Klinik und Untersuchungsbedingungen er nicht genau kennt. Von der Verfahrenstechnik her erscheint es auch weiterhin unmöglich, ein Nephrosonogramm (NS) als Bild – so wie etwa eine Thoraxaufnahme – umfassend auswerten zu können, weswegen jeder die Verantwortung tragende Arzt die Untersuchung selbst durchführen muß.

1.2 Untersuchungsbedingungen

Bei der Nephrosonographie müssen für den Befund der normalen Niere die Lage des Patienten und die Schallkopfapplikation als erstes berücksichtigt werden. In Bauchlage mit Ausgleich der LWS-Lordose auf einer Keilliege und dadurch weit offenem Schallfenster zwischen unterer Thoraxapertur und Darmbeinkamm ist der Weg zu den Nieren und zum pararenalen Bereich am kürzesten in der optimalen Öffnung des Schallkopfsektors. Der Weg zur Niere ist hier frei von störenden Überlagerungen, vor allem von Darmschlingen. Diese Lage erlaubt eine gute Orientierung in beiden Nierenregionen in Längs- und Querschnitten durch Abfahren von medial nach lateral und von kranial nach kaudal. Jede fragliche

Struktur kann durch Änderung der SK-Applikation schräg oder von der Seite (Koronarscan) oder, auch nach Umlagerung des Patienten, von ventral weiter exploriert werden. Gerade bei der ventralen Applikation liegt die rechte Niere mit der Leber als Vorlaufstrecke im Fokusbereich der meisten Abdominalscanner. Man wird bedarfsweise diese Möglichkeit großzügig nutzen; ebenso kann – wenn auch seltener – auf der linken Seite die Milz einmal ein gutes Schallmedium für die Niere sein.

Für urologische Fragestellungen wird von uns aus praktischen Gründen primär die dorsale Applikation bevorzugt, wobei der Patient locker auf dem dafür unerläßlichen Buckelbett mit herunterhängenden Armen liegt. Nur so ist auch das oftmals wichtige Kriterium der Atemverschieblichkeit beider Nieren differenziert beurteilbar. Für die rechte Niere wird die Applikation von ventral gerade für den oberen Polbereich nicht selten zur vollständigen Exploration notwendig, besonders auch bei älteren und adipösen Patienten. Die rechte Nebenniere und der Verlauf der großen Gefäße und deren Umgebung können nur bei ventraler Applikation – also Rückenlage des Patienten – gut dargestellt werden. Für die linke Niere kann die ventrokoronare Applikation hilfreich sein, vor allem dann, wenn eine Bauchlage auf dem Buckelbett gar zu beschwerlich oder unmöglich ist. Es gibt zahlreiche Untersucher, die umgekehrt verfahren, nämlich primär von ventral untersuchen und nur im Bedarfsfall auch dorsal applizieren. Es ist wenig sinnvoll, Vor- und Nachteile abzuwägen – die Erfahrung und die Möglichkeit, für beide Lagen optimale Voraussetzungen zu haben, geben schließlich den Ausschlag.

Unabhängig von allen Applikations- und Interpretationsproblemen zählen die Nieren und ihre Umgebung zu den Organen, die sonographisch vom fetalen bis ins allerhöchste Lebensalter fast immer gut und vollständig zur Darstellung zu bringen sind. Es liegt am Arzt, diese Möglichkeit zugunsten des Patienten zu nutzen.

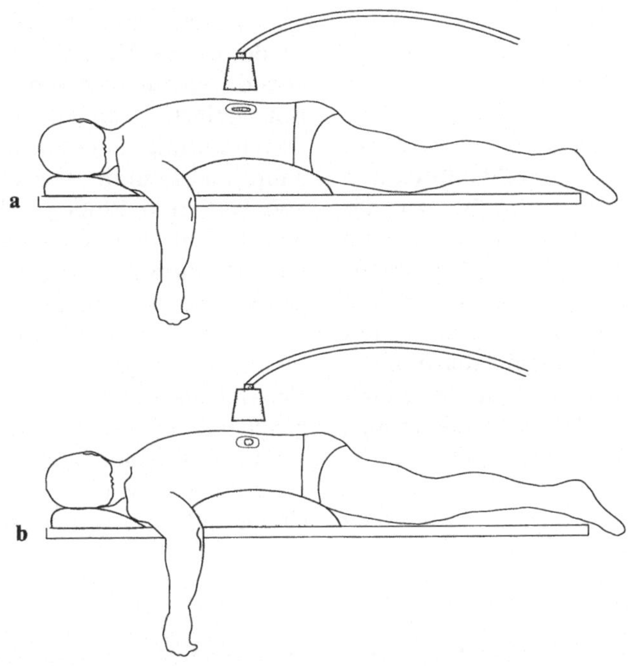

Abb. 1.1 a, b. Applikation von dorsal bei Bauchlage des Patienten auf einer Buckelliege mit dadurch möglichem Ausgleich der LWS-Lordose. Die Arme hängen locker herunter, wodurch die Rückenmuskulatur entspannt ist. In dieser Lage kann die SK-Applikation li. wie re. longitudinal (**a**), transversal (**b**) und koronar erfolgen

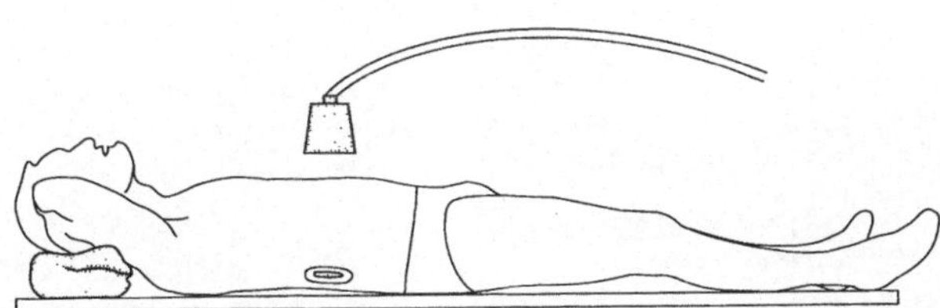

Abb. 1.2. Rückenlage des Patienten auf einer flachen Liege, wobei die Arme hinter dem Nacken verschränkt sind. In dieser Lage kann die SK-Applikation re. longitudinal, transversal und koronar erfolgen, li. am günstigsten koronar oder in leichter re. Schrägseitenlage des Patienten. So können auch die NN und die großen Gefäße am günstigsten dargestellt werden

1.3 Nierengröße

1.3.1 Altersabhängigkeit

Nach Auffinden der Niere wird der größte Längen- und Breitendurchmesser eingestellt und die Größe bzw. das Volumen der Niere geschätzt und im Bedarfsfall gemessen; die Nierengröße korreliert bei Feten, Säuglingen und Kindern mit dem Alter, später variiert sie individuell innerhalb bestimmter Grenzen, unabhängig von der Funktion. So wie es Menschen mit großen und kleinen Händen gibt, gibt es solche mit großen und kleinen Nieren in bestimmten Grenzen, die einer normalen Funktion gerecht werden.

Im Alter reduziert sich die Nierengröße unterschiedlich stark, entsprechend einem physiologischen Funktionsverlust. Vor allem schlechtere Durchblutung mindert im Laufe der Jahre das Funktionsgewebe zugunsten von Fett- und Bindegewebe. Sonographisch kann dadurch – ebenfalls individuell unterschiedlich – die Rinden-Mark-Schicht schmaler werden bei breiterem ZRB, aber insgesamt auch kleinerem Organ. Der verminderte Flüssigkeitsgehalt verschlechtert in gleicher Weise die Impedanz zur Umgebung. Die altersphysiologische Größenabnahme, vor allem durch Parenchymreduktion, variiert stark.

Die Nierengröße und die Sonoanatomie korrelieren mit dem Alter bis etwa zum 10. Lebensjahr. Das Verhältnis Parenchym zu ZRB verändert sich in der 2. Lebenshälfte allmählich zu Lasten der Parenchymmenge.

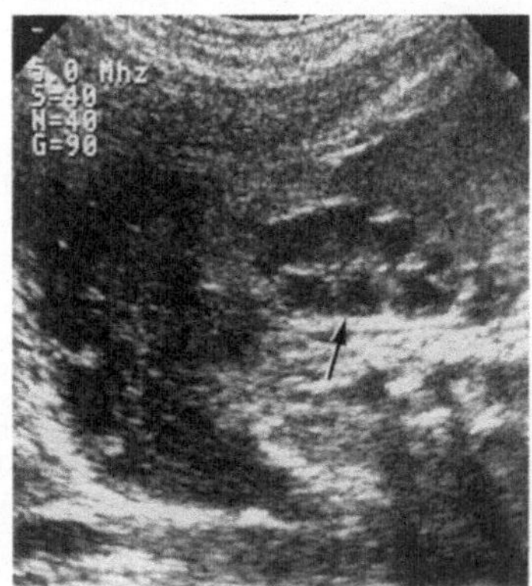

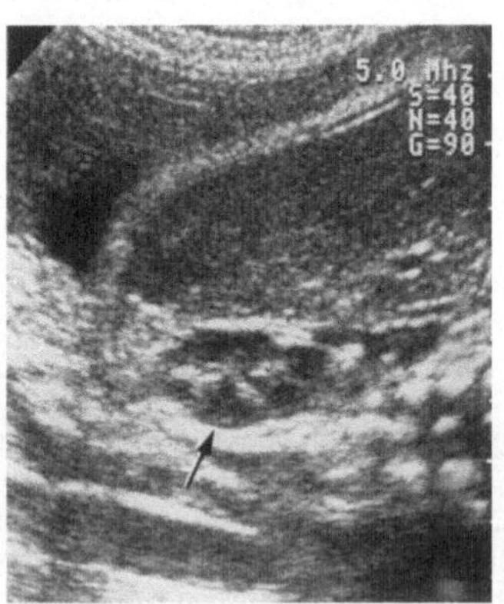

Abb. 1.3 a, b. Fetus in der 22. SSW. Nierenlängsschnitte (→) (**a** = li., **b** = re. Niere); Form und segmentaler Aufbau der Nieren sind unverkennbar

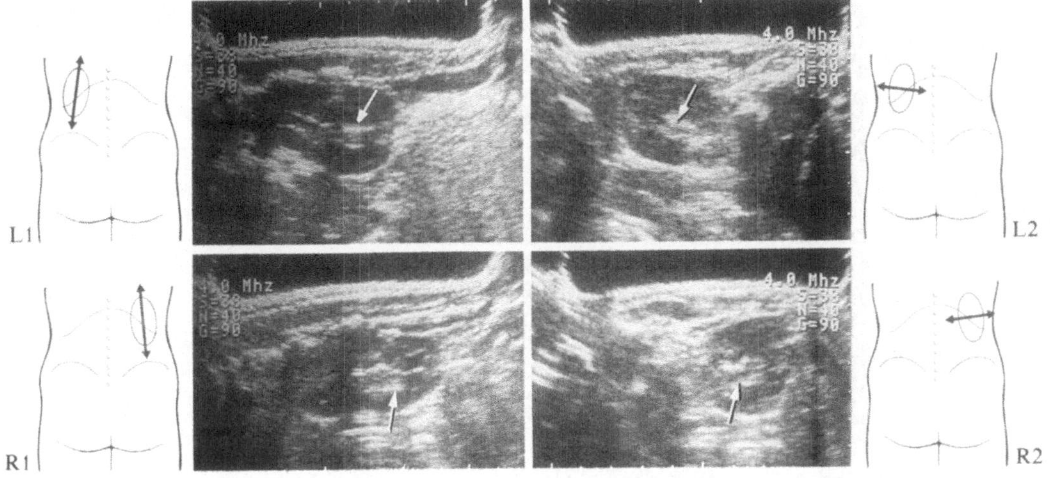

Abb. 1.4. 4 Monate alter Säugling, Nierenlängs- und Nierenquerschnitte (li. Niere oben, re. Niere unten). Das schmale ZRB und die leichte Distension (→) sind typisch für dieses Alter (Längenmaßstab am Bildober- und Bildunterrand)

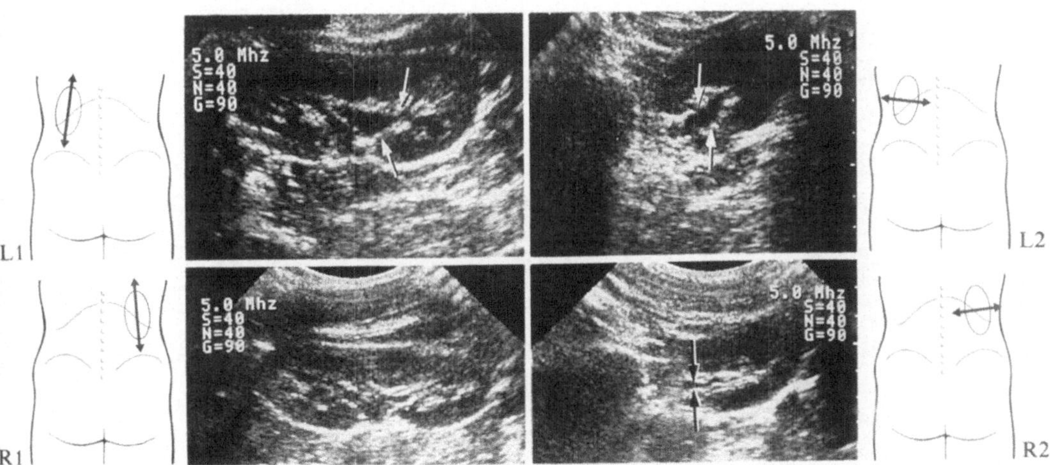

Abb. 1.5. 8jähriger Junge, Nierenlängs- und -querschnitte (li. Niere oben, re. Niere unten). Die etwas stärkere Distension li. (→) kann als geringe Hypotonie des NB gedeutet werden. Auch re. noch gerade erkennbare normale Splittung (→)

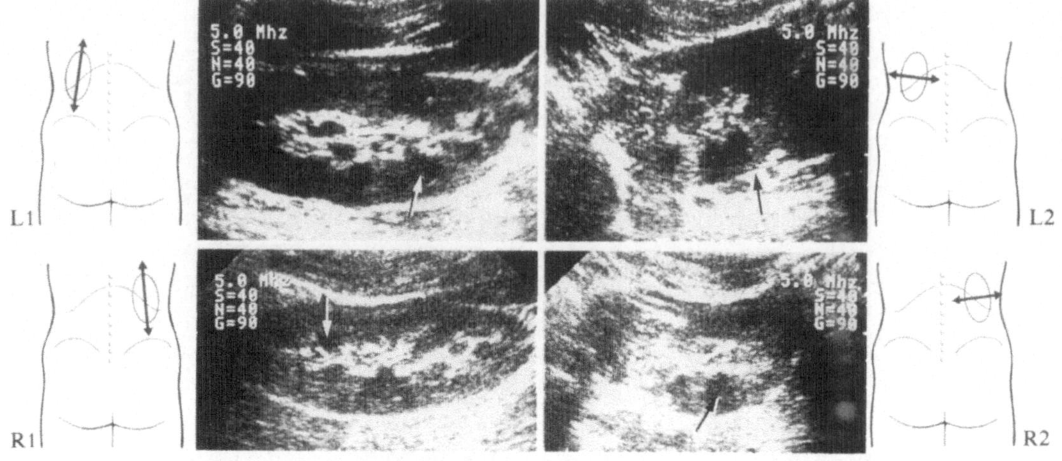

Abb. 1.6. 20jährige Frau, Nierenlängs- und -querschnitte (oben li., unten re. Niere). Breiter Parenchymsaum mit gut erkennbaren Pyramiden (→) bei schmalem ZRB; typische Dreischichtung der sonographischen Nierenanatomie (s. Text)

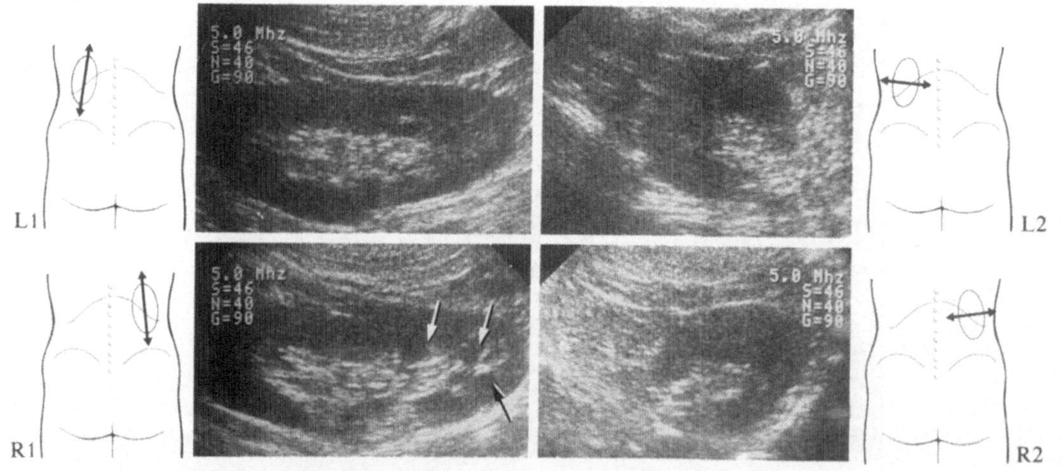

Abb. 1.7. 45jähriger Mann, Nierenlängs- und -querschnitte (oben li., unten re. Niere). Das ZRB wirkt schon kompakter, die Pyramiden im kaudalen Anteil der re. Niere noch erkennbar (→), „normale" Relation zwischen Parenchym und ZRB

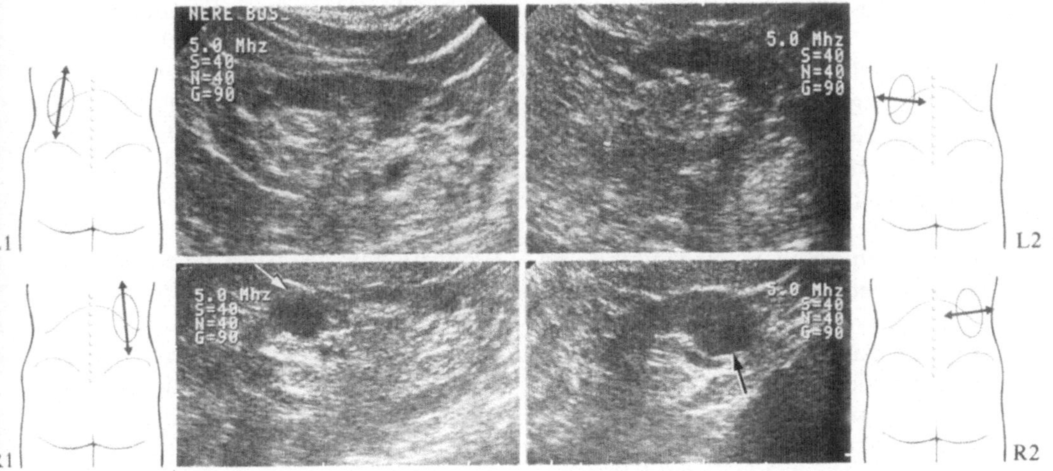

Abb. 1.8. 75jähriger Mann, Nierenlängs- und -querschnitte (oben li., unten re. Niere). Insgesamt kleine Nieren mit schlechter Impedanz, schmalem Parenchymsaum und einer kleinen Parenchymzyste der re. Niere (→), typische Altersnieren, normale Nierenfunktion

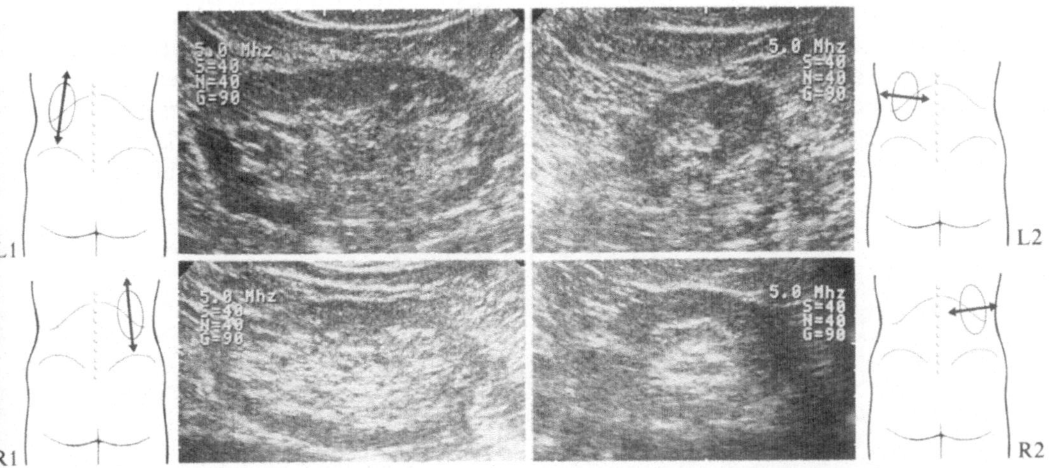

Abb. 1.9. 85jähriger Mann, Nierenlängs- und Querschnitte (oben li., unten re. Niere). Konstitutionell etwas größere Nieren als der Patient in Abb. 1.8. Ein geringerer Flüssigkeitsgehalt der Nieren bedingt eine schlechtere Impedanz. Etwas unregelmäßige Konturierung, breites inhomogenes ZRB, typische Altersnieren ohne Pathologie, normale Nierenfunktion

1.3.2 Seitendifferenzen

Primär auffallende Seitendifferenzen der Nierengröße lassen dagegen meist eine pathologische Ursache vermuten. Extremes Beispiel ist die kongenitale Einzelniere, deren Volumen beträchtlich größer ist als das einer normalen Niere, wenn sie auch von Umfang und Gewicht her die Summe einer paarigen Organanlage nicht erreicht. Nach Nephrektomie hypertrophiert die verbliebene Niere kompensatorisch um so stärker, je jünger der operierte Patient ist. Im hohen Alter dagegen läßt sich eine kompensatorische Hypertrophie nach Nephrektomie kaum noch sonographisch nachweisen, so daß oft eine Verminderung der Nierenfunktion – gemessen mit der Kreatinin-Clearance – die Folge ist.

Interessant ist die Beobachtung, daß eine verbleibende funktionslose oder stark funktionseingeschränkte Niere die kompensatorische Hypertrophie der gesunden, kontralateralen Seite eher bremsen kann; nach Entfernung des kranken Organs wird dann erst der Kompensationseffekt deutlich.

Ursache erheblicher Größendifferenzen beider Nieren kann weiterhin eine kongenitale arterielle Gefäßhypoplasie oder eine erworbene arterielle Gefäßobturation sein. In beiden Fällen bestehen sonomorphologisch die normalen Proportionen; das betroffene Organ ist jedoch insgesamt kleiner. Im Gegensatz dazu können entzündliche Parenchymerkrankungen zu einer Dysproportionierung auf Kosten des Parenchyms führen. Dies läßt sich sonographisch vor allem an der stark verminderten Impedanz des entzündlich-reduzierten Organs erkennen. Beim kongenitalen zystorenalen Reflux bleibt die stärker betroffene Niere im Wachstum zurück; d.h. eine Seite dominiert, auch wenn ein bilateraler Reflux besteht. Obwohl der Schaden des Refluxes überwiegend durch die Folgen der interstitiellen Entzündung bedingt ist, kann in diesem Fall – abgesehen von der Größe – die sonomorphologische Veränderung noch gering bleiben.

Geringe Größendifferenzen der Nieren sind häufig und applikationsbedingt. Primär auffällige Unterschiede aber können auf einseitige Gefäßanomalien oder primäre Hypoplasien hinweisen. Die Sonomorphologie kann dabei gut proportioniert bleiben – selbst bei langjähriger Refluxnephropathie. Bei unklarer Klinik des Patienten muß die Genese radiologisch weiter abgeklärt werden.

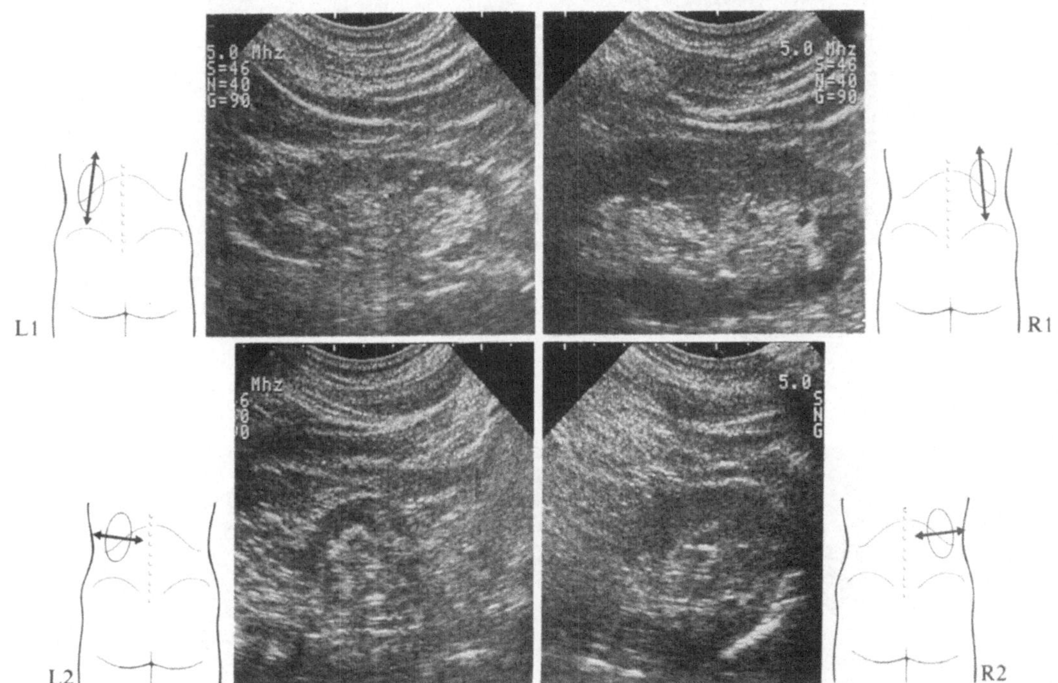

Abb. 1.10. Oben erhebliche Seitendifferenz zugunsten der re. Niere. 70jähriger Mann, keine Anamnese, keine Symptomatik; geordnete Sonomorphologie, auch der kleinen li. Seite; primäre Hypoplasie li.

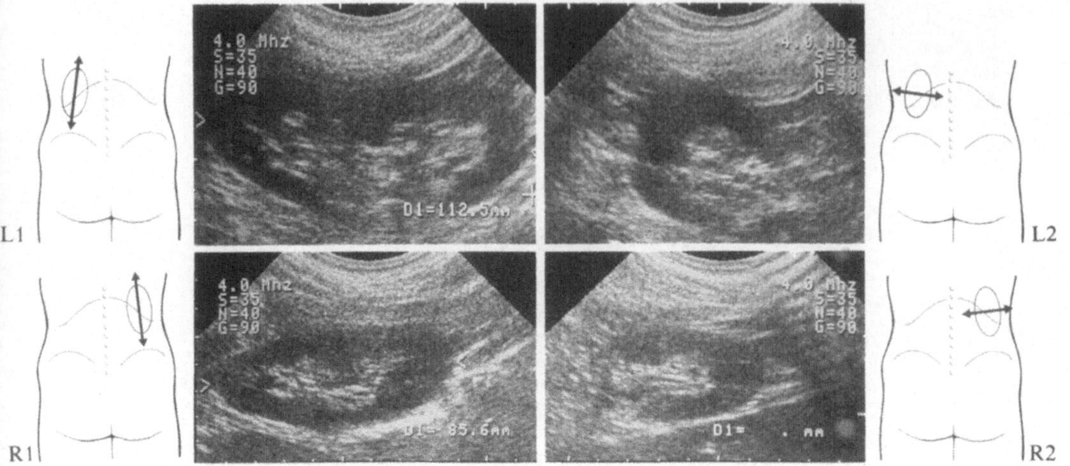

Abb. 1.11. Auffällige Größendifferenz zugunsten der li. Niere. 66jähriger Mann, Hochdruck, aber nicht renoparenchymatöser oder vaskulärer Genese; primäre Gefäßhypoplasie mit geordnetem sonographischen Schnittbildmuster

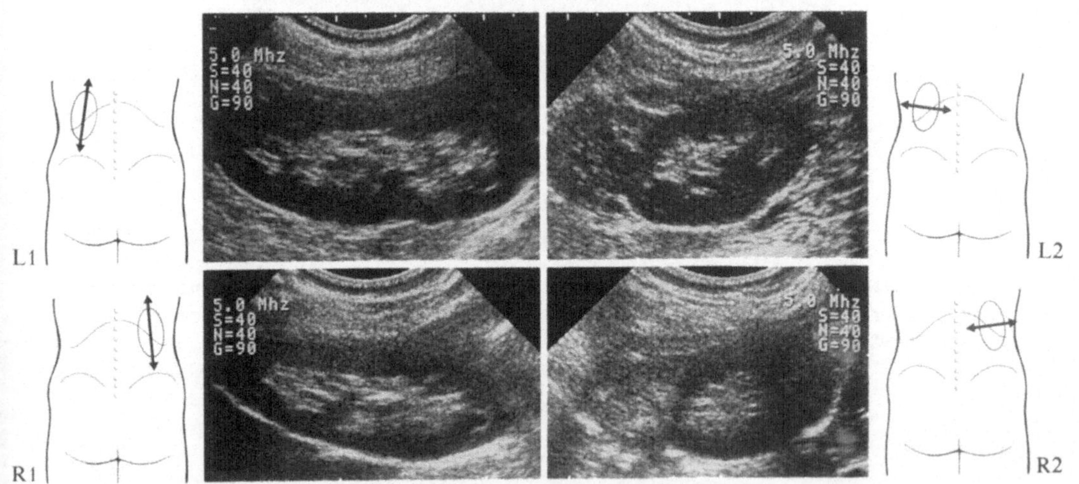

Abb. 1.12. Größendifferenz zugunsten der li. Seite bei rechtsseitiger Refluxnephropathie einer 38jährigen Frau. Trotz der vieljährigen entzündlichen und mechanischen Noxe ist das Strukturbild der stark geschädigten re. Niere normal proportioniert

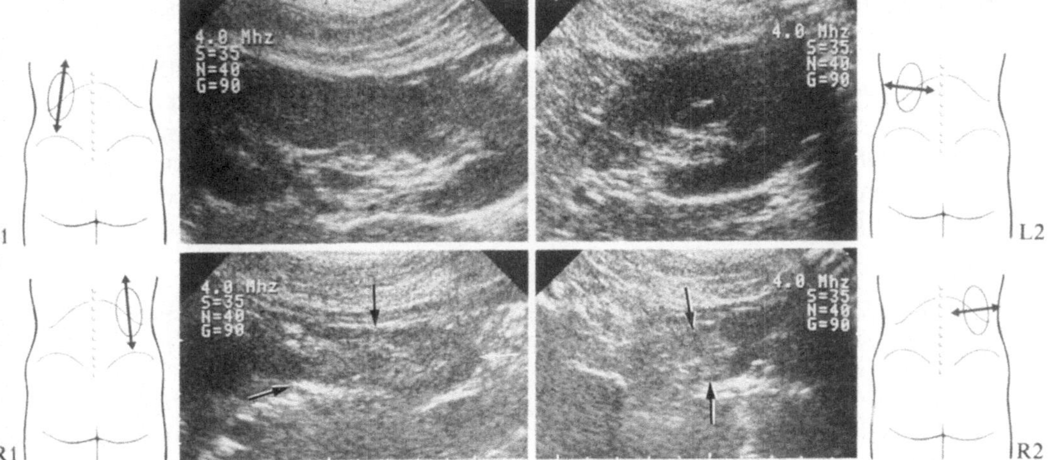

Abb. 1.13. Extreme Größendifferenz zugunsten der li. Niere bei 18jähriger Frau. Zufallsbefund; keine Symptomatik. Das Bild der „Reninzwiebel" (→) erfordert eine engmaschige RR-Kontrolle. Evtl. ist auch eine primäre Ektomie der praktisch funktionslosen Niere angezeigt

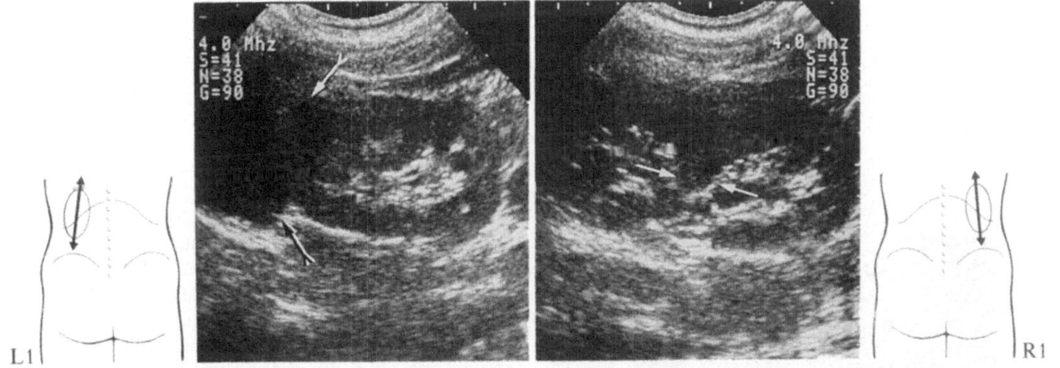

Abb. 1.14. Iatrogen bedingte Reduzierung der li. Niere im Zustand nach Heminephrektomie li. wegen eines ektop mündenden Ureters bei 32jähriger Patientin. Der obere Pol der li. Niere liegt unmittelbar der Milz an (↣). Die re. Niere deutet eine Dichotomie (→) an

1.4 Nierenform

1.4.1 Allgemeines

Nach der Größe erfordert die Form der Niere im longitudinalen und transversalen Schnitt Beachtung. Lange, schmale Nieren können ebenso physiologisch sein wie kurze, gedrungene Formen, ohne Korrelation zur Körperfigur. Die Rundung des oberen Pols kann links stark individuell variieren und durch Kontakt zur Milz abgeplattet wirken, seltener tritt das Phänomen, durch die Leber bedingt, auch rechts auf.

> Die sonographische Nierenform ist ebenso variabel wie bei anderen bildgebenden Verfahren (z. B. im Urogramm). Die Form wird mitbedingt durch die Umgebung, korreliert jedoch nicht mit der Körperfigur.

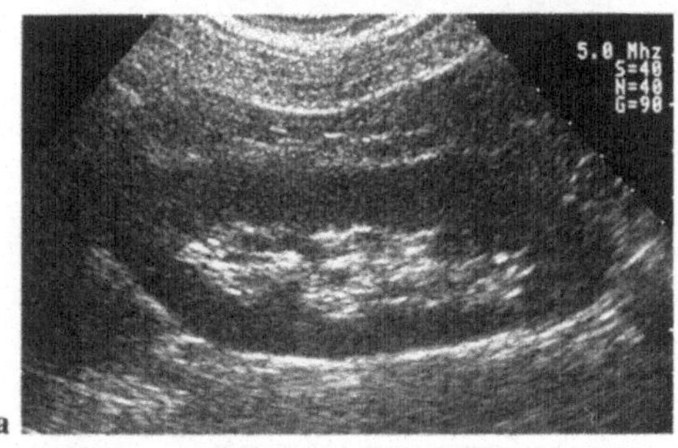

a

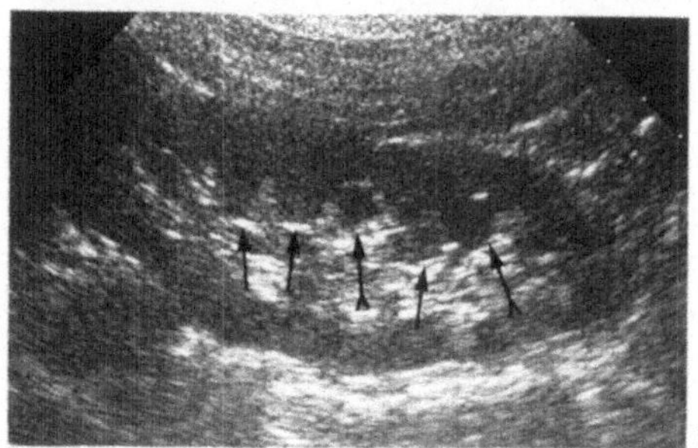

b

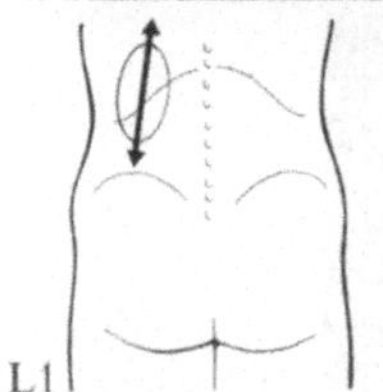

L1

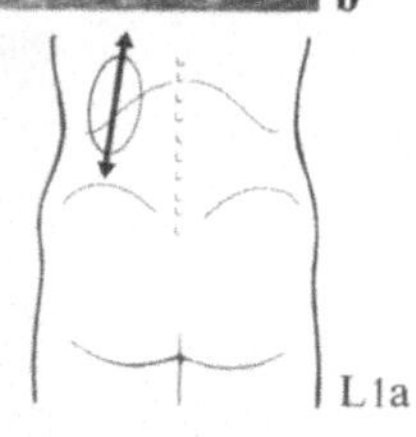

L1a

▲ **Abb. 1.15 a, b.** Normale Nierenform. **a** Medialer Längsschnitt. Die Form wird durch die Umgebung mitbedingt. Hier plattet die Milz den ventrokranialen Teil des oberen Pols etwas ab. **b** Lateraler Längsschnitt; typische Dreischichtung, beachte die Kolumnen (→) und Pyramiden (↣)

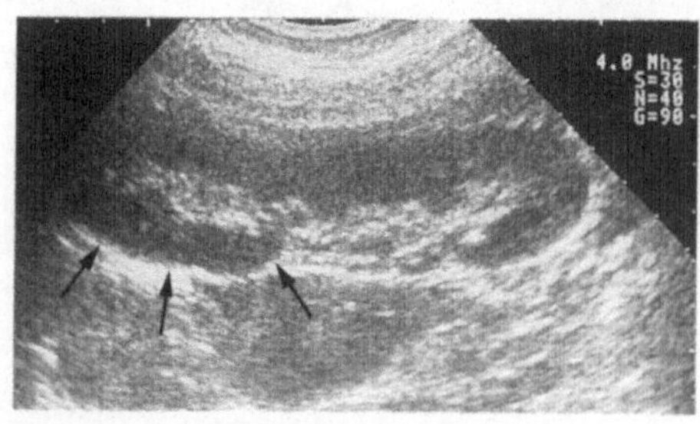

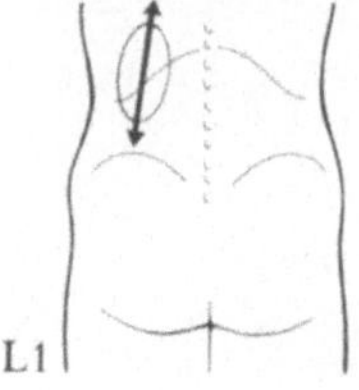

L1

◀ **Abb. 1.16.** Sog. Langniere; keine Doppelanlage. Da die Niere in ganzer Länge abgebildet werden soll, aber die Längsachse nicht in einer Ebene liegt, entsteht eine Pseudoprotuberanz (→)

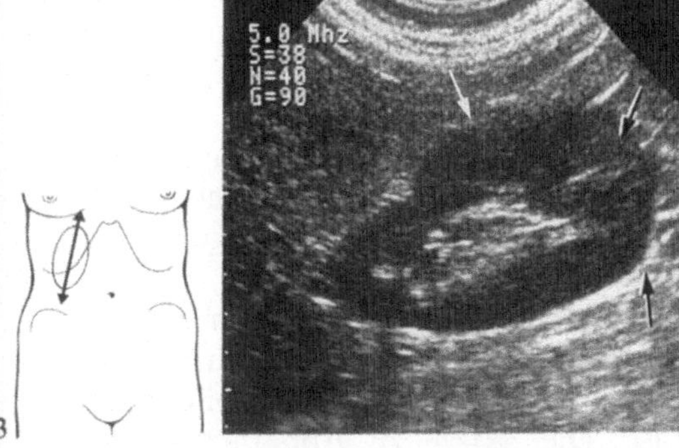

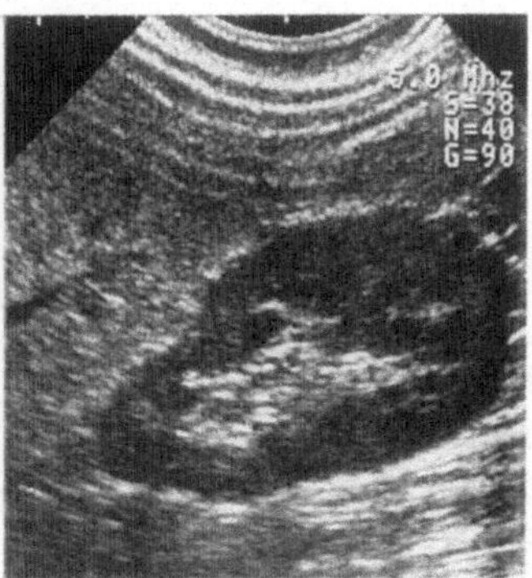

▲

Abb. 1.17. Durch die kolbige Auftreibung des unteren re. Pols (→) wirkt die Niere „gestaucht". Normale Variation. Das echogleiche Strukturmuster der Auftreibung spricht gegen eine pathologische Rf

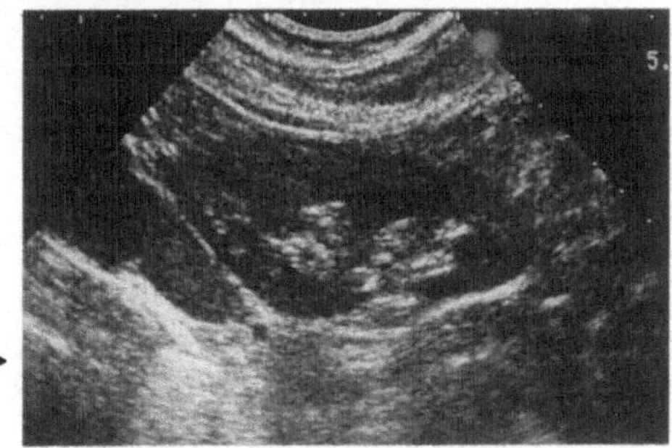

Abb. 1.18. Auftreibung des oberen Nierenpols ► analog des unteren Pols in Abb. 1.17; kein Hinweis für eine Pathologie

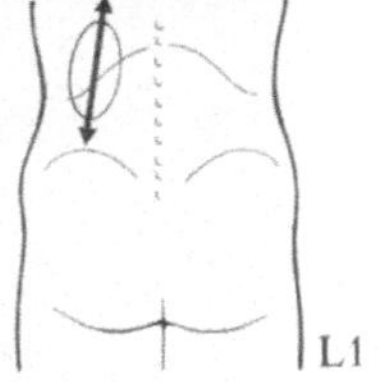

L1

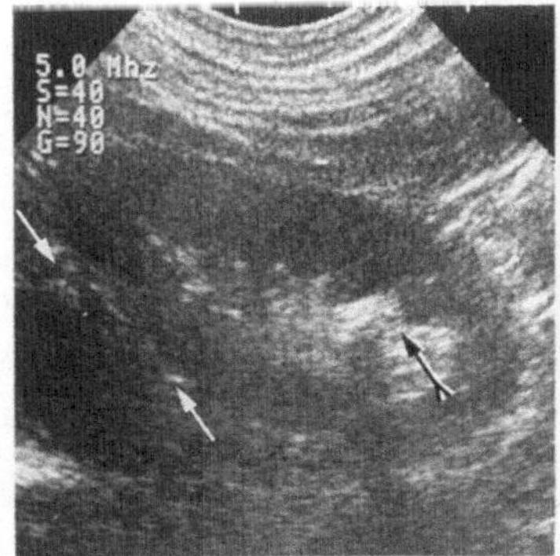

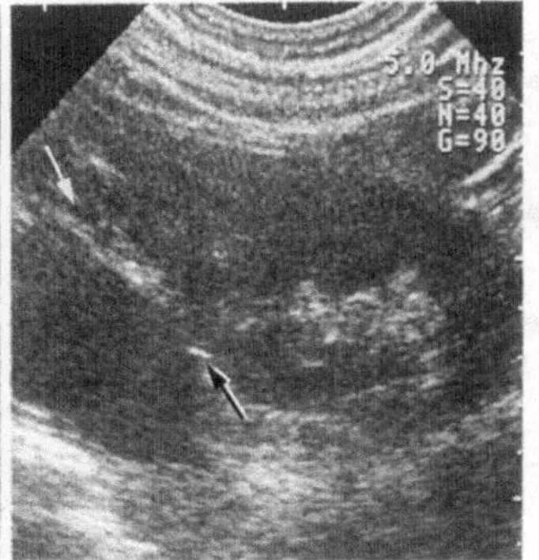

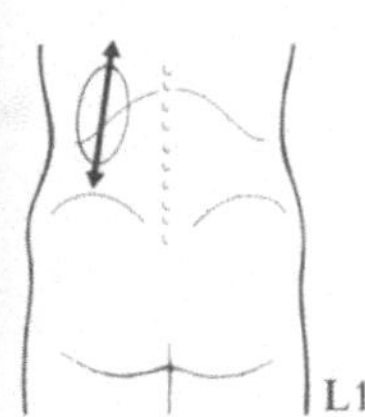

L1a

Abb. 1.19. Starke Abplattung (→) des oberen li. Nierenpols durch die Milz im medialen und stärker noch lateralen Längsschnitt. Kein adrenaler Tumor! Stein im kaudalen Teil des Nierenbeckens (↣)

1.4.2 Applikationsbedingte Veränderungen

Links kann im Koronarschnitt eine unterschiedlich stark wirkende Protuberanz auffallen, vor allem wenn diese, separiert durch Kolumnenimpression, optisch noch markanter wird. Ein kleiner Schwenker mit dem Schallkopf nach dorsal in Längsrichtung zeigt dann eine meist unauffällige Kontur, häufig dafür eine stärkere Kolumnenimpression in das ZRB. Derartige Koronarscanbuckel können zu erheblicher Unsicherheit führen. Überhaupt wird mancher auffällige sonographische Befund durch die Art der SK-Applikation und Kenntnis der individuellen Makroanatomie erklärbar. Ganz mediale Längsschnitte bei dorsaler Applikation können vielförmige Hilusfettzapfen in das Schnittbild projizieren, Befunde, die z. B. nicht mit einem Angiomyolipom oder ähnlich echodichten Raumforderungen verwechselt werden dürfen.

Große Verwirrung können Schnittebenen bereiten, bei denen nur ein Teil des Sinus renalis im Schnittbild erfaßt ist. Die Skizze zu Abb. 1.22 erklärt, warum ein solches Bild, zumal bei suprahilärer Parenchymlippe, zustande kommen muß. Auch hier reicht ein Schwenker des SK nach kraniolateral aus, um die bekannte Proportion der Niere herzustellen.

Die Art der SK-Applikation kann für eine Anzahl von Pseudotumoren Ursache sein. Eine wirkliche Rf muß sich in allen Applikationen zur Darstellung bringen lassen.

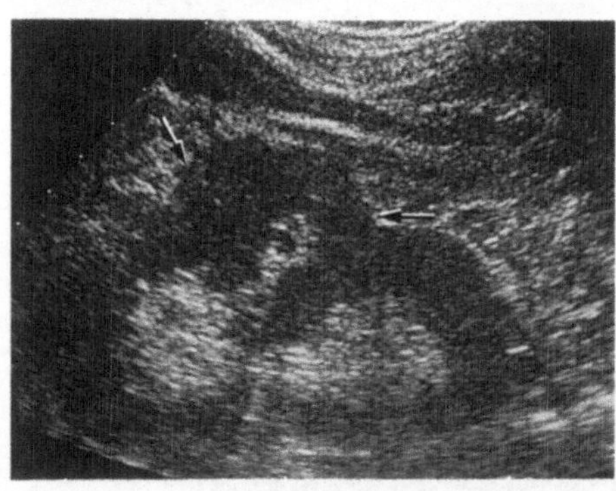

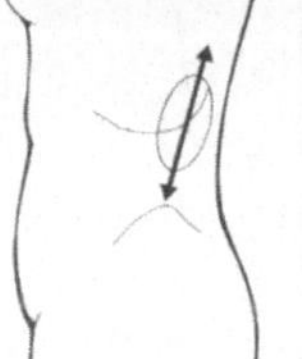

Abb. 1.20. Koronarscanbedingter „Tumor" (→) der li. Niere. Individuell und durch Abplattung von kranial her wölbt sich die Nierenkontur protuberierend vor

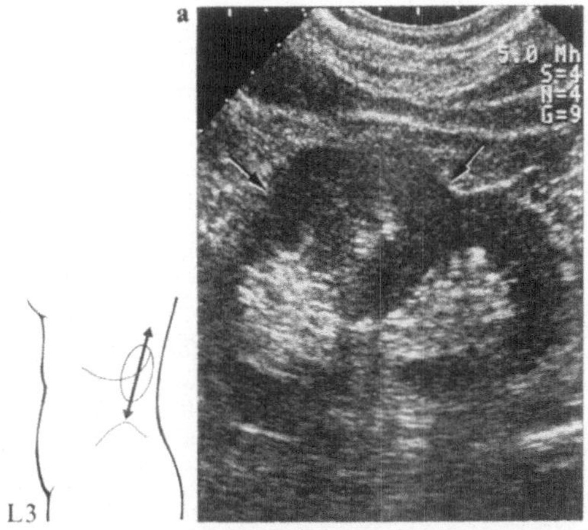

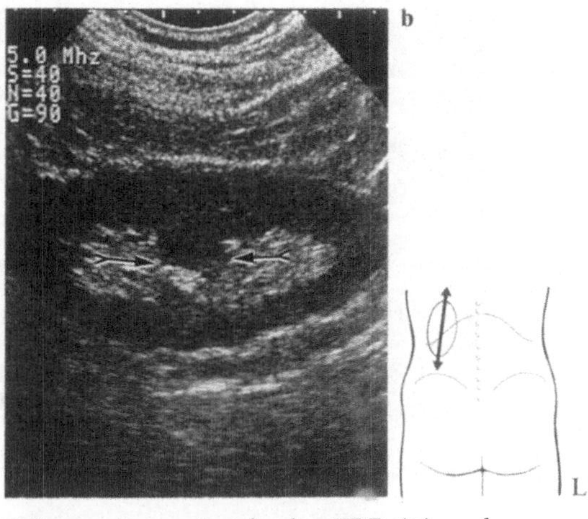

Abb. 1.21 a, b. Beim oft auch milzbedingten Nierenbuckel (→) im Koronarscan (**a**) läßt sich im dorsalen Längsscan (**b**) typischerweise eine Kolumnenimpression in das ZRB (↣) nachweisen

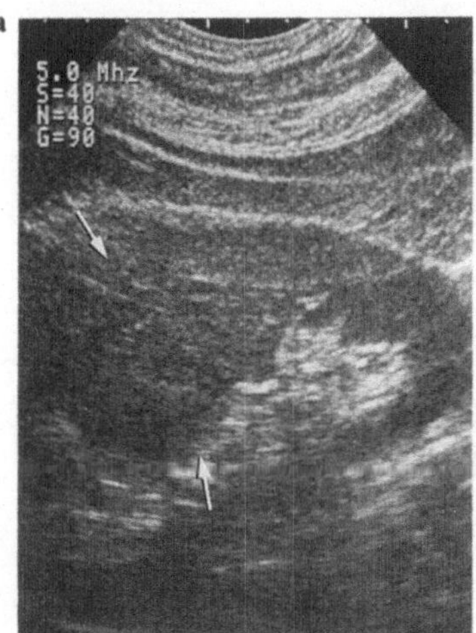

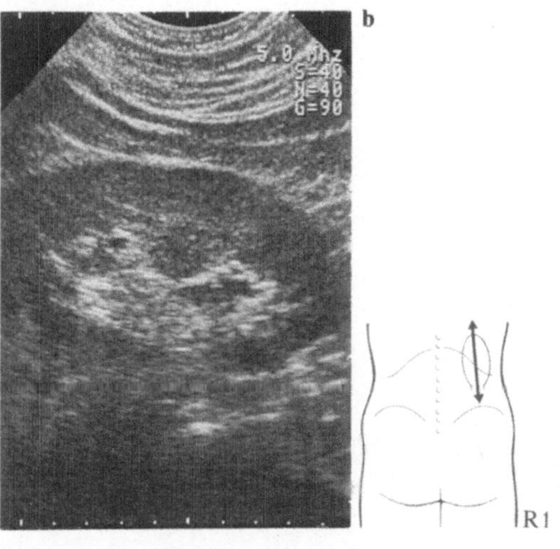

Abb. 1.22. a Pseudotumor der re. Niere (→), applikationsbedingt. Die Ebene des SK erfaßt nicht den kranialen Anteil des ZRB (s. *Skizze*), stattdessen Parenchym. Durch einen kleinen „Schwenker" des SK ergibt sich dann die bekannte Struktur des medialen Nierenschnittbildes (**b**)

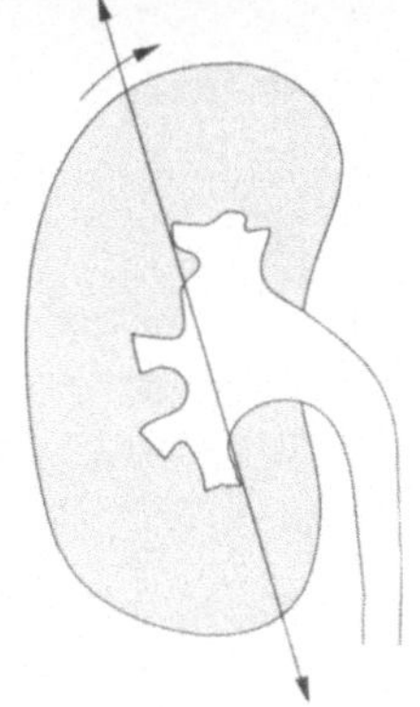

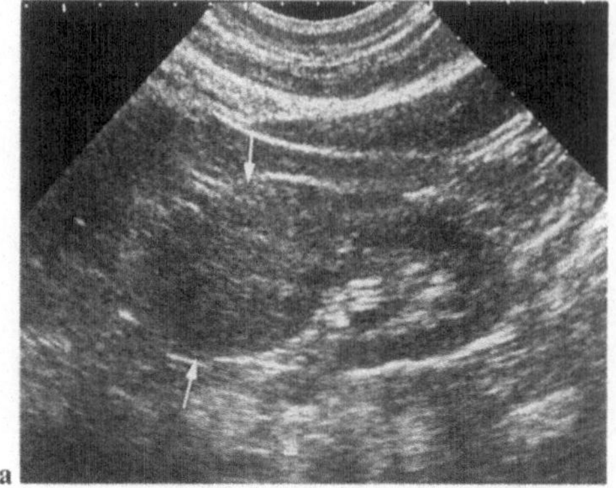

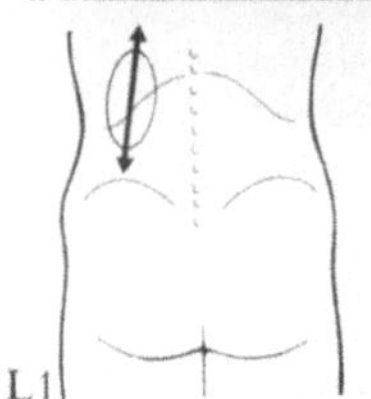

Abb. 1.23. a Pseudotumor (→) ähnlicher Art wie in Abb. 1.22a, b; zusätzlich liegt hier eine größere Kolumne vor (↣), die in den Querschnitten (**b**) getroffen ist

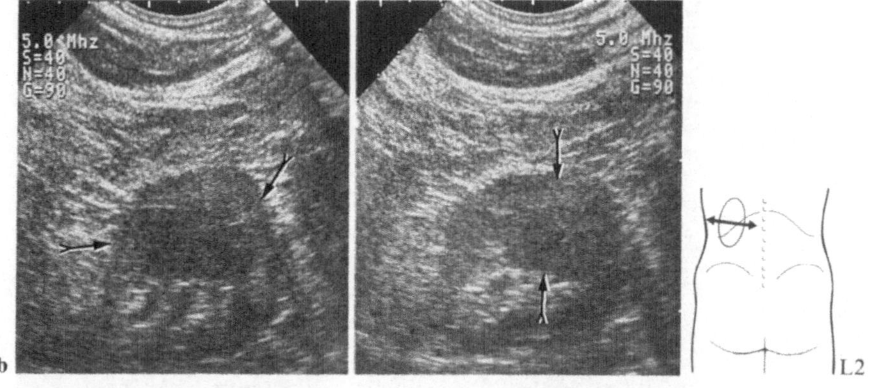

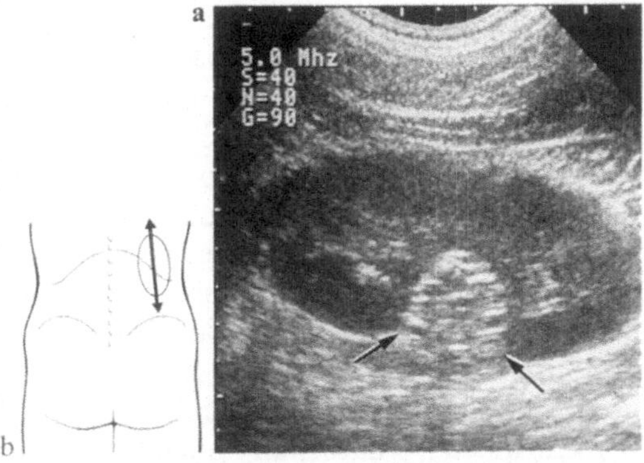

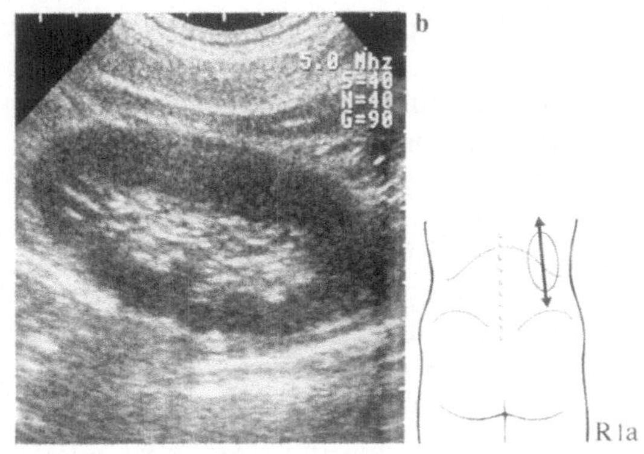

Abb. 1.24a, b. Echoreicher Pseudotumor (→). Nur etwas Hilusfett ragt in diesem ganz medialen Längsschnitt (s. *Skizze*) in das Nierenfeld (**a**). Wenige mm weiter lateral (s. *Skizze*) erkennt man dann das bekannte mediale LS-Bild (**b**) der Niere

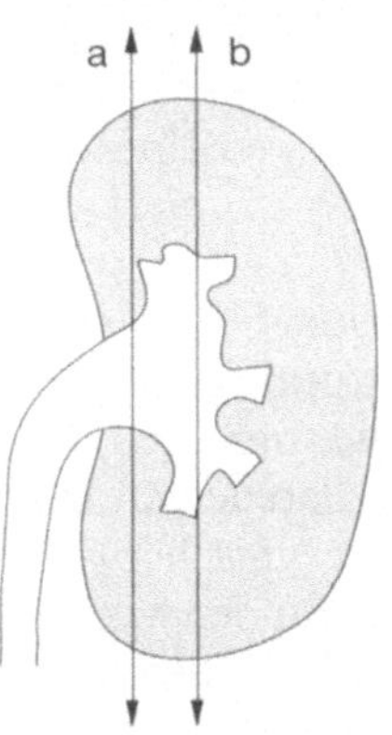

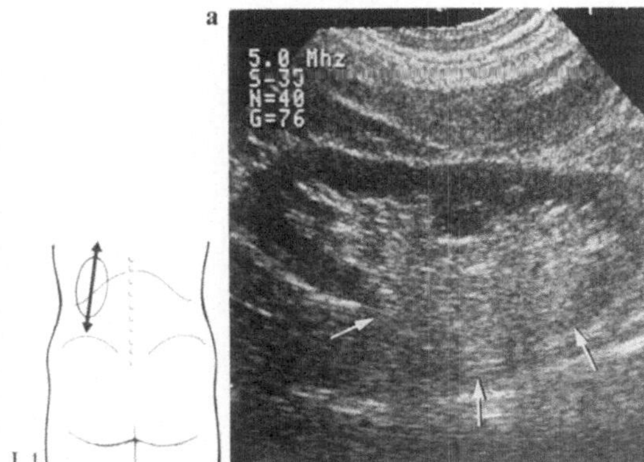

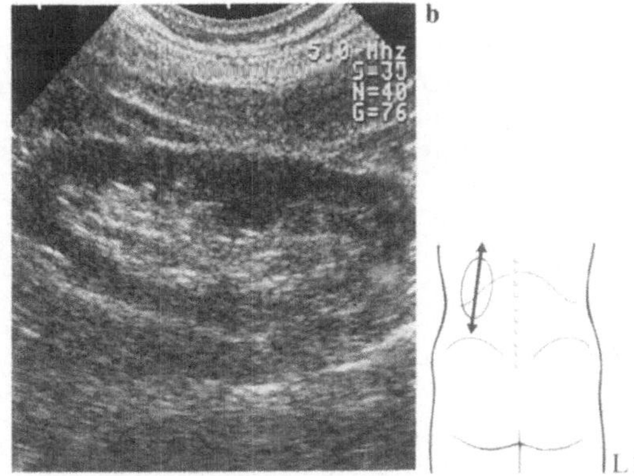

Abb. 1.25a, b. Ähnlicher Pseudotumor wie in Abb. 1.24a, b. Die Schnittebene liegt tangential von dorsolateral nach ventromedial und erfaßt so reichlich Kapselfett (→) der Niere (**a**). Die achsengerechte Applikation des SK ergibt das gewohnte Bild (**b**)

1.4.3 Morphologische Veränderungen

Die Konturen der Nierenform sollten im Regelfall kontinuierlich glatt sein. Davon abweichende Unregelmäßigkeiten sind – vor allem im lateralen Längsschnitt – bei noch so symmetrischer kompensatorischer Hypertrophie möglich und physiologisch; derartig bedingte Konturvorwölbungen sind um so ausgeprägter, je früher die Hypertrophie im jugendlichen Alter eingesetzt hat; weniger auffällig sind sie bei primären Einzelnieren und auch, wenn in höherem Alter, z. B. wegen eines Tumors, kontralateral nephrektomiert werden mußte.

Differentialdiagnostisch problematischer können Konturausziehungen sein, die durch seitliche, tiefe Fettkapselindurationen in das Parenchym hinein bedingt sind, weil sie typischerweise bei älteren Patienten gefunden werden und sehr wohl einen noch kleinen, peripheren Tumor suggerieren können. Ursächlich kommt für solche Pseudotumoren die im Alter oft fokal engere Haftung der Capsula fibrosa in Betracht, oder es handelt sich um Residuen topischer perinephrischer Entzündungen. Derartige Formveränderungen können gelegentlich die ganze weitere diagnostische Palette erfordern, um sicher eine Neoplasie auszuschließen. Als wichtigstes sonographisches Kriterium zum Ausschluß gilt ein homogenes, einheitliches Parenchymstrukturmuster, natürlich auch der Ausziehung; evtl. kann zusätzlich eine einwandfreie Technetiumszintigraphie hilfreich sein.

Bei dorsaler SK-Applikation findet man im oberen Polbereich der Niere, vor allem bei jüngeren Patienten, nicht selten eine Auftreibung nach ventral durch echoärmeres, inhomogen wirkendes Strukturmuster. Dieser Auffälligkeit liegen Pyramidenüberlagerungen und -verschmelzungen gerade an dieser Stelle zugrunde, die keine Krankheitsbedeutung haben.

Die Protuberation der regelhaft glatten Nierenkontur gilt als Kriterium der Raumforderung (Rf). Es gibt jedoch eine Reihe von Ausnahmen, wie etwa die kompensatorische Hypertrophie, die Pyramidenverschmelzung, die polständige parenchymgleiche Ausziehung, Vorwölbungen zwischen narbiger Einziehung u. a.

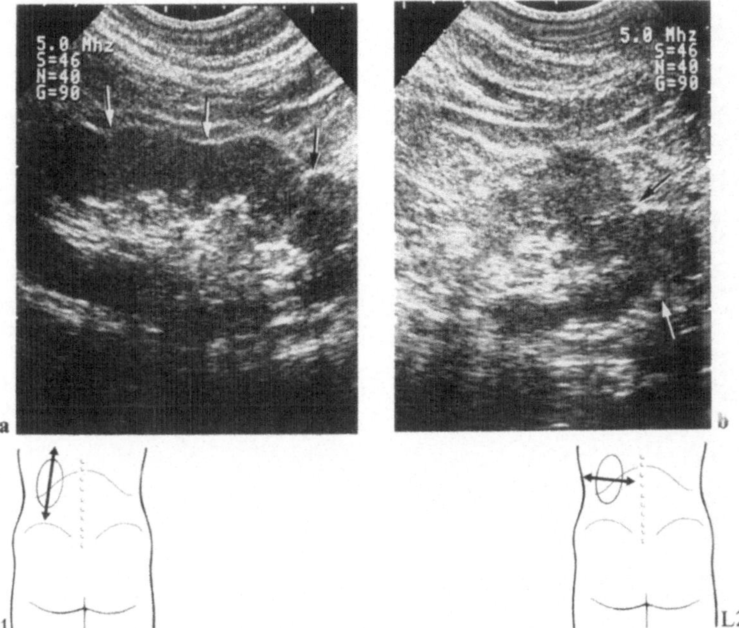

Abb. 1.26 a, b. Konturunregelmäßigkeiten (→) einer li. Einzelniere, längs (**a**) und quer (**b**) geschnitten. 65jähriger Mann im Zustand nach re. Nephrektomie wegen eines Unfalls vor 50 Jahren

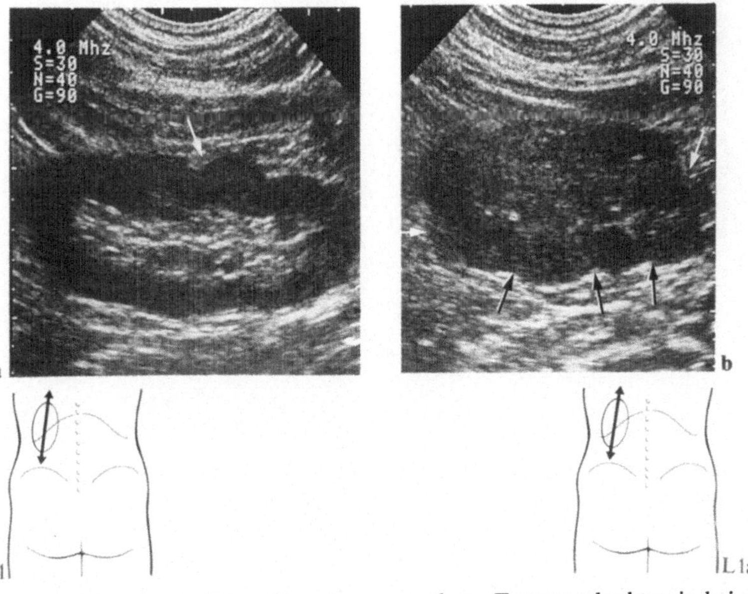

Abb. 1.27 a, b. Kompensatorische Hypertrophie li. als Ursache der vor allem im lateralen LS (**b**) gewellten Nierenkontur (→). Zustand nach re. Tumornephrektomie bei 40jährigem Mann 2 Jahre zuvor; homogenes Strukturmuster

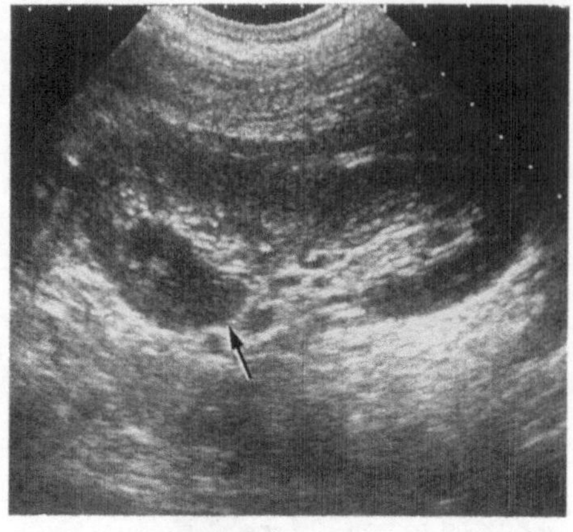

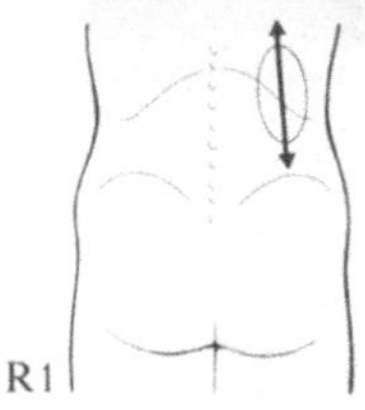

Abb. 1.28. Pseudotumor (→) zufolge von Pyramidenverschmelzungen an typischer Stelle im Bereich der oberen Kelchetage eines 35jährigen Mannes; ausgedehnter Befund, der angedeutet über die Nierenkontur hinausgeht

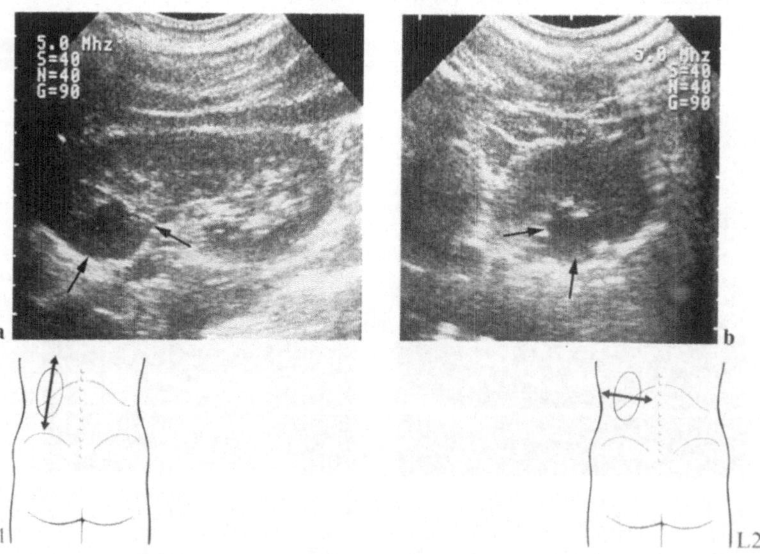

Abb. 1.29 a, b. Pseudotumor der li. Niere einer 20jährigen Frau im Längs- und Querbild. Ähnlicher Befund wie in Abb. 1.28 an gleicher typischer Stelle (→)

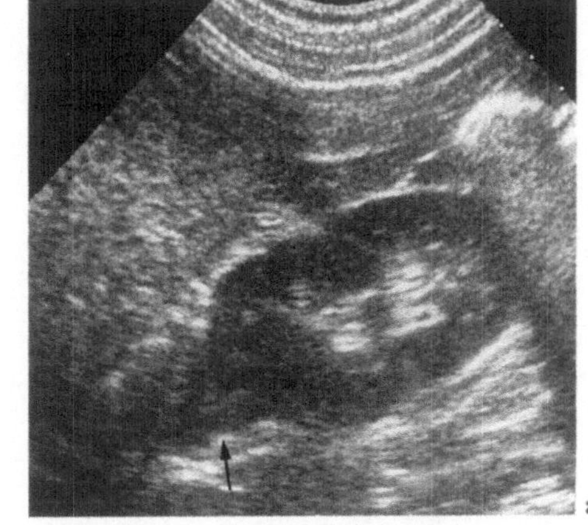

Abb. 1.30 a–c. Pseudotumor (→) im oberen Polbereich der re. Niere bei 65jährigem Mann bei ventraler (**a**) wie dorsaler Applikation (**b, c**). Nur das Parenchym mit gleicher Echostruktur ist elongiert. Normvariante der Kontur, unveränderter Befund über Jahre

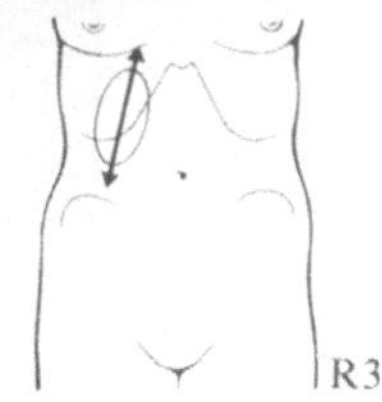

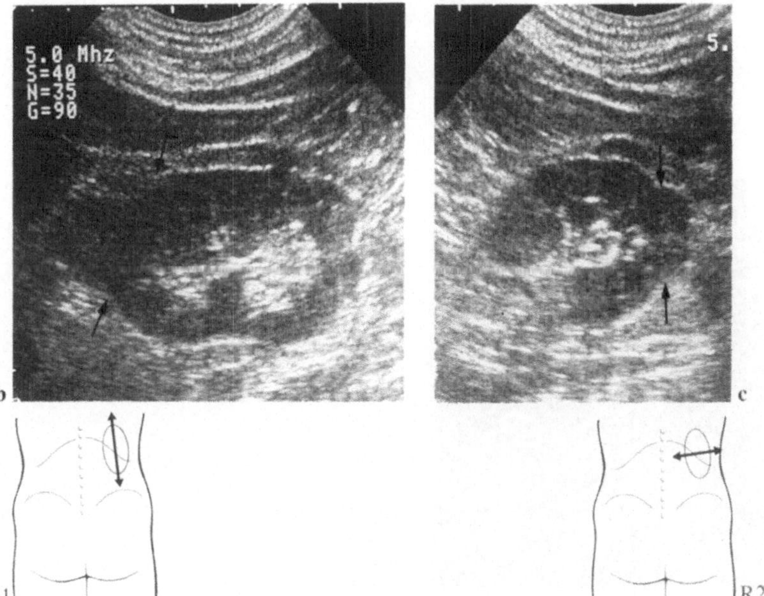

Selten gibt es Veränderungen, die im Einzelfall nur durch die operative Freilegung – nach Ausschöpfung aller Möglichkeiten – sicher zu klären sind; letztlich mit intraoperativen histologischen Schnellschnitten.

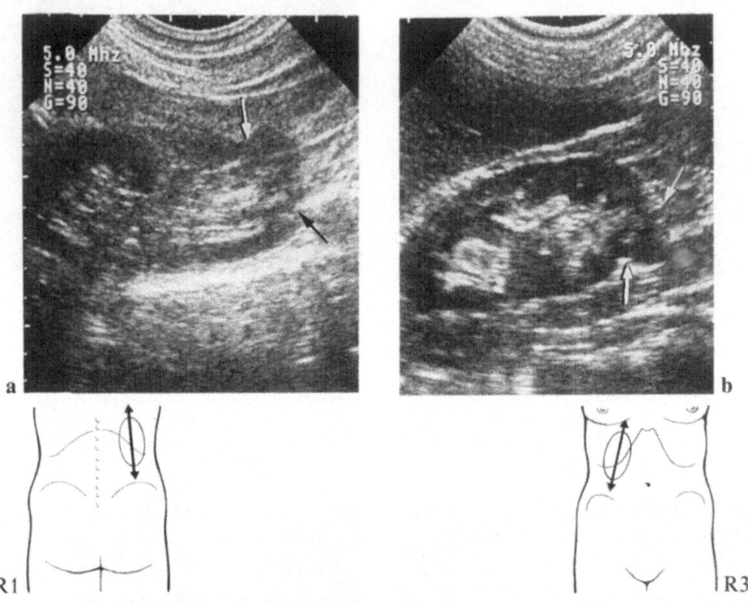

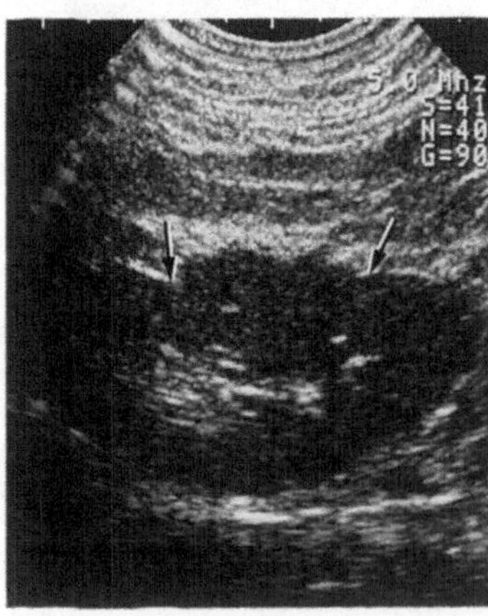

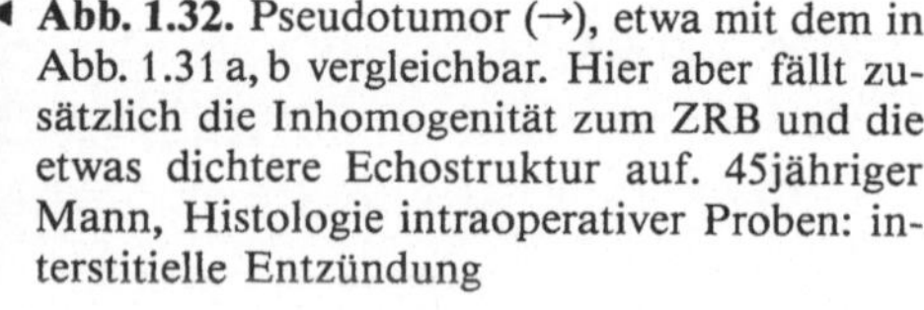

▲ **Abb. 1.31 a, b.** Pseudotumor durch Vorwölbung von Gewebe zwischen tiefen narbigen Einziehungen (→) bei dorsaler (**a**) und ventraler (**b**) Applikation. „Entzündliche Renkulierung"

◄ **Abb. 1.32.** Pseudotumor (→), etwa mit dem in Abb. 1.31 a, b vergleichbar. Hier aber fällt zusätzlich die Inhomogenität zum ZRB und die etwas dichtere Echostruktur auf. 45jähriger Mann, Histologie intraoperativer Proben: interstitielle Entzündung

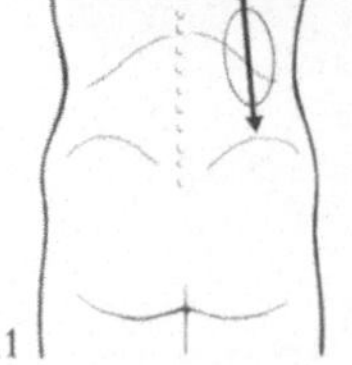

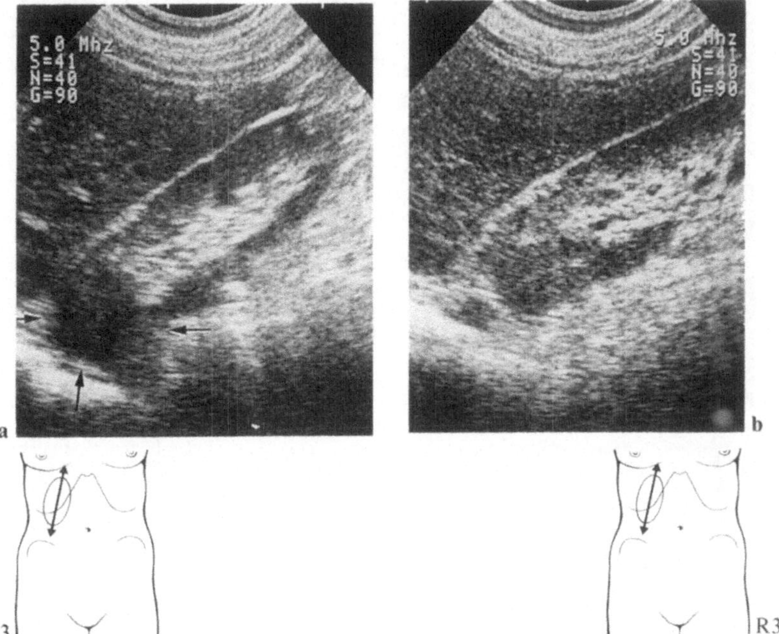

Abb. 1.33 a, b. Pseudotumor (→) im Bereich des re. Leber-Nieren-Winkels, der als Veratmungseffekt zu deuten ist (**a**). Der Befund läßt sich nicht in gleicher Weise reproduzieren (**b**)

1.4.4 Dystope Nieren, Verschmelzungsnieren

Monströse Form- und Konturveränderungen des sonographischen Schnittbildes werden durch Verschmelzungsnieren hervorgerufen. Der lange kaudale, nach ventral gezogene Parenchymzapfen ohne seitliche Protuberanz ist beweisend für eine Hufeisenniere mit Parenchymbrücke. Für diese aber, ebenso wie für die vielfältigen Formen der gekreuzten Dystopien, ist das Urogramm die einfachere und sichere Diagnostik. Jede parenchymstrukturgleiche „Raumforderung" muß an die Möglichkeit einer Verschmelzungsniere oder Dystopie denken lassen, vor allem natürlich bei Fehlen eines Organs an typischer Stelle.

Dystopien – auch gekreuzte – sind zwar selten, jedoch muß jede Rf, die dem übrigen Parenchym gleichstrukturiert ist, an eine solche Lageanomalie denken lassen.

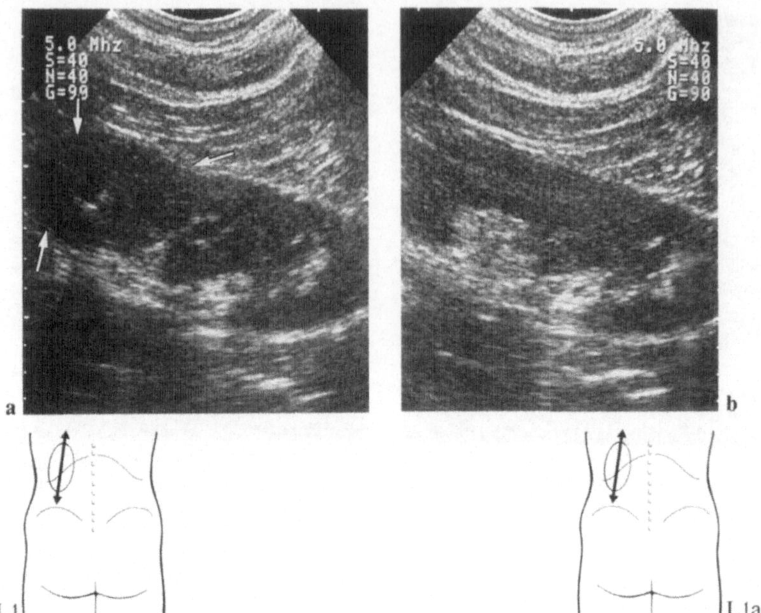

Abb. 1.34 a, b. Rotationsdystopie. Die Projektion des ZRB an die ventrale Begrenzung der Niere (**a**) ist ein sicheres Zeichen. Das Parenchym des ganzen Nierenfeldes ist etwa gleich strukturiert. Die Rf (→) entspricht einem so bedingten typischen Pseudotumor. Im ganz lateralen Längsscan (**b**) ist der Befund etwas geringer, aber noch deutlich sichtbar

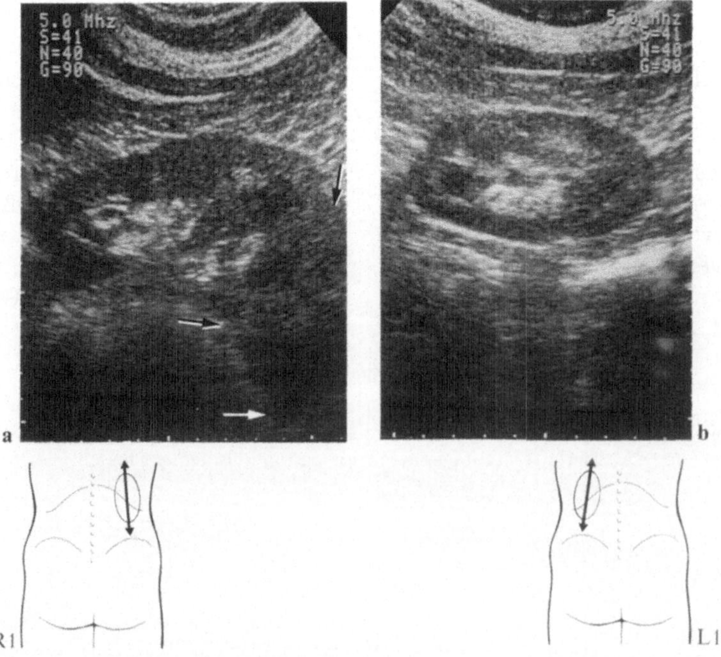

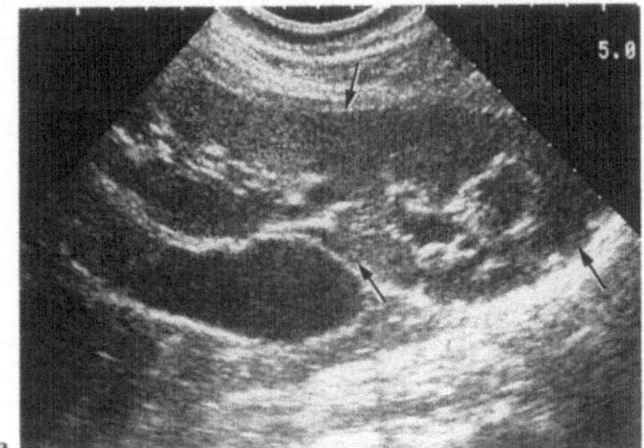

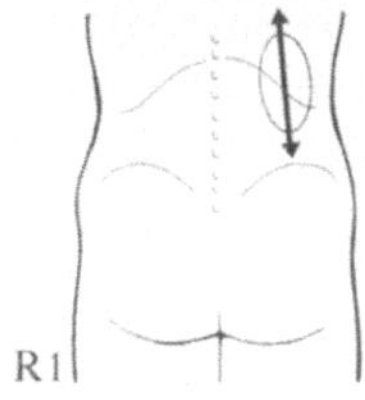

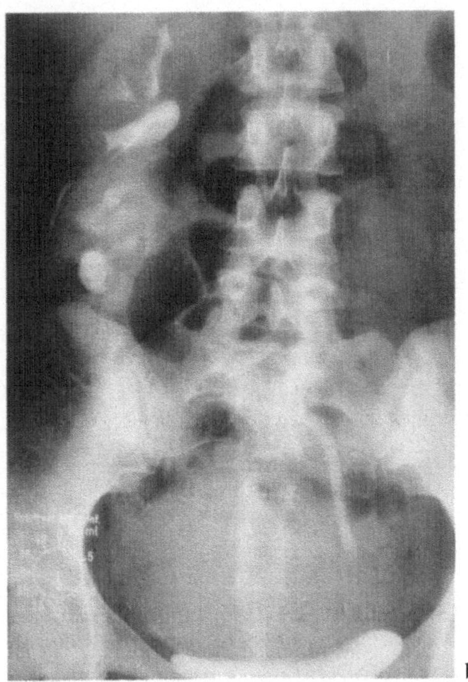

Abb. 1.36. a Gekreuzt dystope Verschmelzungsniere re. – auf der gefüllten Gallenblase liegend. Man ahnt fast, wie sich die li. Niere als große Pseudo-Rf (→) an den unteren Nierenpol heftet. Großflächig gleiche Parenchymstruktur. Das Urogramm (**b**) entspricht dem sonographischen Verdacht

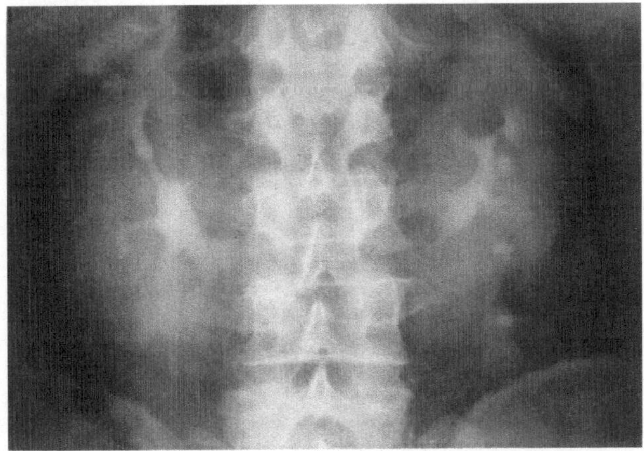

◀ **Abb. 1.35 a – c.** Hufeisenniere. Eine große parenchymgleiche Rf (→) schließt an den re. unteren Nierenpol nach ventral hin an, bei nach kaudal konvergierender Schnittebene des SK. Das ZRB projiziert sich in den ventralen Anteil des Nierenfeldes (**a**). Eine ventrale Parenchymbrücke kann nur bei guter Ausprägung und günstigen äußeren Voraussetzungen für die Sonographie nachgewiesen werden. Die li. Niere (**b**) läßt keinen Anteil für eine Brücke erkennen. **c** Das Urogramm ermöglicht im Fall des sonographischen Verdachts eine schnelle und einfache Bestätigung

1.5 Strukturmuster des Nierenschnittbildes – Dreischichtung

Die Binnenstruktur des Nierenschnittbildes soll im Idealfall einer Dreischichtung entsprechen: Zwischen der peripheren Rinden-Mark-Zone und dem zentralen Reflexband liegt der Pyramidenbereich. Diese Dreischichtung ist besonders typisch für den lateral-paramedianen Längsschnitt – also ganz leicht lateral der Kelchebene.

1.5.1 Pyramidenebene

Besonders gut läßt sich die Pyramidenebene im Kindes- und Jugendalter darstellen [32], wobei sich die Pyramiden, deutlich echoärmer als die Rinde, gut absetzen. Die Pyramiden sind segmental angeordnete, dreieckige Aussparungen mit der Basis zur Rinde und der Spitze zum ZRB gerichtet. An der Basis findet man oft sehr helle Einzelechos, die einem Anschnitt der A. arcuata entsprechen. Intensive Echos an der Pyramidenspitze dagegen können kalzifizierte Papillennekrosen und z. B. Hinweis auf eine Analgetikanephropathie sein, einer speziellen Form der interstitiellen Entzündung.

Bei dorsaler Applikation sieht man ventrokranial, vor allem auch bei jüngeren Patienten, häufiger Pyramidenüberlagerungen und -verschmelzungen (s. S. 24), die projektionsbedingt und so bei ventraler Applikation nicht in gleicher Weise reproduzierbar sind. Dieser so auffällig echoarme Pyramidenkomplex reicht oft bis an die äußere Nierenkontur heran und darf nicht mit echoflauen Aussparungen im Sinne von Zysten oder frühen Tumoren verwechselt werden. Echte Raumforderungen müssen sich in allen Ebenen – wenn auch unterschiedlich formiert – darstellen lassen.

Im LS, etwas lateral der Kelchebene, findet sich die typische Dreischichtung der sonographischen Anatomie am besten: Rinden-Mark-Zone, Pyramidenzone und ZRB. Nur selten liegen in ganzer Nierenlänge die Pyramiden in einer Ebene. Sie sind an ihrer Dreiecksform und oft mit dichten Einzelechos der A. arcuata an der Basis identifizierbar.

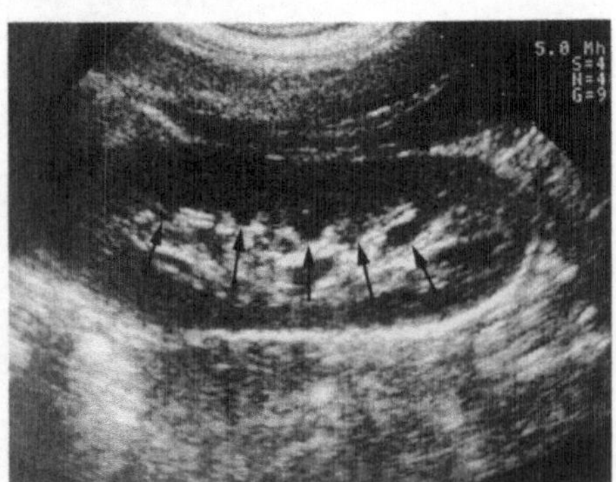

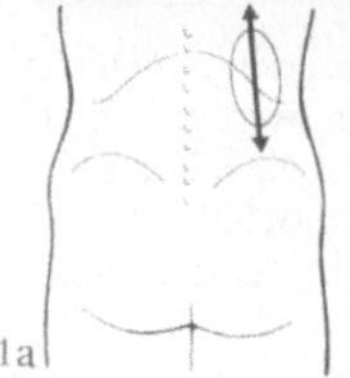

Abb. 1.37. Dreischichtung der Schnittebene, leicht lateral der Kelche. Die Pyramiden (→) liegen – wie aufgereiht – in der typischen Zone

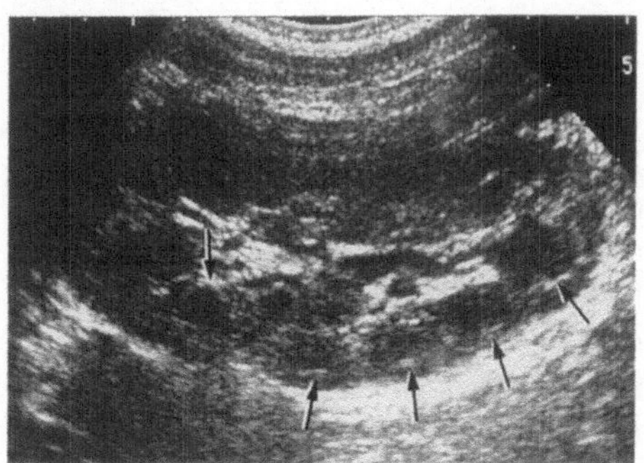

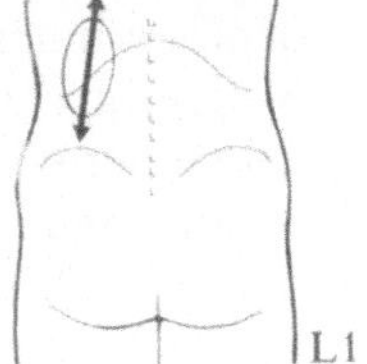

Abb. 1.38. Pyramiden, gezielt im Zoom, in einer Ebene liegend, dargestellt (→). Der geringere Echobesatz und die deutlichen Echos der A. arcuata sind die typischen Kriterien der Pyramide

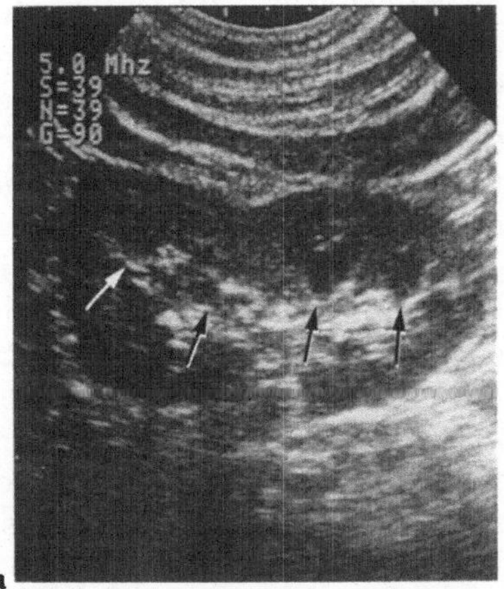

a

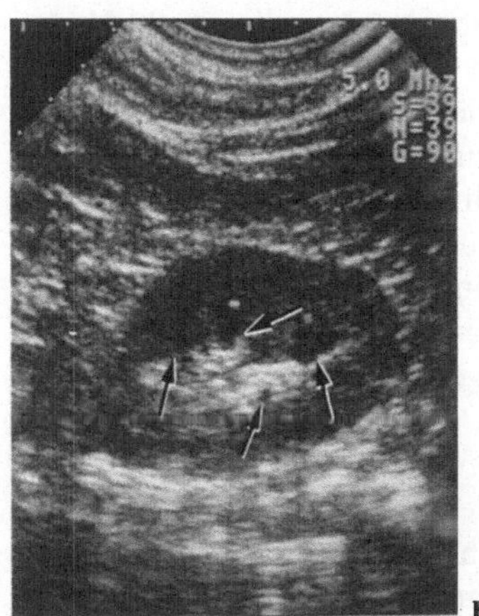

b

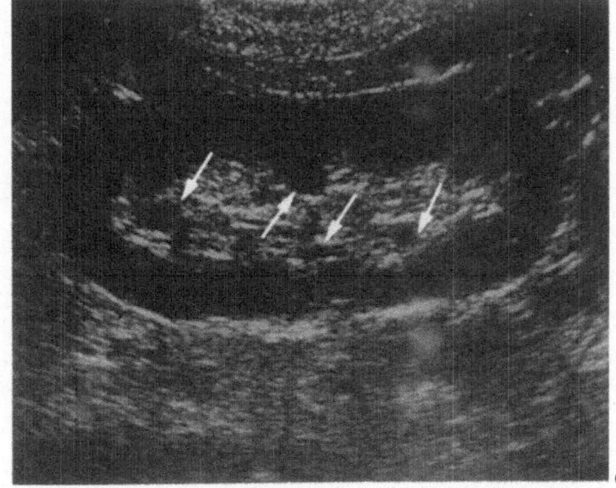

c

Abb. 1.39 a – c. Zur Unterscheidung von Pyramiden (**a, b**) und leicht ektasierten Kelchen (**c**): Pyramiden (→) stoßen dreieckig an das ZRB heran, leicht ektasierte Kelche (**c**) dagegen liegen, eher rund, im, d. h. innerhalb des ZRB (→). Normale Kelche, als sehr zarte kapilläre Strukturen, sind regelhaft nicht darstellbar

1.5.2 Rinden-Mark-Ebene

Der Übergang der Pyramidenzone zur Rinde erfolgt fließend. Mit zunehmendem Alter, bei schlechter Durchblutung und allen Formen der fortgeschrittenen Niereninsuffizienz kann keine Pyramidenzone dargestellt werden, ganz im Gegensatz zum Nierentransplantat. Die Rindenzone repräsentiert Rinde und Mark der Niere und entspricht dem peripheren Ring der ellipsoiden Nierenfigur. Ein normaler Flüssigkeitsgehalt der Niere bedingt die ausgeprägte Impedanz der Rinde gegenüber der Capsula fibrosa und adiposa.

Nicht ganz so scharf, aber immer eindeutig, erfolgt der Übergang der Rinde zum ZRB, der normalen Grenze im medialen Längsschnitt. Differentialdiagnostisch kann die große Variabilität von Kolumnen problematisch werden. Sie sind häufig darstellbar, können schmal, aber bei Hypertrophie oder durch Verschmelzung auch sehr breit sein und in der jeweiligen Form das ZRB in allen Ebenen verschieden stark imprimieren.

Bei ausgeprägten Dichotomien und immer bei Doppelanlagen des Hohlsystems wird das ZRB ganz vom Parenchym unterbrochen; bei Doppelanlagen auch vollständig im medialen Längsschnitt. Gegenüber Neubildungen jedweder Art ist das parenchymgleiche Muster der Kolumnen charakteristisch und das wichtigste differentialdiagnostische Kriterium. Ausnahmen von dieser hilfreichen Regel sind lediglich Überlagerungen der Kolumnen mit Anteilen des ZRB, wobei der Summationseffekt ein dichteres Muster bewirkt. Dann jedoch kann die Lage, die Form und das Wissen dieser Ausnahme eine sichere Diagnose ermöglichen.

Schwieriger sind hypertrophierte oder konfluierte Kolumnen als solche zu erkennen [86], wenn sie sich geradezu in das ZRB einschließen und somit zu separieren scheinen. Die regelmäßige Kontur dieser Separation und das parenchymgleiche Muster sind jedoch eindeutige Hinweise, besonders bei der dorsalen SK-Applikation. Auf die nicht so seltene starke Konturprotuberation der Rinden-Mark-Schicht durch hypertrophierte Kolumnen im koronaren Längsschnitt wurde bereits hingewiesen (s. 1.4.2). Dieses Phänomen kann, wann immer es auftaucht, erhebliche differentialdiagnostische Überlegungen erfordern. Kennt man es jedoch, weiß um die Problematik und denkt daran, daß eine wirkliche Neubildung im Vergleich zum Referenzgewebe immer anders aussieht und in allen Ebenen nachweisbar sein muß, wird man solche Patienten lediglich in Abständen kontrollieren und diese Normvariante den Patienten beruhigend erläutern.

Im medialen Längsschnitt grenzt die Mark-Rinden-Zone direkt an das ZRB. Durch Impressionen von Kolumnen und Überlagerungen sowie Unregelmäßigkeiten der Hohlsysteme aber ergeben sich zahllose Variationen als Pseudotumoren. Es kann für die richtige Interpretation hilfreich sein, solche Auffälligkeiten zu kennen und an diese Möglichkeit zu denken. Dafür die folgenden Beispiele:

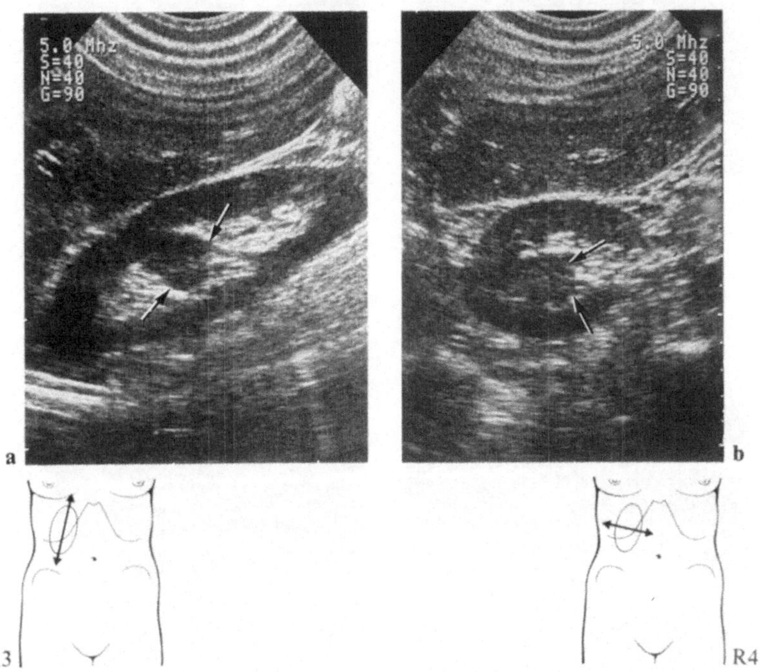

Abb. 1.40 a, b. Konfluierende Kolumnen (→) im Mittelgeschoß der re. Niere. Die parenchymgleiche Struktur längs (**a**) wie quer (**b**) und die regelmäßige Begrenzung bei typischer Lokalisation erleichtern die Interpretation

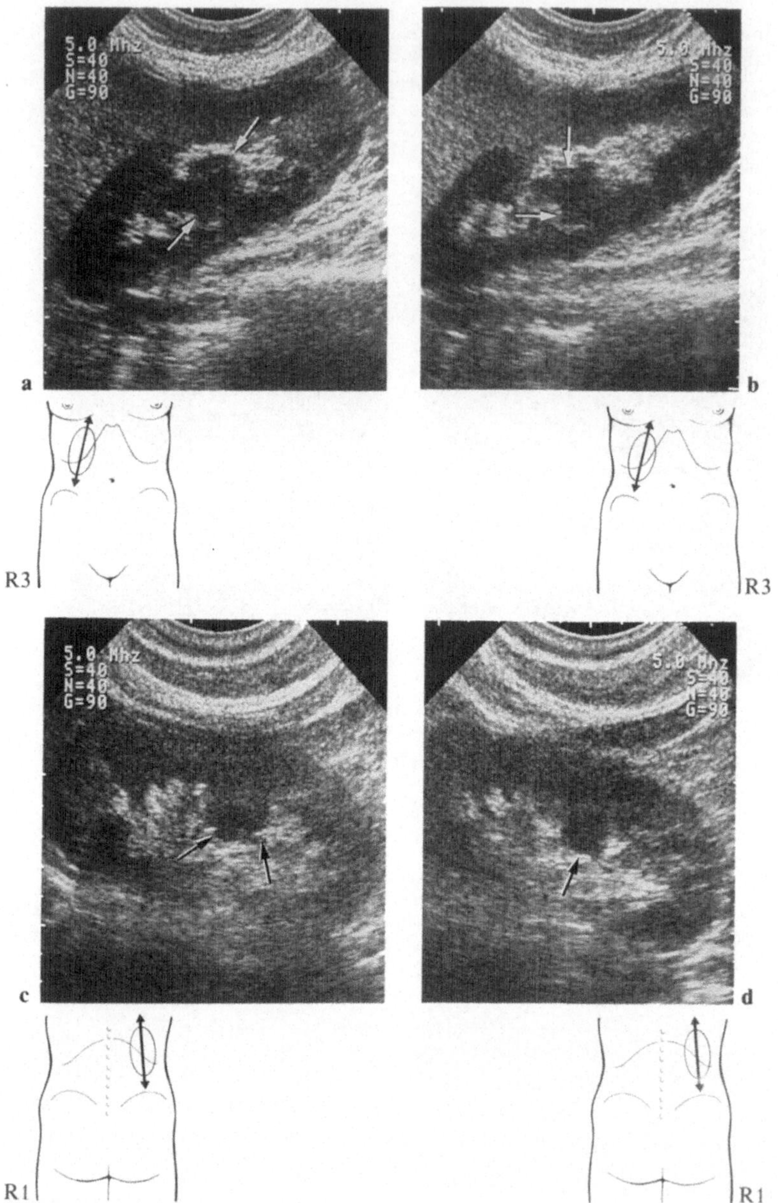

Abb. 1.41 a–d. Verschmolzene Kolumnen (→) können auch unregelmäßig begrenzt sein. In den ventralen Scans (**a, b**) könnte dabei ein Tumorverdacht noch eher aufkommen als in den Dorsalscans (**c, d**). Aber auch das parenchymstrukturgleiche Muster sowie die völlig glatte Nierenkontur in allen Schnitten sprechen für eine tiefe Kolumnenimpression i. S. einer Dichotomie bei einer 60jährigen asymptomatischen Patientin

Jeder Verdacht einer Pathologie erfordert die sonographische Untersuchung mit verschiedenen SK-Applikationen.

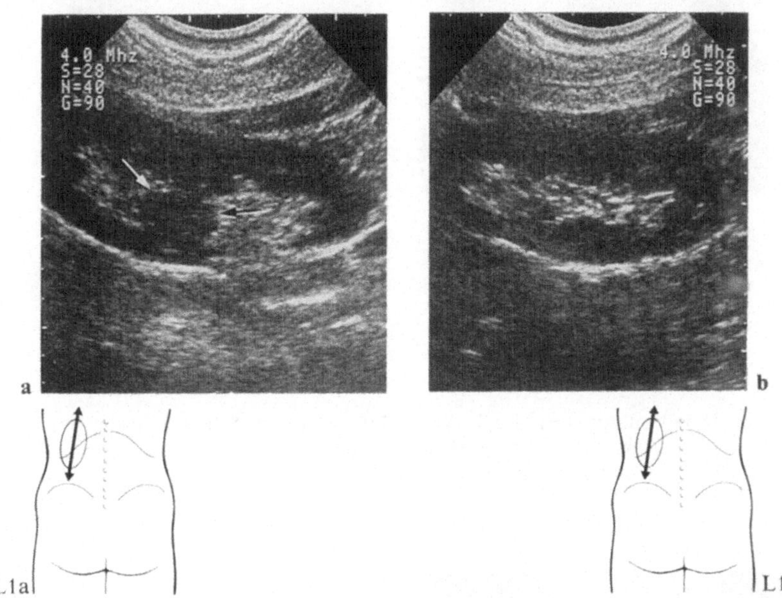

▲ **Abb. 1.42 a, b.** Tiefe Dichotomie (→) des Hohlsystems. Im lateralen LS ist das ZRB völlig unterbrochen (**a**), medial jedoch gänzlich unauffällig (**b**)

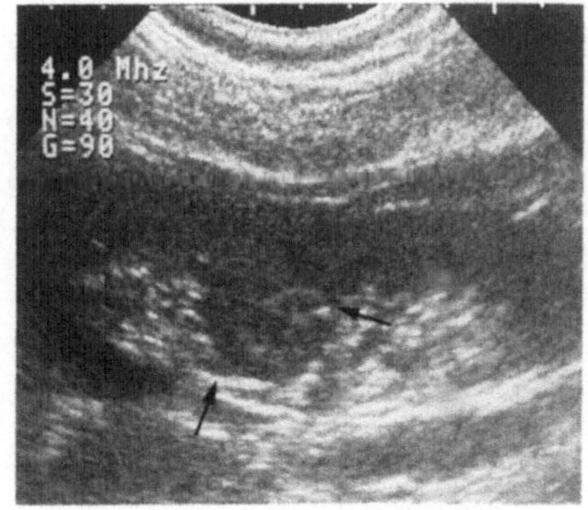

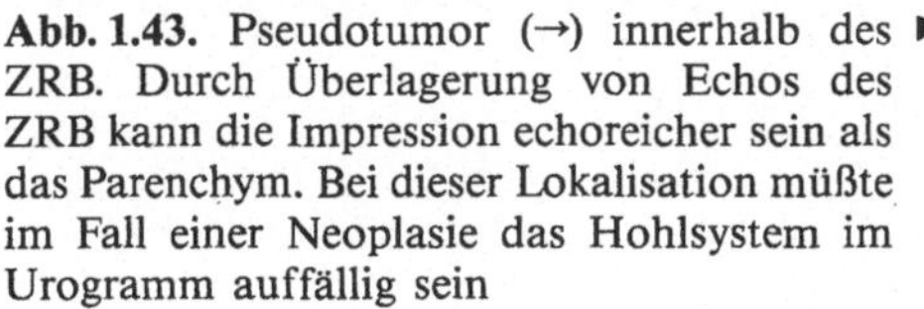

Abb. 1.43. Pseudotumor (→) innerhalb des ZRB. Durch Überlagerung von Echos des ZRB kann die Impression echoreicher sein als das Parenchym. Bei dieser Lokalisation müßte im Fall einer Neoplasie das Hohlsystem im Urogramm auffällig sein ▶

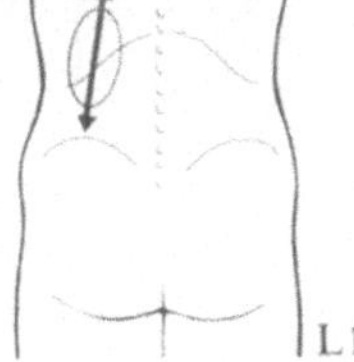

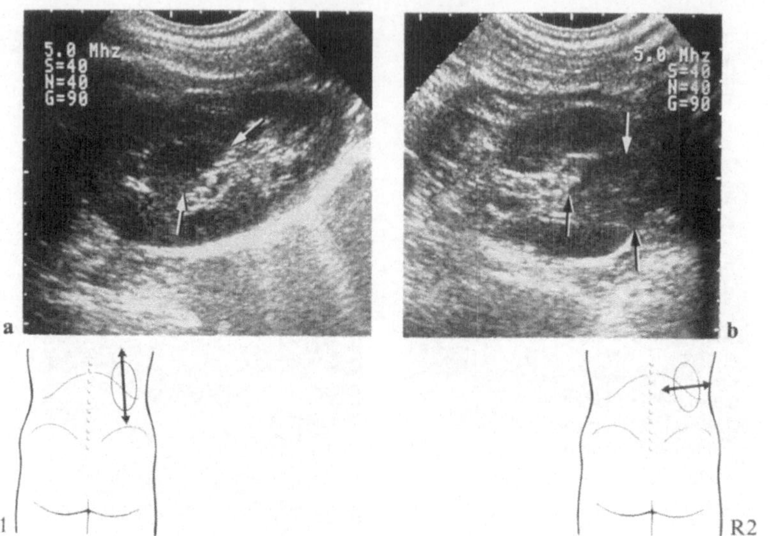

Abb. 1.44a, b. Pseudotumor (→) durch Kolumnenverschmelzung (**a**). Ähnlicher Befund wie in Abb. 1.43 – jedoch vor allem im Querbild (**b**) verdächtig. Gegen einen Tumor spricht die glatte Nierenkontur

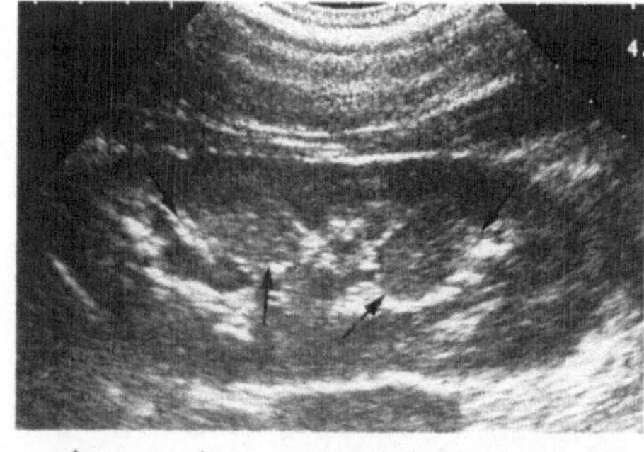

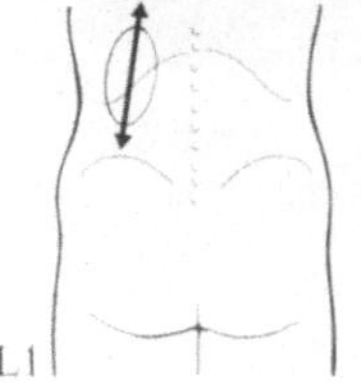

Abb. 1.45. Pseudotumoren durch verschmolzene Kolumnen (→), die fingerförmig das ZRB von dorsal imprimieren und durch Überlagerung deutlich echodichter sind als der periphere Parenchymsaum; keine Pathologie

Kolumnenhypertrophien oder -verschmelzungen protuberieren gelegentlich im Koronarscan die Kontur der Niere – im Dorsal- und Ventralscan dagegen nur ganz ausnahmsweise.

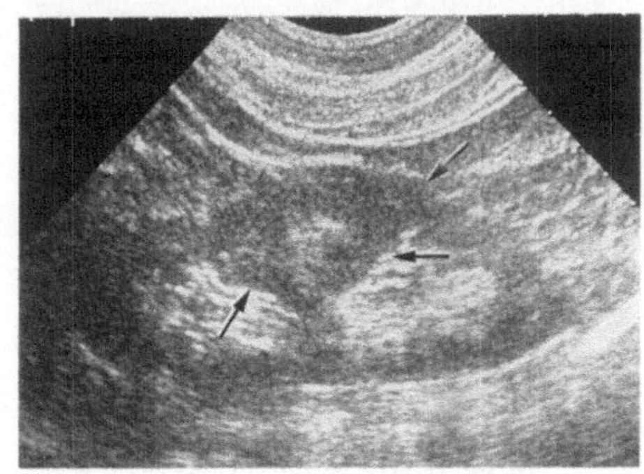

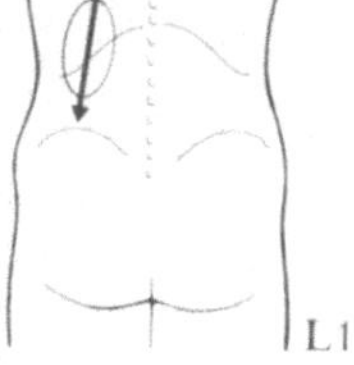

Abb. 1.46. Pseudotumor (→) durch breite keilförmige Impression des ZRB im Mittelabschnitt. Ganz diskrete Konturvorwölbung der Niere durch die regelmäßig begrenzte Pseudo-Rf

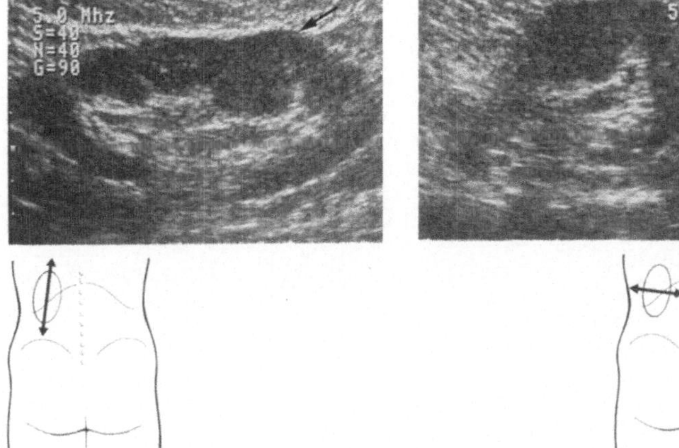

Abb. 1.47 a, b. Pseudotumor im Bereich des dorsalen Parenchymsaums mit leichter Konturvorwölbung (→) längs (**a**) wie quer (**b**). Das völlig gleiche Strukturmuster spricht gegen eine Neubildung

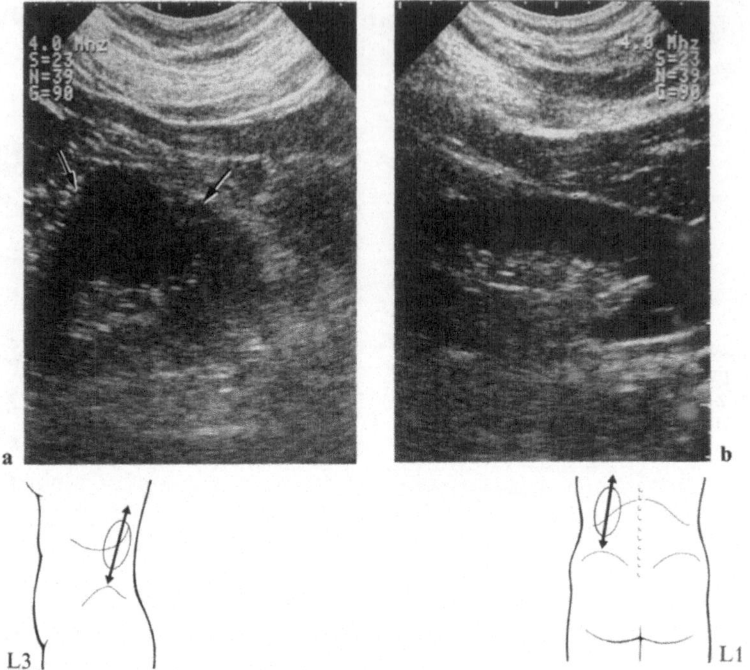

Abb. 1.48 a, b. Die starke, meist echoflauere Buckelbildung des Koronarscans (→) (**a**), die in der Nierenkonvexität lokalisiert ist, hat verständlicherweise kein Korrelat im dorsalen (**b**) oder ventralen LS

1.5.3 Zentrales Reflexband (ZRB)

Das ZRB hat seine Lage zentral im ellipsoiden Nierenschnittbild und ist, wie die Bezeichnung ausdrückt, sehr echoreich. Wenn es nicht wie bei Dichotomien und Doppelanlagen senkrecht „eingebrochen“ oder unterbrochen ist, soll es im medialen Längsschnitt einer durchgängig geschlossen, bandförmigen, leicht inhomogenen Echoformation entsprechen. Das ZRB repräsentiert in idealer Weise den Sinus renalis, der vom Harnleiterabgang des Nierenbeckens bis zu den Kelchnischen reicht. Sein Inhalt, vor allem Fettbindegewebe, Blut- und Lymphgefäße sowie die jeweiligen Anteile des Hohlsystems, kann in Längs- und Querschnitten so gut wie mit keinem anderen Verfahren exploriert werden, rechts von ventral noch besser als von dorsal.

Diskrete liquide Spalten innerhalb des ZRB entsprechen leicht distendierten Anteilen des Nierenbecken oder von Kelchen, häufig etwa bei Einzelnieren, wenn die gesamte Diurese über das eine Hohlsystem erfolgt; oder etwa auch bei Hypotonien der Muskulatur der Hohlsysteme, oder auch nur reichlicher Flüssigkeit, die etwa kurz vor der Untersuchung getrunken wurde. So erklärbar unterscheiden sich derartige Spalträume von relevanten Abflußbehinderungen. Als liquide wirkende Aussparung innerhalb des ZRB kann sich auch eine stärker gefüllte Nierenvene, z. B. bei Rechtsherzinsuffizienz oder bei tiefer Inspiration, darstellen.

Das ZRB ist in der Kindheit und bei Jugendlichen schmal und wird erst breiter und oft dichter mit zunehmendem Alter, dann auf Kosten der Rinde. Diese sehr auffällige Veränderung im Laufe des Alters wird durch Vermehrung des Fettbindegewebes im Sinus renalis erklärt und ist physiologisch. Die überaus dichte und helle Echostruktur kann etwa im Zusammenhang mit einer schnellen Gewichtsabnahme auffällig abnehmen, entsprechend der Einschmelzung des Sinusfettes und der dadurch bedingten Qualitätsänderung, wodurch sich die Echotextur scheckig vermindert.

Das normale ZRB entspricht einer echoreichen geschlossenen, durchgehenden Struktur im LS und einem mehr rundlichen Komplex im Querschnitt. Abweichungen davon sind durch Veränderungen der Strukturen im Sinus renalis bedingt.

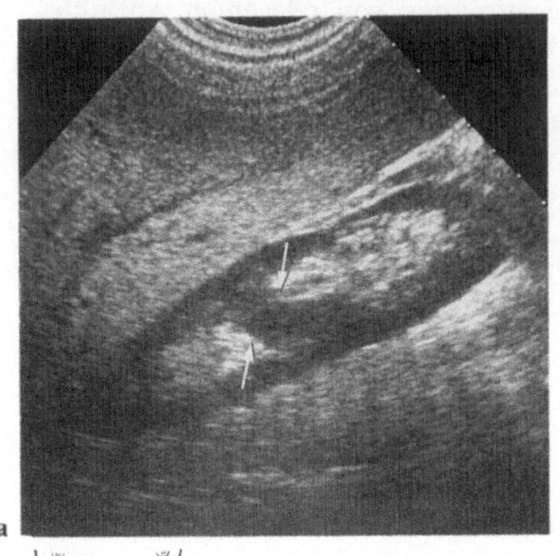
a

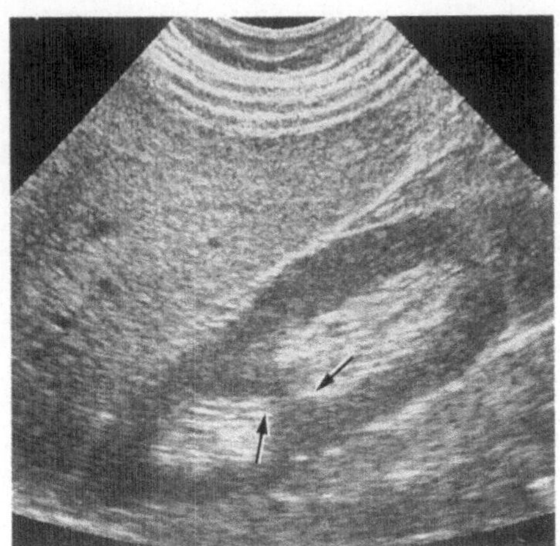
b

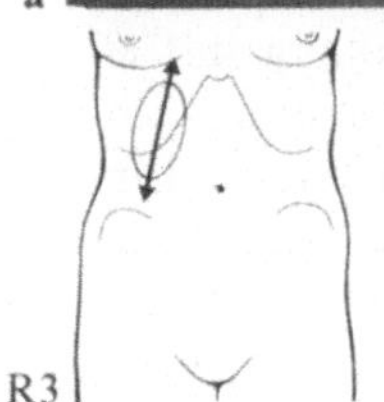

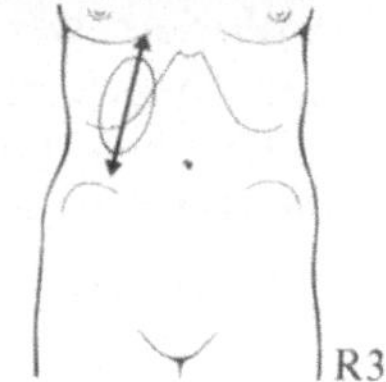

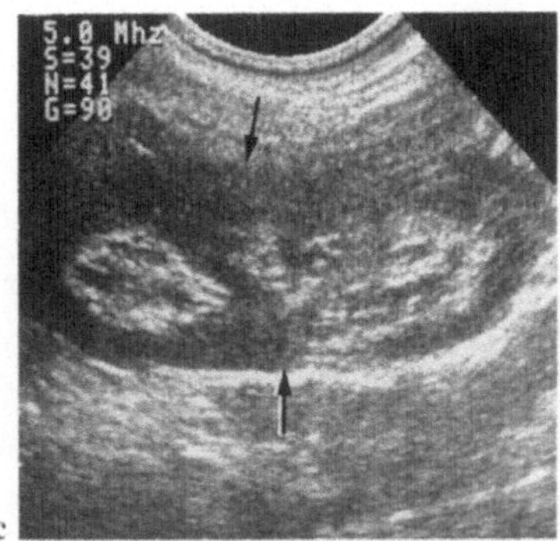

c

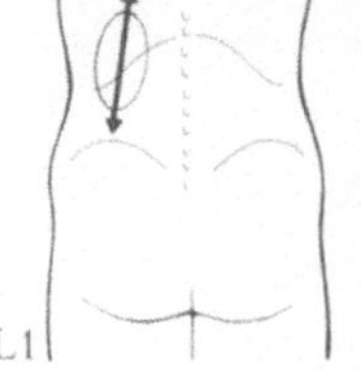

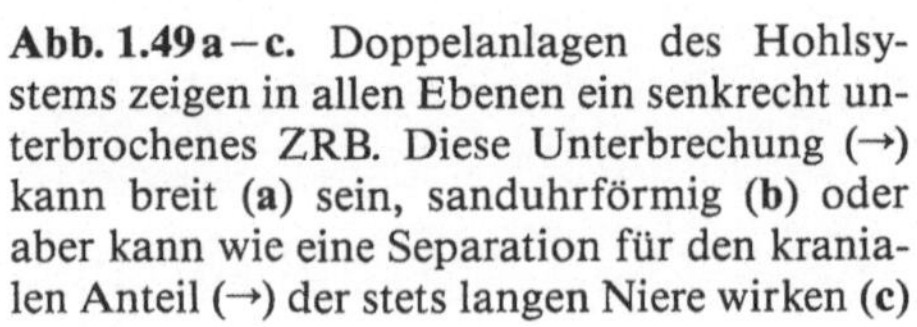
Abb. 1.49 a – c. Doppelanlagen des Hohlsystems zeigen in allen Ebenen ein senkrecht unterbrochenes ZRB. Diese Unterbrechung (→) kann breit (**a**) sein, sanduhrförmig (**b**) oder aber kann wie eine Separation für den kranialen Anteil (→) der stets langen Niere wirken (**c**)

Längsdistensionen oder Spaltungen innerhalb des ZRB sind häufig; sie haben ihre Ursache in Veränderungen der flüssigkeitsenthaltenden Räume des Sinus renalis.

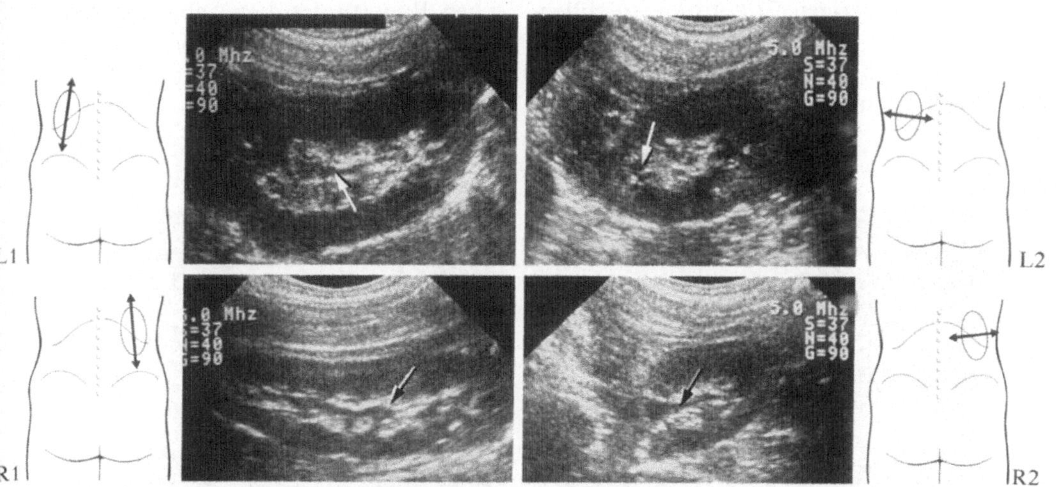

Abb. 1.50. Diskrete Längsdistensionen des ZRB (→) beider Nieren, die auch im Querbild angedeutet erkennbar sind. Ursache ist eine leichte, nichtpathologische Hypotonie beider Nierenbecken

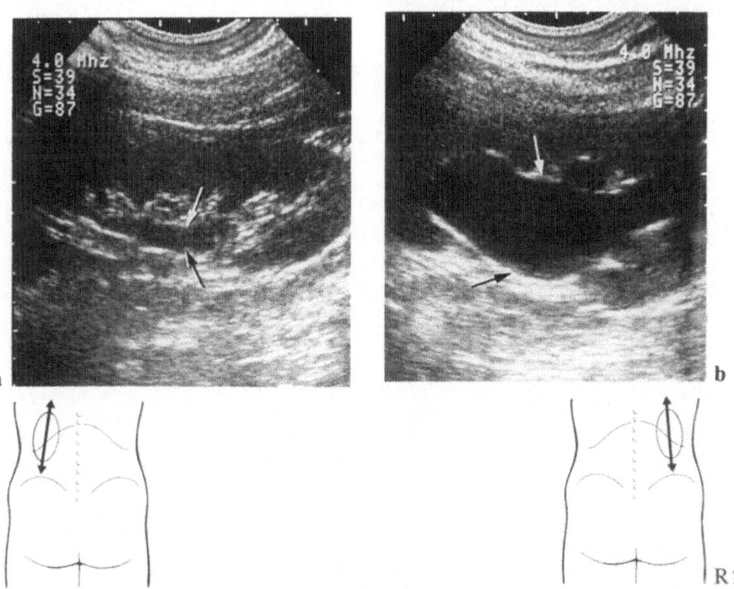

Abb. 1.51 a, b. Geringe (**a**) und starke (**b**) Erweiterung (→) der Nierenbecken bds. bei 30jähriger asymptomatischer Patientin in der 30. SSW. Post partum bildet sich die starke, meist rechtsseitige Ektasie sehr bald zurück, sofern nicht eine Koinzidenz mit einer schwangerschaftsunabhängigen Ursache besteht

Die keineswegs seltenen Raumforderungen, die intra- und extraluminär im Sinus renalis möglich sind, werden in Kap. 4 und 5 abgehandelt.

Die bisherigen Erläuterungen sollen aufzeigen, daß es die „normale Einheitsniere" nicht gibt, sondern daß, wie regelhaft in der Biologie, kein Organ dem anderen gleicht. Bei der großen Vielfalt und der natürlichen Variationsbreite kann es im folgenden nur darum gehen, die makromorphologischen Raumforderungen abzugrenzen, die durch Fehlentwicklungen oder aber durch Krankheiten induziert werden.

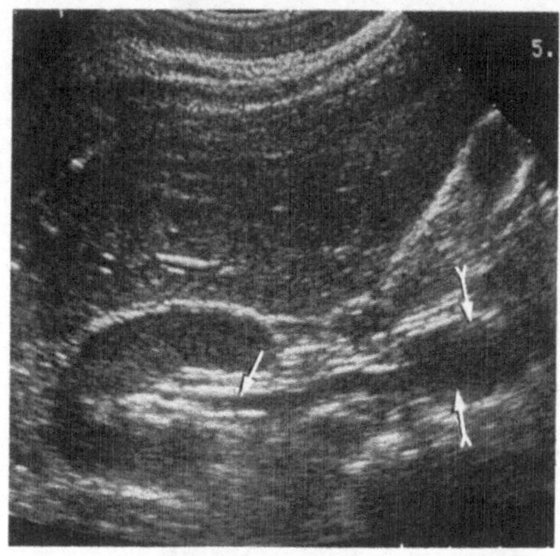

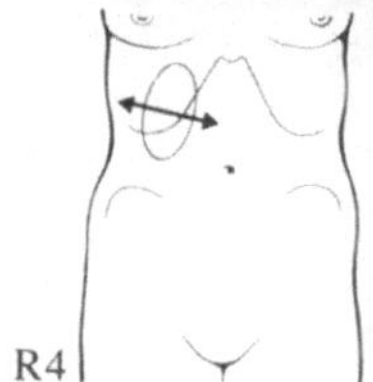

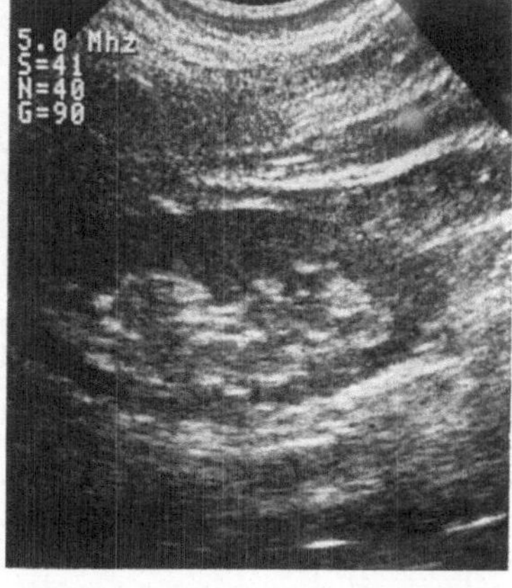

Abb. 1.53. Einer Mengenreduktion und Qualitätsveränderung des intrasinusalen Fettes entsprechen auffällig scheckige Inhomogenitäten des ZRB

◄ **Abb. 1.52.** Diese „Distension" im Querbild der re. Niere entspricht einer gut gefüllten V. renalis (→), die in die V. cava (↣) mündet

2 Entzündliche Raumforderungen der Niere

2.1 Allgemeines

Bei renalen Entzündungen steht die Klinik des Patienten sowie die Urin- und Blutanalyse im Vordergrund der Diagnostik. Dennoch stellt im akuten wie im chronischen Verlauf die Sonographie eine wichtige Möglichkeit der Kontrolle dar. Entzündlich bedingte Raumforderungen, die erhebliche differentialdiagnostische Erwägungen erfordern können, entstehen durch unterschiedlich große Parenchymverluste und sich daraus im Verlauf entwickelnden Defektheilungen.

2.2 Systemische Nierenentzündungen

Sowohl glomeruläre als auch interstitielle Entzündungen betreffen trotz gänzlich unterschiedlicher Genese im akuten Stadium das ganze Organ Niere. Glomerulonephritische Entzündungen erstrecken sich auf beide Nieren, die pyelonephritische Entzündung erfolgt bevorzugt unilateral.

Sonographisch fallen die Vergrößerung des Organs, die vermehrte Schalltransmission und oft die Prononcierung der Pyramidenzone auf. Grund dafür ist vor allem die interstitielle entzündliche Anschoppung [82].

Ein therapeutischer Effekt (z.B. durch Antibiotika) kann neben der Normalisierung der klinischen Symptomatik des Patienten auch am etwas verzögerten Rückgang der sonographischen Zeichen beurteilt werden.

Ein Übergang in eine chronische Form kann nur – wenn überhaupt – im langfristigen Verlauf verfolgt werden. Eine stärkere Schrumpfung des narbigen Parenchymersatzes zeigt sich vor allem in einer Größenreduktion, im Impedanzverlust durch verminderte Hydratation sowie in weitgehender Aufhebung der Dreischichtung bis zur kompletten Veränderung der Echomorphologie. Die Übergänge dahin sind fließend.

Eine Sonderform der großen entzündlichen Niere stellt die xanthogranulomatöse Pyelonephritis dar. Sie betrifft entweder die ganze Niere oder nur einen Abschnitt. Sie soll ihre Ursache in einer pathologischen Immunreaktion auf Bakterientoxine haben [107]. Bei der diffusen Form findet man oft eine Obstruktion der ableitenden Harnwege, meist steinbedingt. Die proliferierende Entzündung breitet sich intermittierend vom Hohlsystem über das Mark zur Rinde hin aus und bedingt den Ersatz von Parenchym durch diffuse Granulome, bindegewebige Narben und fokal auch Abszedierungen. Makroskopisch findet man gelbliche Herde mit histologisch fettbeladenen Makrophagen und Schaumzellen. Die Niere wirkt sonographisch vermindert atemverschieblich, groß, knollig und dadurch oft polyzyklisch konturiert. Unterschiedlich dichte Aussparungen mit echoreicheren narbigen Rändern und evtl. Verkalkungen ersetzen das normale Nierenstrukturmuster. Die partielle Form zeigt eine segmental kolbige Auftreibung der Niere mit eher geringerer Destruktion.

Die Differentialdiagnose gegenüber einem Neoplasma, sei es ein atypisches Nierenzellkarzinom (NZK) oder ein fortgeschrittenes Urothelkarzinom („die große schmerzhafte, röntgenologisch stumme Niere"), ist nicht sonographisch, sondern letztlich nur histologisch zu stellen.

Die akute Entzündung läßt die Niere anschoppen und prononciert die Pyramiden.

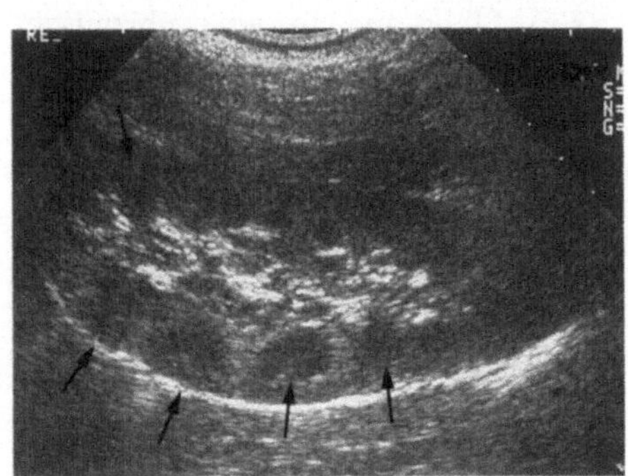

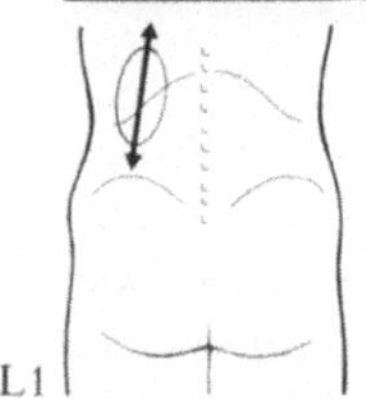

Abb. 2.1. Akute Pyelonephritissymptomatik li. bei 18jähriger Patientin. Große, flaue Niere mit ödematösen Pyramiden (→), vor allem im ventralen Anteil

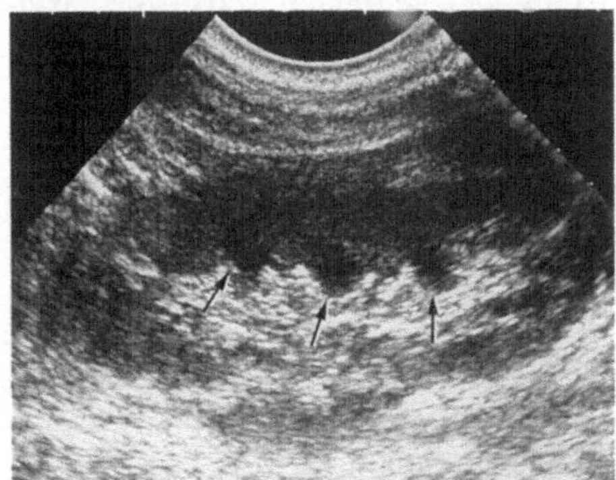

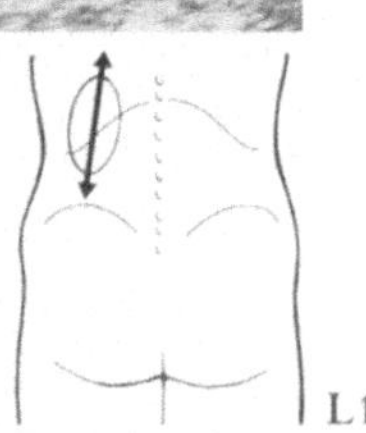

Abb. 2.2. Subakute Glomerulonephritis bei 40jähriger Patientin. Vermehrte Schalltransmission; Pyramiden (→) mehr abgesetzt und kaum ödematös; dichteres und breiteres ZRB als in Abb. 2.1

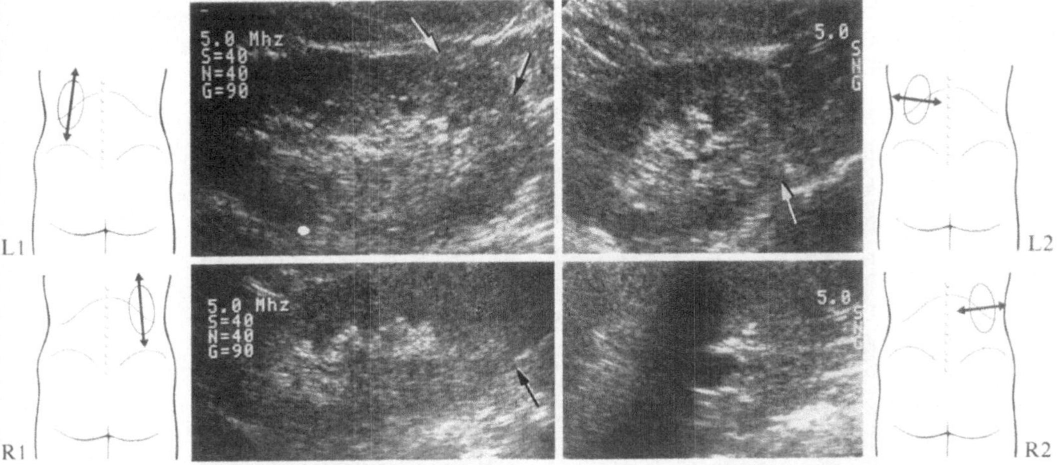

Abb. 2.3. Mesangioproliferative Glomerulonephritis, histologisch gesichert: kleinere Nieren, schlechtere Impedanz mit kaum noch erkennbarer Dreischichtung. Die Proliferation (→) scheint – fast erkennbar – breit und echoreicher das Parenchym zu erfassen

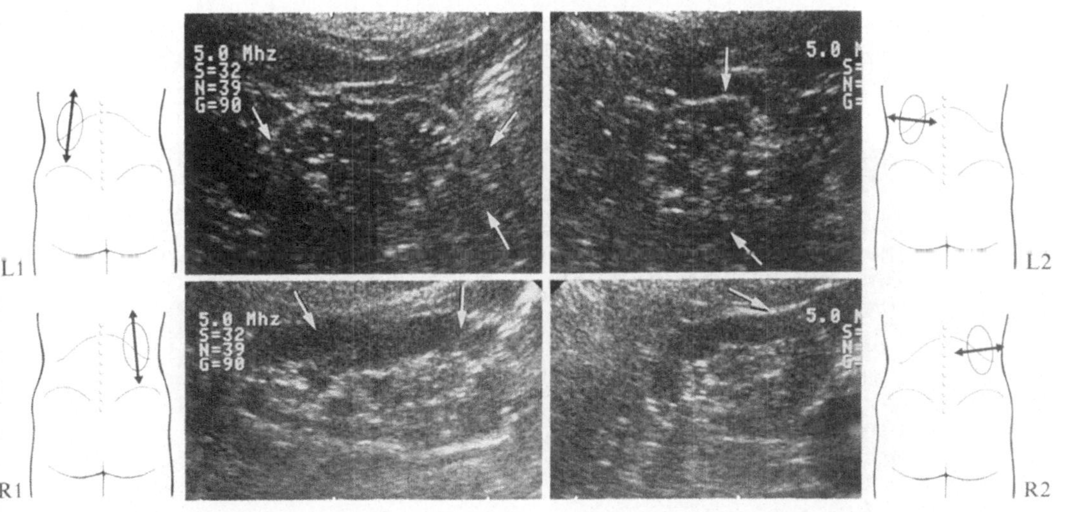

Abb. 2.4. Chronisch-interstitielle Nephritis bei 63jähriger Patientin infolge Phenacetinabusus über 20 Jahre. Die kleine re. Niere läßt noch einen schmalen Parenchymsaum (→) erkennen. Die Sonoanatomie der li. Niere (→) ist fast aufgehoben

Chronische Entzündungen führen durch Schrumpfung des das Parenchym ersetzenden Narbengewebes zu erheblicher Verkleinerung der Niere mit sukzessiver Aufhebung der sonographischen Nierenmorphologie.

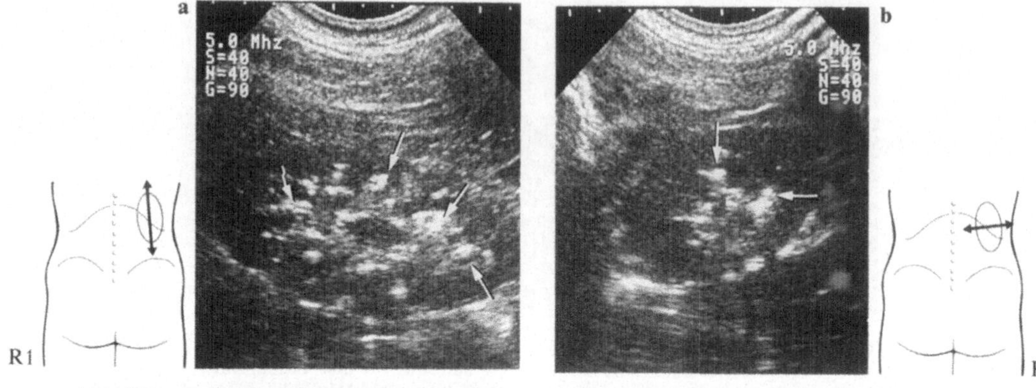

Abb. 2.5 a, b. Stärkere Destruktionen im pyelorenalen Grenzbereich (→), d. h. in der Kelch-Pyramiden-Region mit nur noch schmaler Rinde. Tubulointerstitielle Entzündung bei 60jähriger Patientin ohne spezielle Anamnese

Das Bild der xanthogranulomatösen Pyelonephritis kann höchst different sein: segmentale Masse, kompakte Vergrößerung des ganzen Organs oder auch völlige Destruktion der Sonomorphologie.

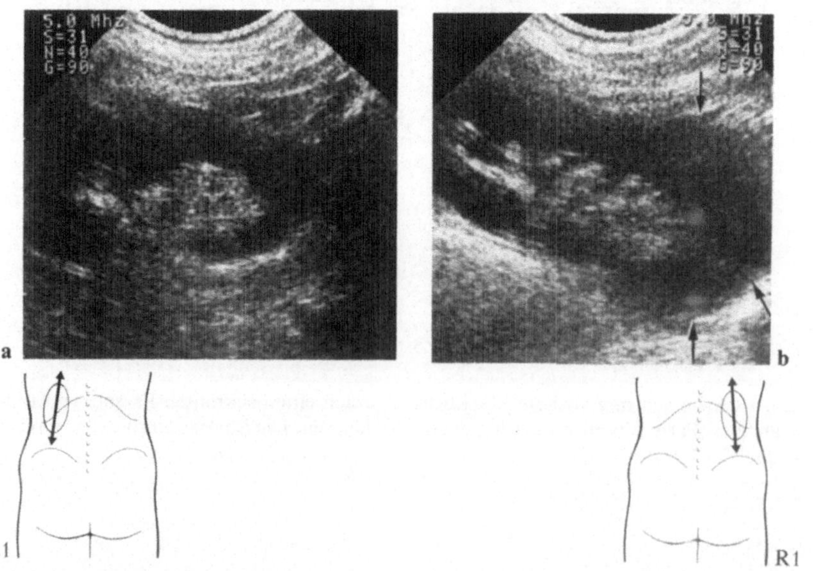

Abb. 2.6 a, b. Segmentale xanthogranulomatöse PN: homogen-kolbig aufgetriebener unterer Pol (→) der re. Niere (**b**) ohne makroskopische Granulome. Histologie: schwere interstitielle Entzündung. Der übrige kraniale Teil der Niere erscheint ebenso unauffällig wie die li. Niere (**a**); s. auch Text

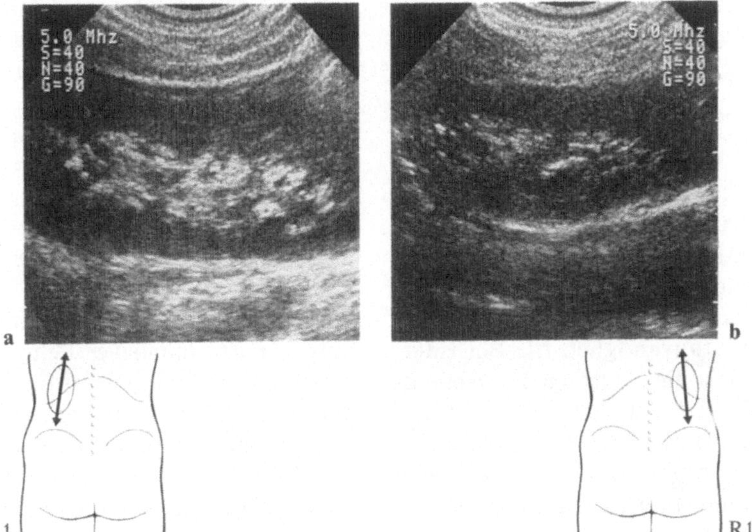

Abb. 2.7a, b. Granulomatöse PN der li. Niere (histologisch gesichert). Die erhebliche Größendifferenz und der vermehrte Echobesatz sind die auffälligsten Kriterien im Vergleich zur normalen re. Seite (**b**). Intermittierend stark entzündliche Symptomatik bei der 66jährigen Patientin

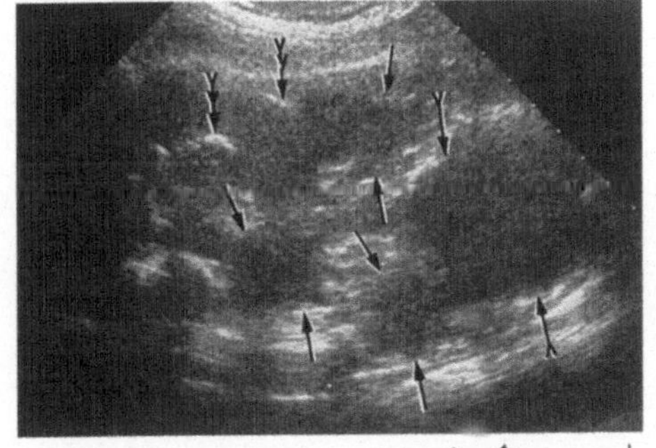

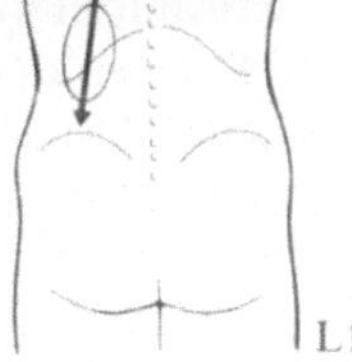

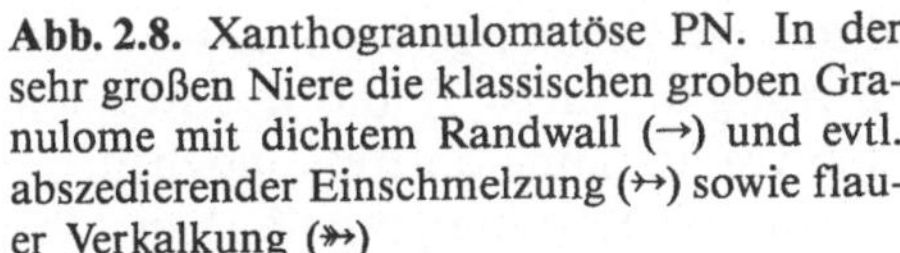

Abb. 2.8. Xanthogranulomatöse PN. In der sehr großen Niere die klassischen groben Granulome mit dichtem Randwall (→) und evtl. abszedierender Einschmelzung (↣) sowie flauer Verkalkung (↠)

2.3 Lokalisierte fokale Entzündungen, paranephrische Abszesse, Pyonephrosen

Es ist wichtig, die akute fokale bakterielle Entzündung der Niere (Lobar nephronia) vor allem vom Abszeß zu unterscheiden, was in praxi durch den Verlauf und ggf. durch ultraschallgezielte Punktion möglich ist. Bei Eiteraspiration ist die nachfolgende Abszeßdrainage der wichtigste Teil der Behandlung. Diese Art der Entzündung wird meist durch gramnegative Keime bei immungeschwächten oder supprimierten Patienten hervorgerufen. Sonographisch findet sich eine Aussparung mit flauem Echobesatz und einer Kontur, die deutlich unregelmäßiger als bei einer Zyste ist. Typischerweise besteht eine vermehrte Schalldurchlässigkeit der Läsion. Die Dichte der umgebenden echoreicheren Kapsel ist abhängig von der Zeitdauer, während der sich der Prozeß entwickelt hat – je akuter, um so geringere Dichte.

Einen ähnlichen, wenn auch langfristigeren Verlauf kann als spezifische Entzündung die Nierentuberkulose haben, die sich aus einer glomerulären Dissemination sekundär entwickelt. Durch die Ausbreitung zum Hohlsystem hin entstehen die typischen Kelchhalsamputationen mit den peripher davon liegenden Kavernen in unterschiedlicher Zahl. Da die Tbc zunehmend abortiver verläuft, kann die Punktion einer fraglichen Kaverne mit Nachweis von Mykobakterien im Aspirat den Verdachtsfall klären. Sonographisch ist der Ersatz von Parenchym durch wie eingeschmolzen wirkende, echoflaue Herde ein typisches Substrat, aber natürlich unspezifisch. Differentialdiagnostisch kann gelegentlich ein beginnend, infiltrierend wachsender Urothelprozeß, der zur Teilamputation des ZRB geführt hat (s. dort), in Betracht kommen.

Ein sog. gefangener Abszeß, d.h. Entwicklung in einem vorgegebenen, nicht drainierten Raum, kann sich nach jedweder perkutaner Intervention einer Nierenzyste entwickeln. Neben der Klinik (lokale Schmerzen) des Patienten ist der sonographische Nachweis von Luft in Form intensiver Echos typisch. Diese liegt immer oben in der Kavität, also auch nach Umlagerung des Patienten und typischerweise auf putridem Debris. Auch hierbei kann die perkutane Drainage evtl. die urochirurgische Intervention vermeiden.

Bei der Entwicklung einer einschmelzenden Entzündung nach peripher kommt es zum Bild des perinephrischen Abszesses, dessen Ausmaß wesentlich von der Aggressivität der Keime (E. coli, Proteus) und der Immunitätslage des Patienten abhängt. Im Extremfall kann es zur Einbeziehung großer Anteile der muskulären Rückenwand mit Fluktuation kommen. Immer wird man jedoch einen sekundär infizierten, gigantischen Tumor in Betracht zu ziehen haben. Der Ausschluß ist nur durch die sorgfältige histologische Auswertung des meist in toto zu entfernenden Gesamtkonglomerats möglich.

Die Nephrosonographie kann bei derartiger Pathologie einen Verdacht gut untermauern und zuverlässige Aussagen über Ausdehnung und Beziehung zu Nachbarorganen machen.

Ganz anders stellt sich eine Pyonephrose dar, die in der Regel durch Obstruktion der ableitenden Harnwege und sekundäre Infektion zustande kommt. Dabei ist schließlich der gesamte Parenchymsaum aufgebraucht durch unterschiedlich große, über das ganze Nierenfeld verteilte Hohlräume, bei vermehrter Schalltransmission. Ein Echobesatz der Hohlräume fehlt zentral fast völlig, wird aber zu den Rändern hin nachweisbar. Auch hierbei sichert die Punktion die Diagnose; die obligat nachfolgende perkutane Drainage verbessert sofort den meist reduzierten Gesamtzustand des Patienten. Eine antegrade Pyelographie kann oft die Ursache der pyonephrotischen Sackniere aufklären helfen und eine Obturation lokalisieren.

Eine typische fokale Entzündung kann die Uro-Tbc sein. Entzündliche „Rundherde" im Nierenschnittbild müssen daran denken lassen.

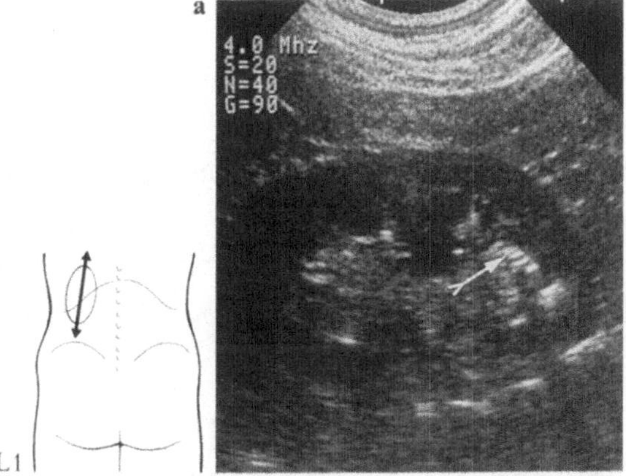

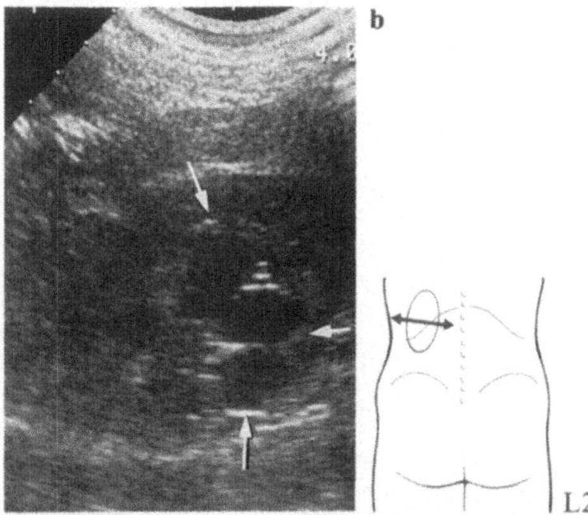

Abb. 2.9a, b. Uro-Tbc. 40jähriger Patient; 3 horizontale, nicht zystisch wirkende Rf (→) sind nur im Transversalschnitt (**b**) zu lokalisieren und entsprechen spezifischen Pyokalices. Beachte die Verkalkung (↣) (**a**); keine Zystenkriterien

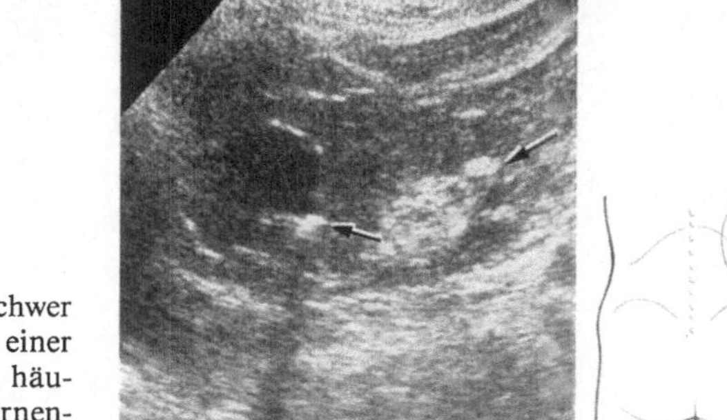

Abb. 2.10. Tuberkulöse Kaverne im schwer entzündlich veränderten kranialen Teil einer re. Niere. Verkalkungen (→) finden sich häufig. Diagnose durch Aspiration des Kaverneninhalts leicht zu sichern

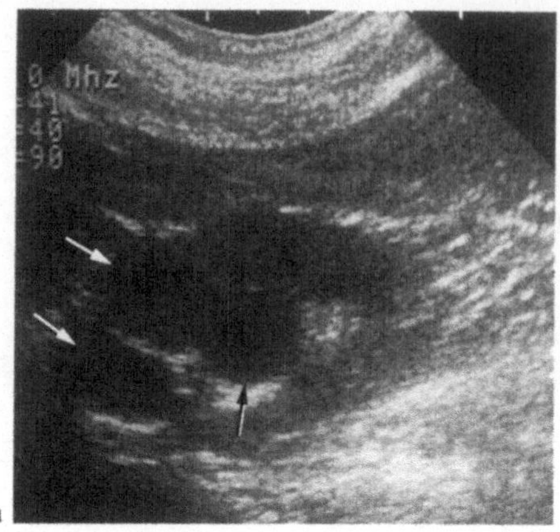

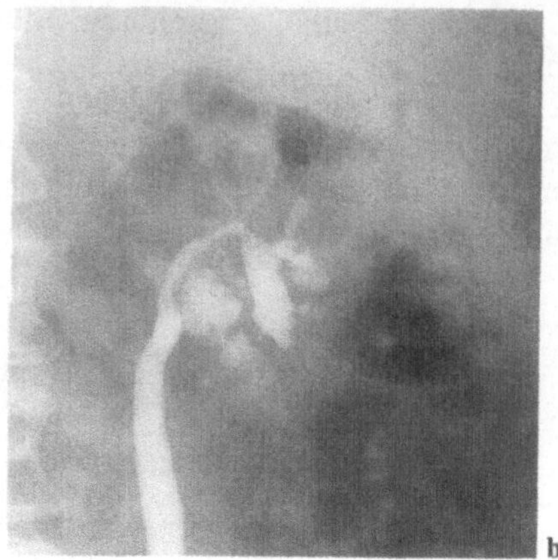

a b

R1

Abb. 2.11 a, b. Uro-Tbc. Das US-Bild (**a**) der spezifischen Pyokalices (→) ist dem Urogramm (**b**) mit typischen Kelchhalsamputationen und schwerster entzündlicher Beherdung der übrigen Niere gegenübergestellt

Neben der Klinik des Patienten unterscheidet die unregelmäßige Kontur den lokalen Abszeß von der Zyste; die unkomplizierte Punktion sichert die Diagnose und die nachfolgende Drainage therapiert ihn.

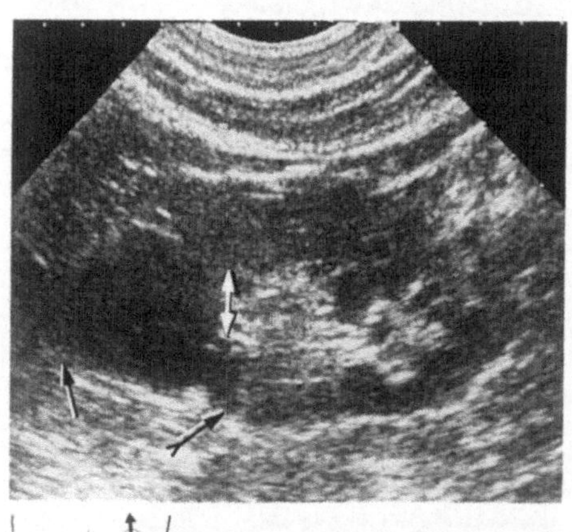

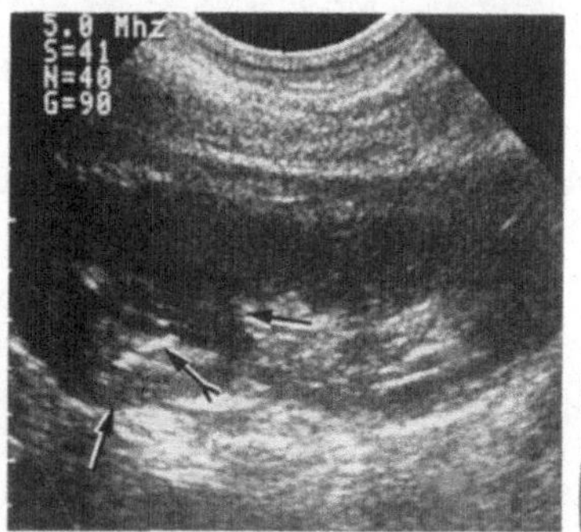

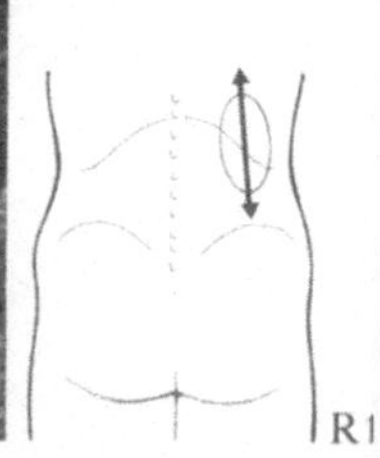

R1

Abb. 2.13. „Gefangener Abszeß". Zustand nach unsteriler Punktion einer einfachen Zyste (→); Schmerzen und subfebrile Temperaturen. Die Echos in der Rf entsprechen Luft (↣), die in jeder Lage des Patienten oben liegt

R1

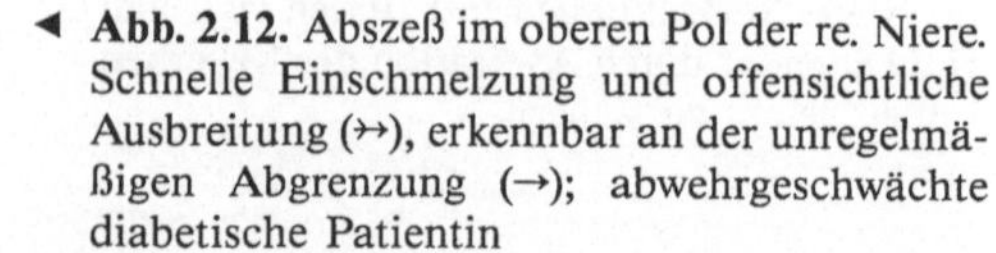

◂ **Abb. 2.12.** Abszeß im oberen Pol der re. Niere. Schnelle Einschmelzung und offensichtliche Ausbreitung (↣), erkennbar an der unregelmäßigen Abgrenzung (→); abwehrgeschwächte diabetische Patientin

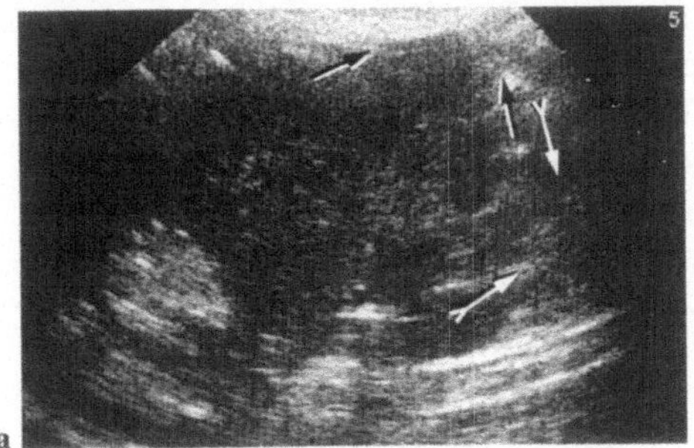

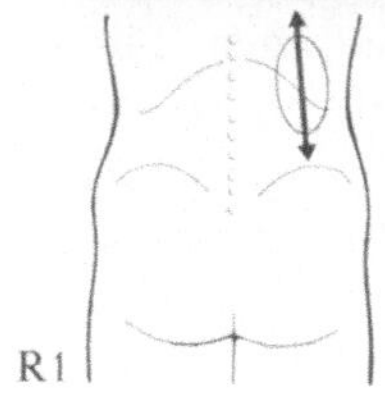

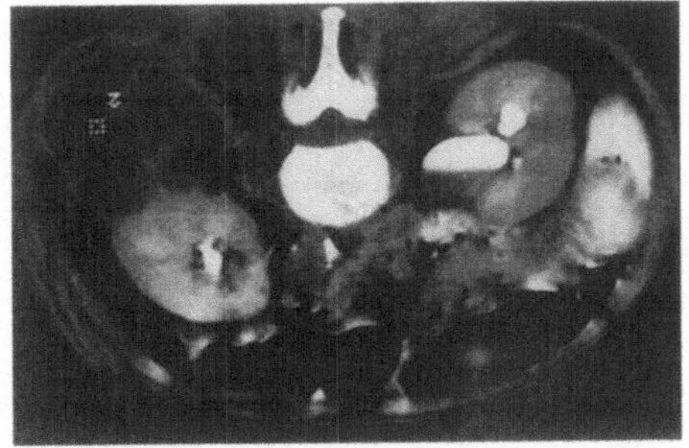

Abb. 2.14 a, b. Perinephrischer Abszeß bis in die Rückendecke infiltrierend (→). Beachte die fingerförmige Ausbreitung nach kaudal (↣). Die Sonographie (**a**) läßt richtigerweise im Gegensatz zum CT (**b**) vermuten, daß der Abszeß vom Parenchym ausgeht; 72jährige, stark geschwächte Patientin

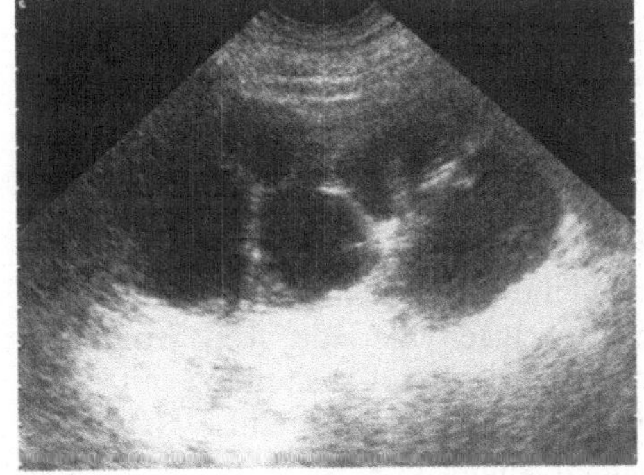

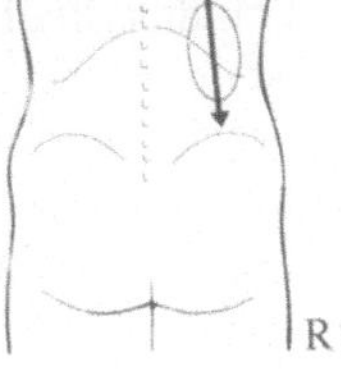

Abb. 2.15. Pyonephrose einer re. Niere. Flauer Echobesatz der großräumigen Aussparungen, die das gesamte Nierenfeld einnehmen. Die Pyokalices enthalten dickrahmigen Eiter; dennoch sehr starke Schalltransmission

Die Klinik des Patienten ist für alle sonographischen Auffälligkeiten wichtig, besonders auch bei mutmaßlich groben entzündlichen Veränderungen.

2.4 Raumforderungen infolge postentzündlicher Defektheilungen

Im akuten und subakuten Zustand sind Raumforderungen infolge lokalisierter Entzündungen meist doch eindeutig zu diagnostizieren. Schwieriger dagegen kann die Diagnostik sein bei primär asymptomatischen Patienten oder wenn das primäre Ereignis der Entzündung nicht mehr erinnerlich ist.

Entzündlich destruiertes Nierenparenchym wird durch Narbengewebe ersetzt, das sich durch Schrumpfung langfristig verändert, wodurch sekundär das Nachbargewebe von Niere oder Fettkapsel beeinträchtigt wird. Die Nephrosonographie kann solche Pathologie darstellen, aber nicht deren Genese aufklären. Da frühe Parenchymtumoren derartigen postentzündlichen Defektheilungen ähnlich sehen können, ergeben sich nicht selten erhebliche differentialdiagnostische Schwierigkeiten. Jede Konturunregelmäßigkeit, zumal zusammen mit einer Protuberation, kann einer Neoplasie entsprechen, besonders wenn zusätzlich das Strukturmuster lokal verändert ist.

Ein sonographischer Untersucher, der in bester Absicht ständig den frühen, evtl. kurativ-organerhaltend behandelbaren Nierentumor im Auge hat, kann vor diesem Hintergrund eine aufwendige Diagnostik initiieren bis hin zur operativen Freilegung und endgültigen Klärung erst durch intraoperative histologische Schnellschnittuntersuchungen.

Fokale narbige Einziehungen können dazwischenliegendes Parenchym wie eine solide Raumforderung aus der Kontur drücken, oder es kann zur Auftreibung des gesamten Nierensegments kommen, wobei ein überschießender regenerativer Umbau, der das Strukturmuster verändert, zusätzlich fehlleiten kann. Ursächlich kann z. B. ein Double-J, das nicht im Nierenbecken, sondern in einem Kelch längere Zeit gelegen hat, eine solche entzündliche Reaktion bedingen. Die übrigen diagnostischen bildgebenden Verfahren, wie CT und NMR, können ebenfalls nichts Kausales zur Diagnose beitragen. Die an sich einfache und unkomplizierte Punktion solcher Rf schließt den Tumor nicht aus, wenn der Zytologe keine Tumorzellen findet. Im positiven Fall dagegen ist die Operation unumgänglich. So kommt es, wenn auch selten, schließlich doch einmal zur probatorischen Freilegung. Im Fall der postentzündlichen Ursache finden sich Läppchen der Fettkapsel, die innig mit der fibrösen Kapsel und dem darunter gelegenen Parenchym verbacken sind, umrandet von narbigen Einziehungen; ein einleuchtender Befund nach lokaler Entzündung, der aber mit bildgebenden Verfahren im Einzelfall nicht zu klären ist. Mit zunehmender Erfahrung und bei gut aufgeklärten, kooperativen Patienten wird man jedoch – ohne das Risiko wesentlich zu vergrößern – zuwarten können. Befundkonstanz über längere Zeit ist das sicherste Zeichen einer lokalen narbigen Veränderung.

Trotz dieser glücklicherweise seltenen Einzelfälle gilt auch für die entzündliche Raumforderung, daß der sonographische Befund einen wichtigen Beitrag zur Diagnose zu leisten vermag, jedoch immer nur im Kontext mit der Klinik des Patienten und allen anderen diagnostischen Maßnahmen.

Defektheilungen nach Entzündungen können Rf bewirken, die ohne konkrete anamnestische Hinweise von tumorösen Rf durch kein bildgebendes Verfahren zuverlässig zu differenzieren sind. Befundkonstanz ist erst im Verlauf ein verwertbares Kriterium.

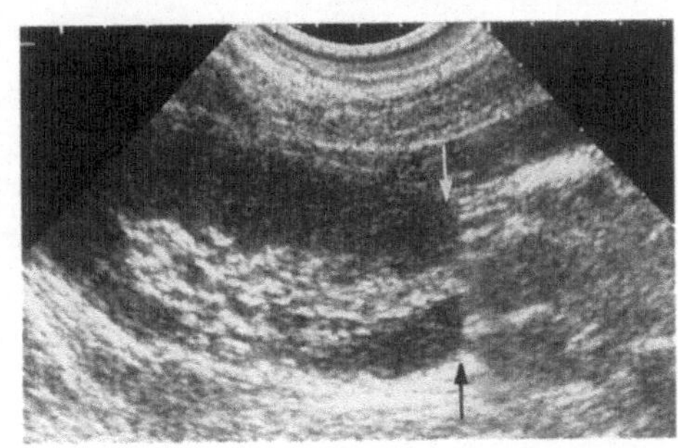

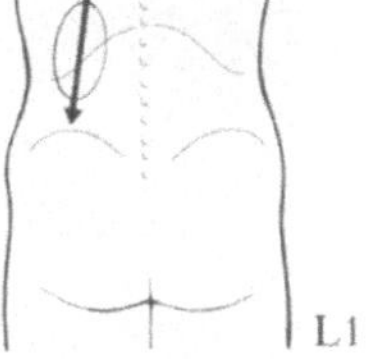

Abb. 2.16. Zustand nach langjähriger Refluxnephropathie bei jetzt 20jähriger Patientin. Der untere Pol der li. Niere erscheint aufgebraucht. Der sonographische Nachweis von Peristaltik an dieser Stelle zeigt, daß Darm im Entzündungsbereich (→) adhärent ist

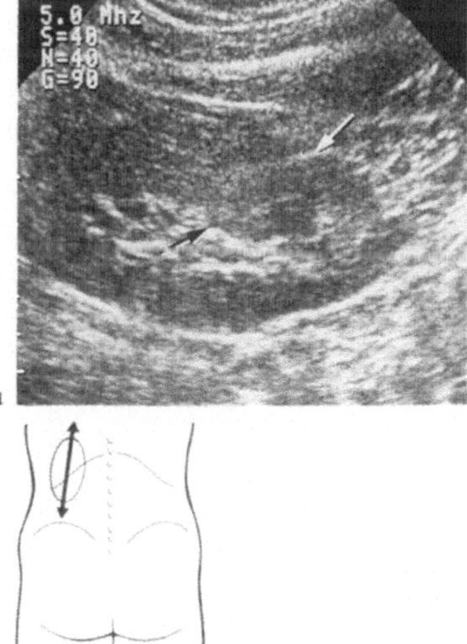

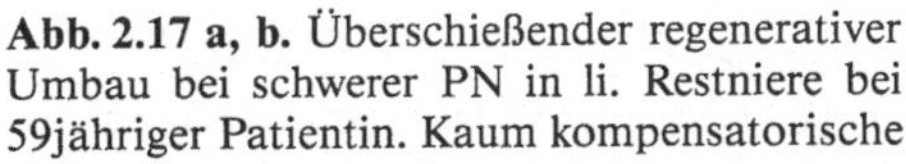

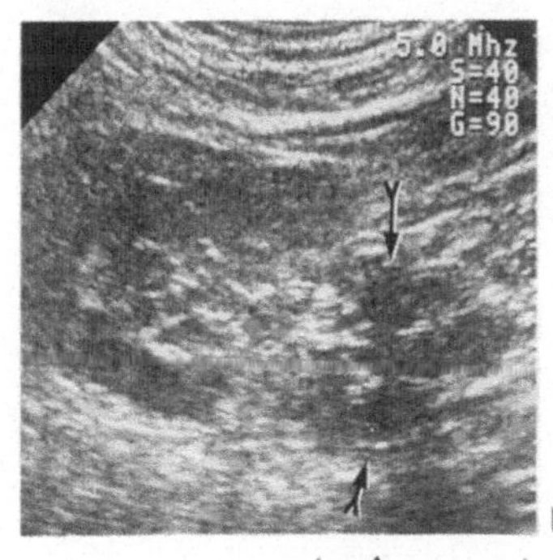

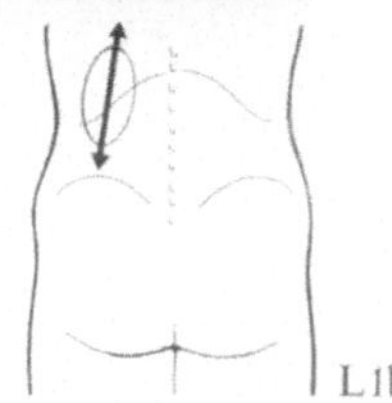

Abb. 2.17 a, b. Überschießender regenerativer Umbau bei schwerer PN in li. Restniere bei 59jähriger Patientin. Kaum kompensatorische Hypertrophie. Granulomatöse Veränderung (→) und narbiger Umbau, vor allem im unteren Polbereich paramedian des LS (**b**) (↣)

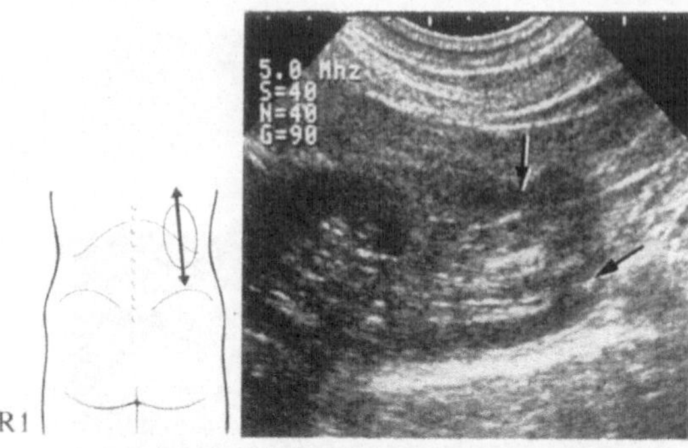

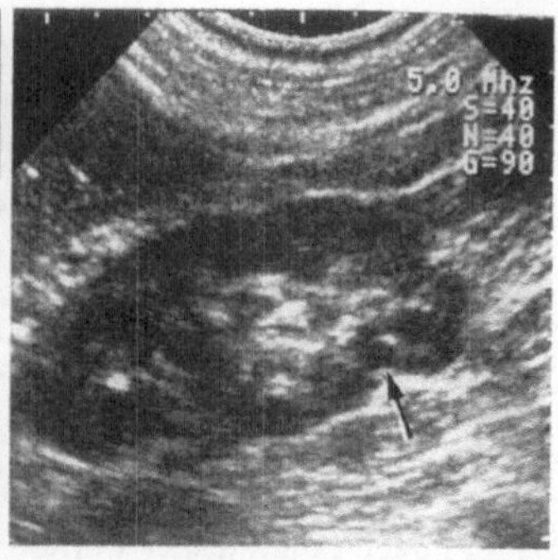

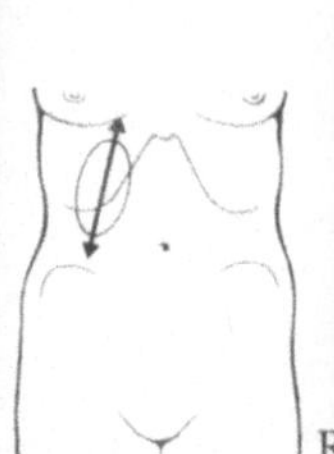

Abb. 2.18. Lokale narbige Einziehungen (→) protuberieren die üblicherweise glatte Kontur. Bei der Freilegung innigliche Verwachsung des Parenchyms mit der fibrösen und der Fettkapsel. Mehrere Biopsien ergaben histologisch lediglich Zeichen der chronischen Entzündung

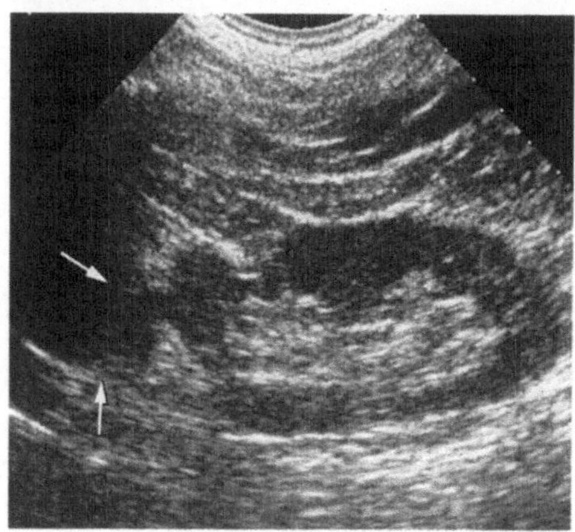

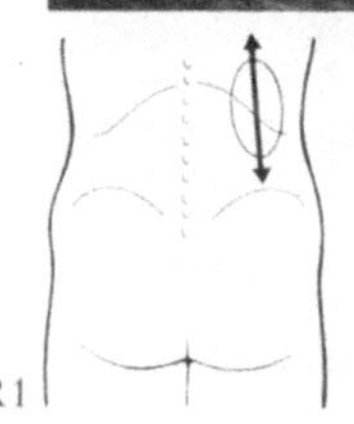

Abb. 2.19. Zustand nach älterem anämischen Infarkt. Narbige Defektheilung im oberen Polbereich (→). 1 Jahr zuvor sehr heftige rechtsseitige Schmerzsymptomatik mit damals reflektorisch röntgenologisch stummer Niere

Abb. 2.22 a, b. Entzündungsbedingter, liquide wirkender Defekt (→) fast 50 Jahre nach klinisch sehr schwer verlaufener „Herdnephritis" im Krieg. Die unregelmäßige Begrenzung in mehreren Schnittebenen (**a, b**) und das Übergreifen auf das hier rarifizierte Parenchym sprechen gegen eine einfache Zyste ▶

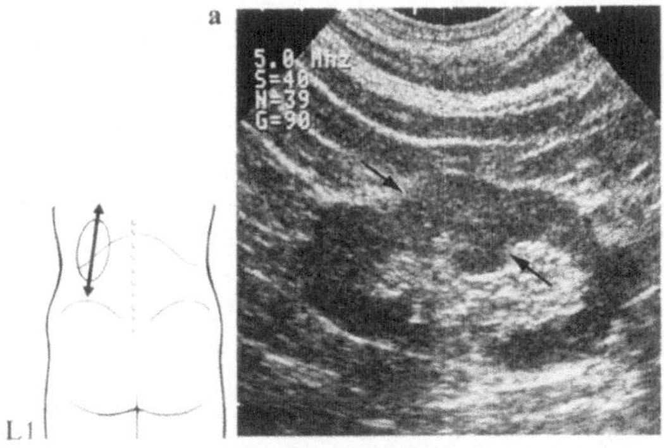

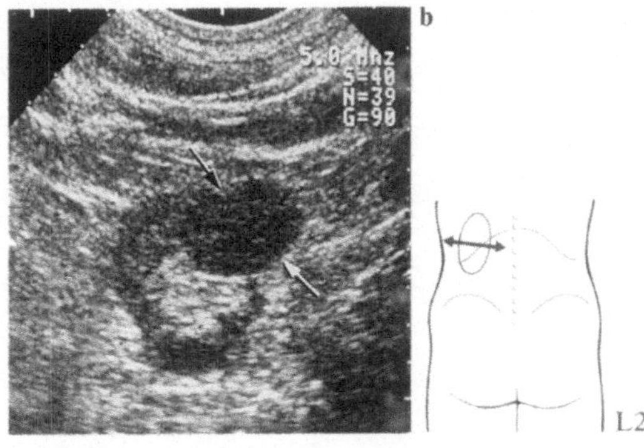

Abb. 2.20 a, b. Entzündliche Rf (→) im Zustand nach halbjähriger Double-J-Lage in einem Kelch der mittleren Etage bei 70jährigem Mann. Scheinbar vermehrter Echobesatz in L1 (**a**) und verminderter in L2 (**b**). Keine sicheren Tumorzeichen – trotzdem schließt erst der fast unveränderte Befund nach 6 Monaten eine Neoplasie aus

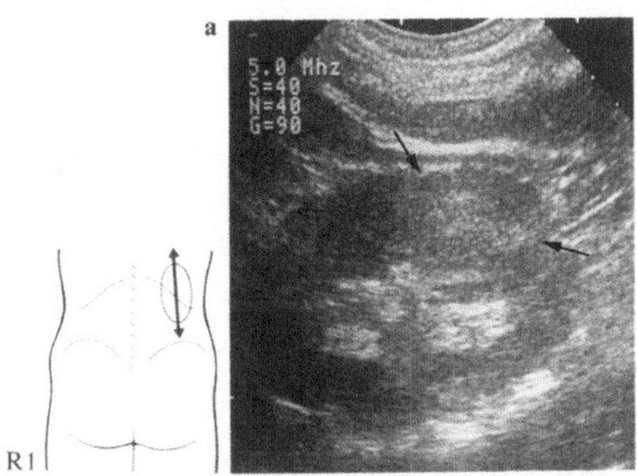

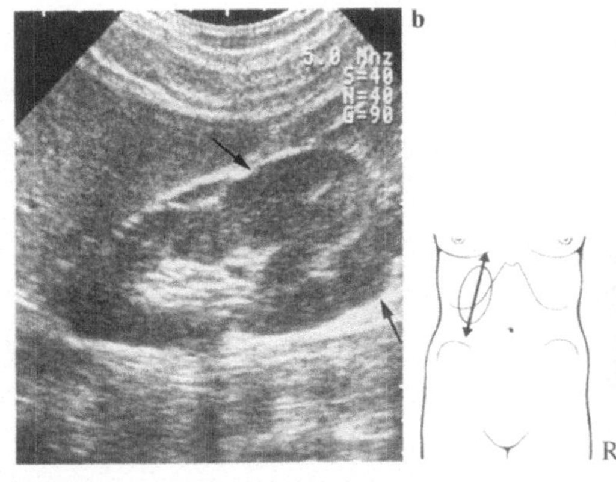

Abb. 2.21 a, b. Entzündlich regenerativer Umbau (→) im unteren Polbereich nach 8monatiger Harnableitung über ein Double-J. Kolbige Auftreibung des unteren Nierenpols. Erhebliche Befunddifferenz zwischen R1 (**a**) und R3 (**b**)

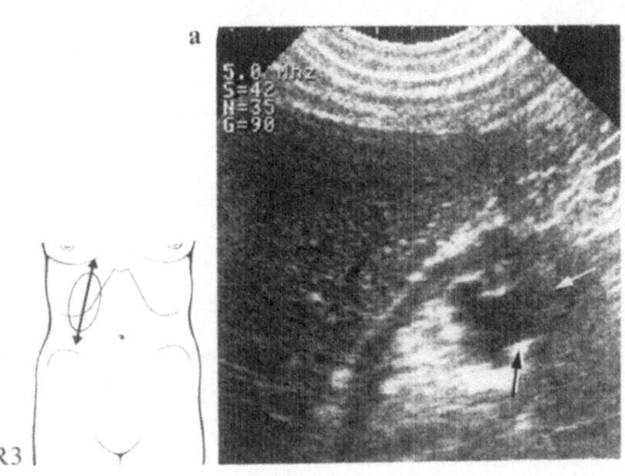

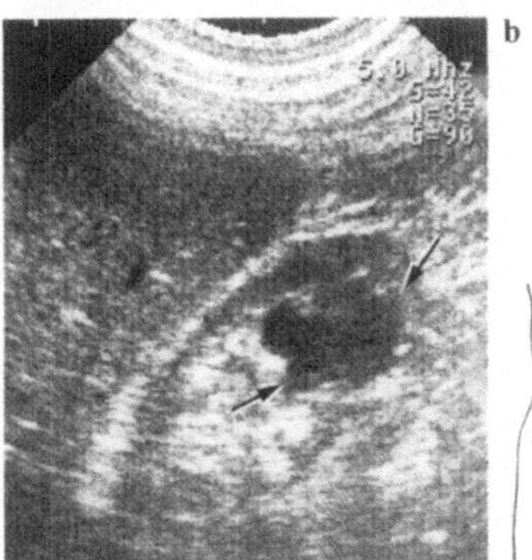

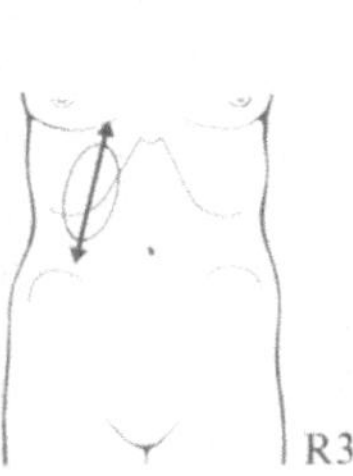

3 Traumatische Raumforderungen der Niere

3.1 Allgemeines

In der Urotraumatologie gehört die Sonographie zur ersten bildgebenden Maßnahme nach der klinischen Untersuchung. Ihre Sensitivität ist abhängig vom Ausmaß des Traumas und von der klinischen und sonographischen Erfahrung des Untersuchers. Für Polytraumatisierte wird sich die Urosonographie zunächst darauf beschränken, größere Blut- und/oder Urinansammlungen auszuschließen oder nachzuweisen. Diese Möglichkeit ist im kurz- aber auch längerfristigen Verlauf besonders wertvoll. Zur primären Gesamtbeurteilung eines Polytraumas stellt die Computertomographie – sofern möglich und vorhanden – sicher die zuverlässigere Methode dar.

Der besondere Wert der Nephrosonographie (NS) liegt vor allem im Nachweis kleinerer Nierentraumatisierungen und in der Verlaufskontrolle des traumatisierten Organs, nicht nur nach unfallbedingten, sondern auch nach iatrogenen Traumen, wie nach Operationen, perkutanen Interventionen und nichtinvasiven Steinbehandlungsmethoden.

3.2 Nierenkontusionen, Nierenrupturen und andere Traumatisierungen

Nierenkontusionen sind die häufigste Verletzung der Niere als Einzelorgan durch Unfälle im Verkehr, Beruf und Sport, aber auch durch die extrakorporale Lithotripsie [63, 79].

Eine Makrohämaturie, selten auch Mikrohämaturie, weist als wichtigstes Symptom auf die Niere hin. Kleinere oder auch größere subkapsuläre Hämatome, die durch Parenchymeinrisse entstehen, können sehr gut erkannt, beurteilt und verfolgt werden. Sonographisch sieht man die Abhebung an der Nierenkontur durch eine echoflaue Sichel oder Masse, wobei die Kontur des Parenchyms leicht imprimiert erscheinen kann. Die Diagnose ist bei einleuchtender Anamnese meist eindeutig. Ein Einriß der fibrösen Nierenkapsel kann nicht mit Sicherheit geklärt werden, ist aber auch klinisch nur selten bedeutsam.

Die meisten dieser Hämatome resorbieren sich im Laufe der Zeit völlig und können in Form von Parenchymnarben lediglich diskrete Einziehungen der Nierenkontur hinterlassen. In seltenen Fällen kann man über Jahre jedoch eine flache, subkapsuläre Liquidation nachweisen [6].

Nierenrupturen habe eine stärkere klinische Symptomatik. Wenn sie spontan, z. B. eine Tumorruptur, etwa bei einem Bagatelltrauma entstehen, kann die Diagnostik ähnlich schwierig sein, wie bei spontaner Zerreißung einer großen Nierenzyste oder aber bei einer massiven Einblutung in eine Zyste. An größere spontane Blutungen wird man auch bei Marcumar-Patienten denken (s. 6.6).

Es können große Blutmengen im Retroperitoneum „versacken"; das kann sich aber tamponieren, wodurch die Blutung selbst komprimiert wird. Sonographisch kann das Hämatom entsprechend seinem Ausmaß und seiner Entstehungszeit höchst variabel sein. Meist findet sich anfangs eine homogene, kaum strukturierte, unterschiedlich ausladende Masse, deren Echobesatz bei expektativem Verhalten im Verlauf zunimmt. Dagegen reduziert sich die Ausdehnung entsprechend der Konsistenzzunahme durch Flüssigkeitsverlust.

Differentialdiagnostische Probleme ergeben sich jedoch bei entsprechender Anamnese selten, weil das von der Niere ausgehende Hämatom immer direkt mit dieser in Zusammenhang steht.

Urinextravasationen, etwa nach Litholapaxien, die Hämatome durch Infektion erheblich komplizieren können, lassen sich nicht gezielt unterscheiden.

Auch zur Frage des Ausmaßes einer Nierenzerreißung, einer Nierenstielverletzung oder gar eines Nierenstielabrisses gibt es keine speziellen sonographischen Zeichen. Hier liegt der Wert des Verfahrens ausschließlich in der Verlaufskontrolle, sofern nicht primär operativ interveniert wird.

Auch große subkapsuläre Hämatome können sich nach Sistieren der Blutungsquelle im Verlauf von Wochen bis Monaten resorbieren. Zur Organisation eines Hämatoms kommt es vor allem bei zusätzlicher Infektion (z. B. nach perkutanen Litholapaxien).

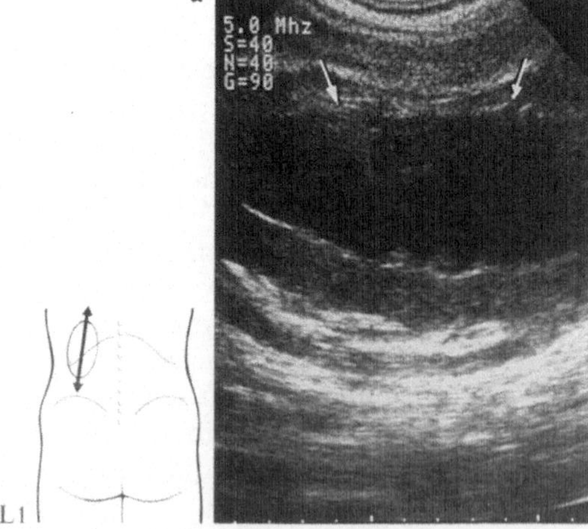

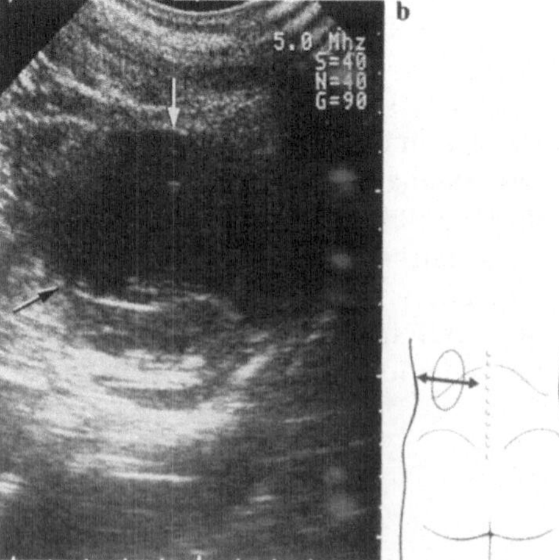

Abb. 3.1. a, b Großes subkapsuläres Hämatom (→) der li. Niere nach ESWL eines NB-Steins bei 24jährigem Mann. Die fibröse Kapsel scheint im wesentlichen erhalten. **c** Siehe S. 59 ▶

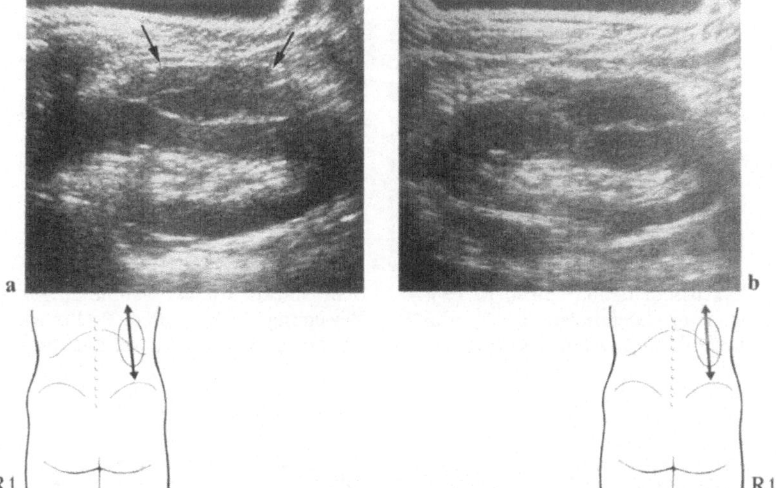

Abb. 3.2. **a** Nierenkontusion re. durch Fahrradsturz auf die re. Flanke (6jähriges Mädchen). Ein Einriß der fibrösen Kapsel ist nicht erkennbar. **b** Nach 3tägiger Bettruhe schon leichte Konsolidierung

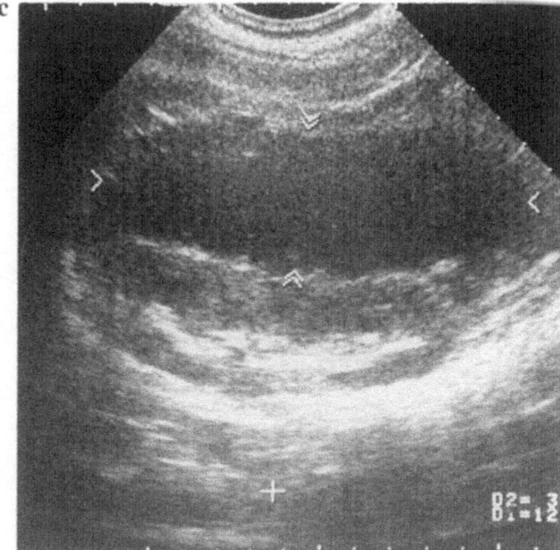

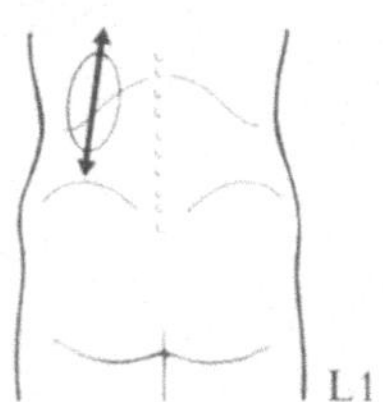

Abb. 3.1 (*Fortsetzung*). **c** Zustand 1 Woche später: Das Parenchym erscheint schon leicht entkomprimiert, das Hämatom ebenfalls kleiner

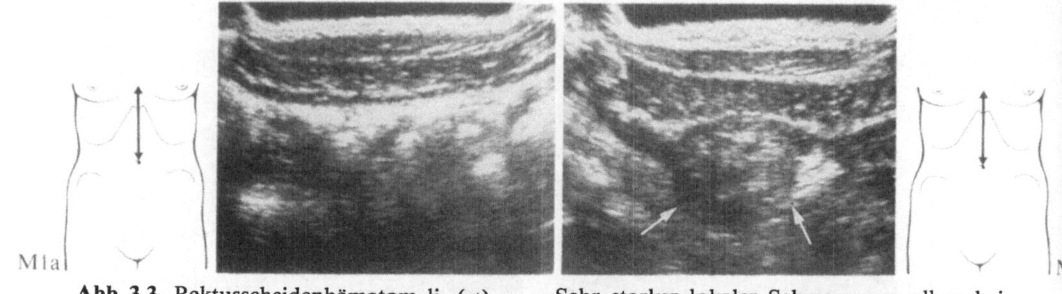

Abb. 3.3. Rektusscheidenhämatom li. (→) – unabhängig vom Nierentrauma – durch stumpfes Bauchdeckentrauma 1 Woche zuvor. Sehr starker lokaler Schmerz, vor allem bei Bewegung. Keine äußere Prellmarke; die Palpation jedoch ist sehr schmerzhaft

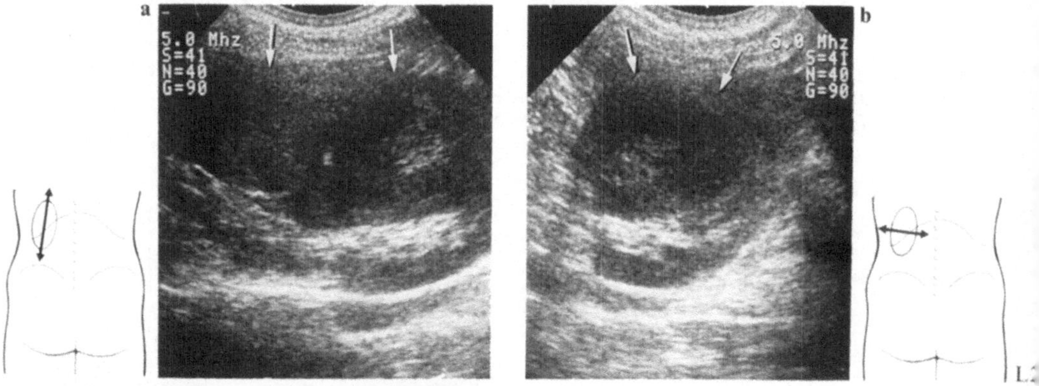

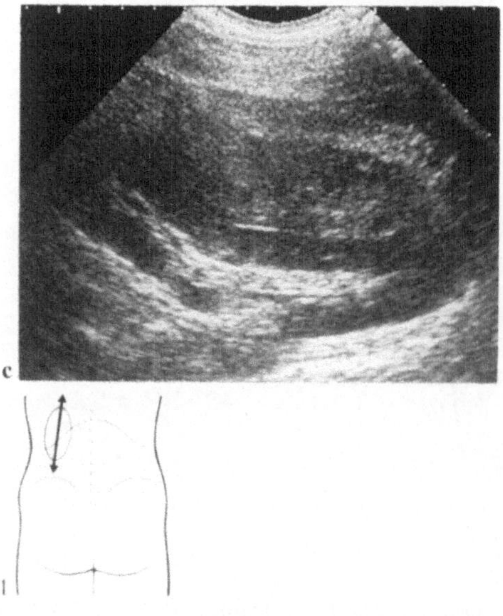

Abb. 3.4. a, b Massive Einblutung (→) in das Parenchym der li. Niere durch Ruptur infolge stumpfen Flankentraumas. **c** 1 Woche später: Reduktion der Ausdehnung, deutlich vermehrte Echostruktur. Beachte den Unterschied zum subkapsulären Hämatom in Abb. 3.1

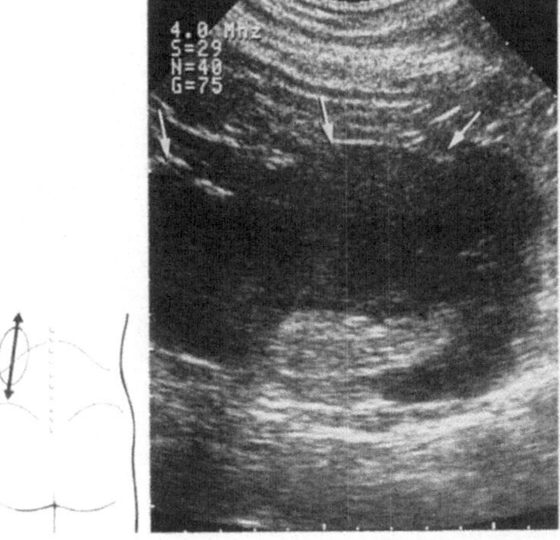

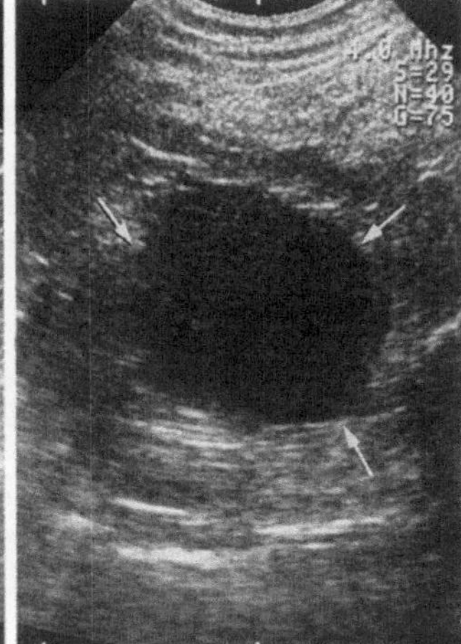

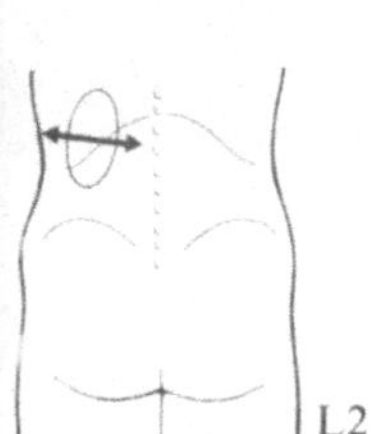

Abb. 3.5. Parenchymruptur der li. Niere nach dorsal hin (→) 14 Tage nach Sturz auf eine Treppenstufenkante. Einblutung mit Kapselabhebung nach dorsal und im oberen Polbereich

3.3 Folgen von Nierenparenchymtraumen

Auch größere subkapsuläre Hämatome resorbieren sich vollständig. Es ist eher spekulativ, Einziehungen der Nierenkontur als Ausdruck von Parenchymnarben in Zusammenhang mit einem posttraumatischen Hochdruck zu bringen. Stärkere Einblutungen ins Parenchym evtl. mit größeren peri- und pararenalen Hämatome können dagegen durch Organisation mit nachfolgender narbiger Umwandlung, auch ihrer Nachbarschaft, erhebliche diagnostische Schwierigkeiten bereiten, wenn eine traumatische Genese nicht oder nicht mehr erinnerlich ist. Wegen des Kontakts zur Niere und deren dadurch bedingter Formveränderung kann das Bild einer soliden Raumforderung entstehen, zumal wenn die Echostruktur parenchymdifferent ist. Die eindeutige Klärung erfordert letztlich die operative Freilegung, da andere bildgebende Methoden und auch die Punktion den Tumor nicht ausschließen können. Bei evtl. doch fraglich traumatischer Genese kann aber ein konstanter Befund eine abwartende Haltung rechtfertigen.

Extremes Beispiel einer Hämatomorganisation stellt der Befund einer Concretio renis [4] dar, der vor allem bei zusätzlicher Infektion des Hämatoms im Verlauf möglich ist. Dabei ist die völlig fehlende Atemverschieblichkeit der Niere, die klein, „wie in Beton eingegossen" fixiert liegt, ein wichtiges sonographisches Hinweiszeichen.

Bei Verdacht auf eine Traumafolge ist die Anamnese besonders wichtig – etwa auch eine Erinnerung an eine evtl. nur flüchtige Makrohämaturie. Im Einzelfall ist sonst die unmittelbare Abgrenzung zu einer soliden Neubildung nicht möglich.

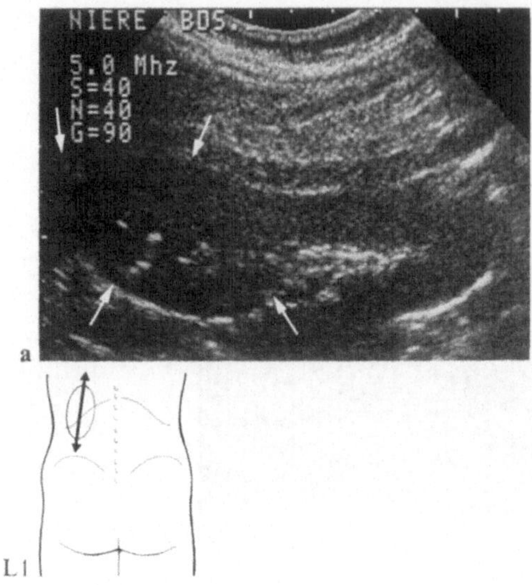

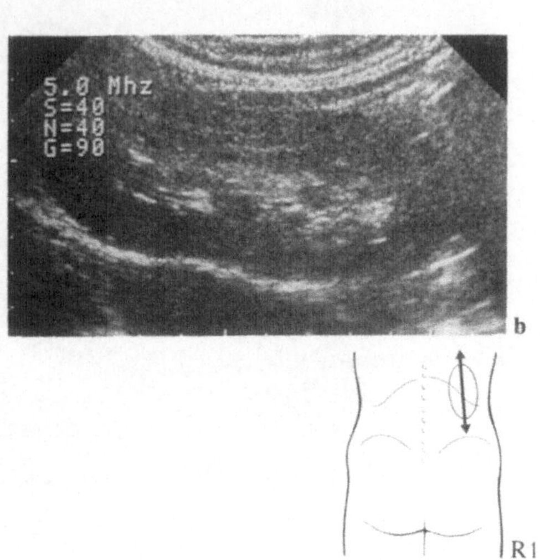

Abb. 3.6. a Ältere Einblutung (→) in den oberen Polbereich der li. Niere, wahrscheinlich durch ein Bagatelltrauma. **b** Deutlich größere re. Niere unauffällig

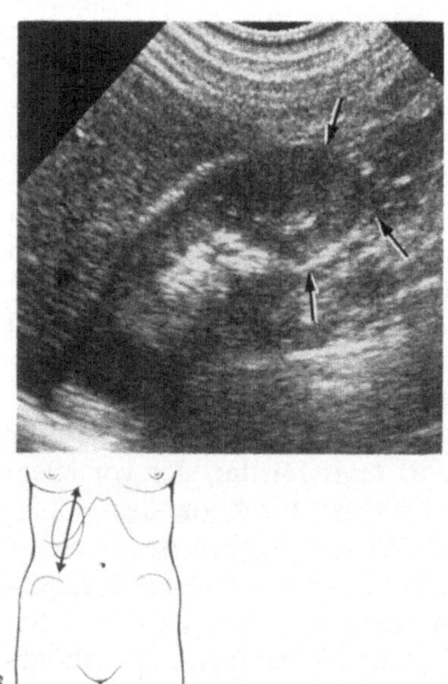

Abb. 3.7. Auffällige Rf (→) im unteren Polbereich der re. Niere. Der untere Pol ist kolbig aufgetrieben, das ZRB asymmetrisch verdrängt. Der anamnestische Hinweis auf eine mögliche Makrohämaturie vor Jahren kann in diesem Fall eine engmaschige Kontrolle rechtfertigen

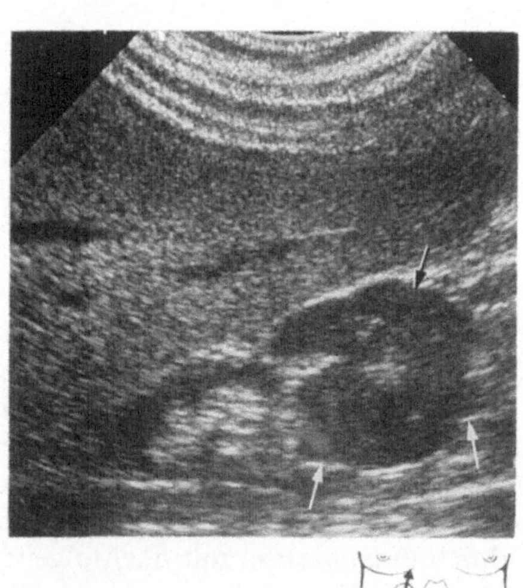

Abb. 3.8. Monströse Auftreibung (→) des unteren Pols der kleineren re. Niere. Kein Trauma erinnerlich. Operative Freilegung: älteres organisiertes Hämatom. Die kleine rarifizierte Niere könnte auf ein erhebliches, trotzdem unbemerktes oder vergessenes Trauma hindeuten.

Ursprünglich kleinere Einblutungen ins Parenychm können länger oder auf Dauer (?) eine zystisch wirkende Aussparung hinterlassen, der aber die klassischen Zystenzeichen fehlen.

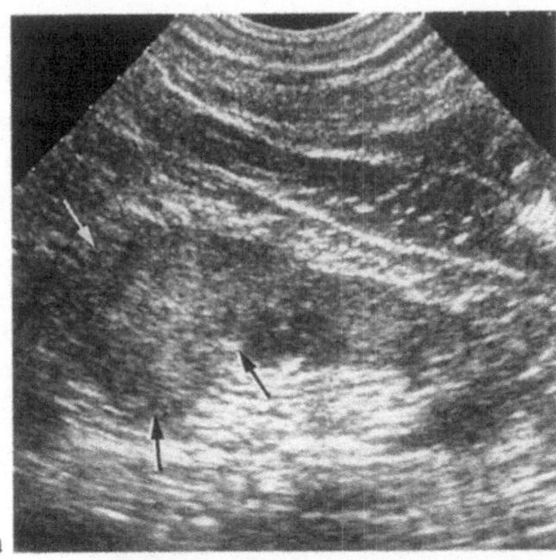

Abb. 3.9. a Einblutung (→) ins Parenchym nach ESWL eines oberen Kelchsteins; **b, c** rundlich wirkende Aussparung – atypische Zyste – 6 Wochen später nach „Abräumen" der Parenchymeinblutung

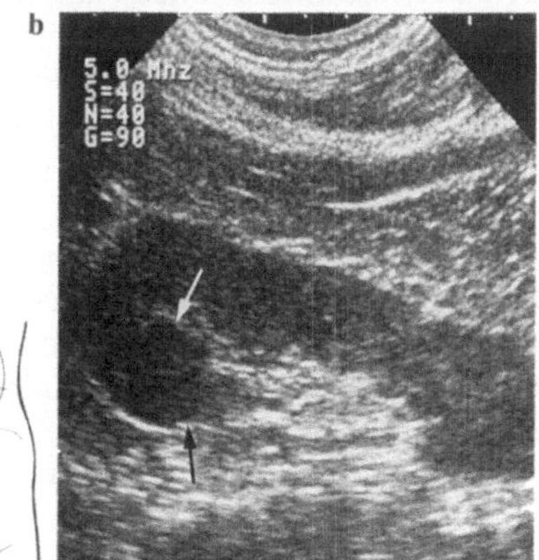

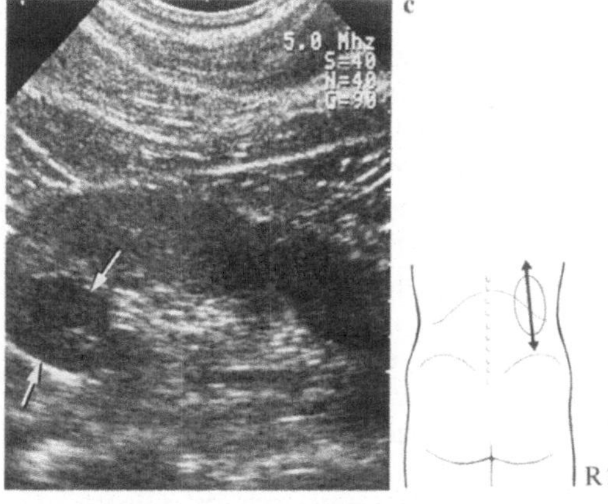

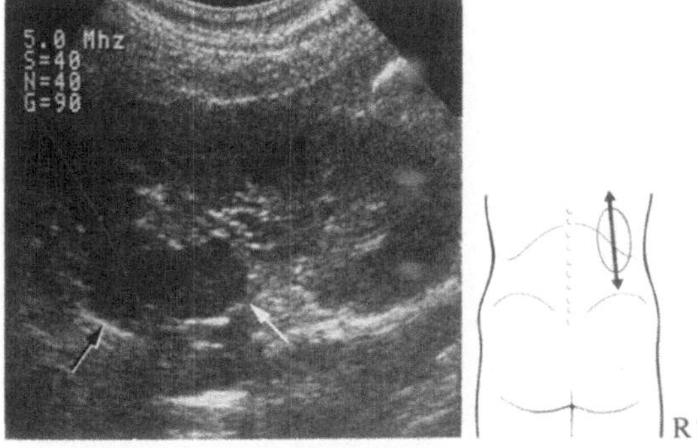

Abb. 3.10. Ältere Einblutung in den kranioventralen Parenchymanteil der re. Niere nach stumpfem Trauma mit Makrohämaturie 8 Jahre zuvor. Befundkonstanz über Jahre bis heute; keine Zystenkriterien

3.4 Raumforderungen durch iatrogene Traumatisierungen

Jede Operation an der Niere – offen oder endourologisch – stellt ein Trauma für dieses sensible Organ dar. Treten unmittelbar postoperativ trotz Drainagen Raumforderungen auf, entsprechen sie, unvorhergesehen und unbeabsichtigt, einer Blutung, einem Urinaustritt oder einer Lymphfistel. Die Sonographie ist ein überaus dankbares Verfahren zur sicheren Beurteilung der Entwicklung solcher Extravasationen und beeinflußt wesentlich eine Entscheidung zur Re-Intervention. Glücklicherweise resorbieren sich die allermeisten dieser Veränderungen spontan und klinisch folgenlos, oder es muß zusätzlich eine perkutane Drainage erfolgen.

Dennoch bleibt eine operierte Niere verändert, eine wirkliche restitutio ad integrum wird es kaum je geben. Auffällige Residuen werden noch am wenigsten durch die nichtinvasive Lithotripsie verursacht. Die Wirkungen der Schockwellen auf die Funktion der Niere sind noch umstritten und nicht definitiv geklärt. Makromorphologische Substrate sind Parenchymeinblutungen mit Makrohämaturien und, z. T. auch größere, subkapsuläre Hämatome, die aber im Verlauf von Monaten völlig resorbiert werden und später kaum mehr nachweisbar sind.

Anders verhält es sich dagegen bei offenen Operationen: Eine Polresektion mit angelagertem Fettkonglomerat an die Resektionsebene, in eine Kavität eingelegtes Fett nach Zystenabtragung oder Tumorresektion sowie narbige Verziehungen des Hohlsystems nach offenen Manipulationen zur Entfernung großer Steine können die normale Echomorphologie des Nierenschnittbildes nachhaltig verändern und sonographisch erheblich irritieren.

Besonders gilt dies auch für perkutane Maßnahmen, die die Gefahr des infizierten Hämatoms mit späteren narbig bedingten Konturunregelmäßigkeiten und sehr variablen Raumforderungen beinhalten.

Bei allen späteren Untersuchungen wird man deswegen bei sonographischen Auffälligkeiten Voroperationen ebenso wie stumpfe Bauchtraumen aller Art zu berücksichtigen haben, besonders im Hinblick auf eine mutmaßliche Raumforderung.

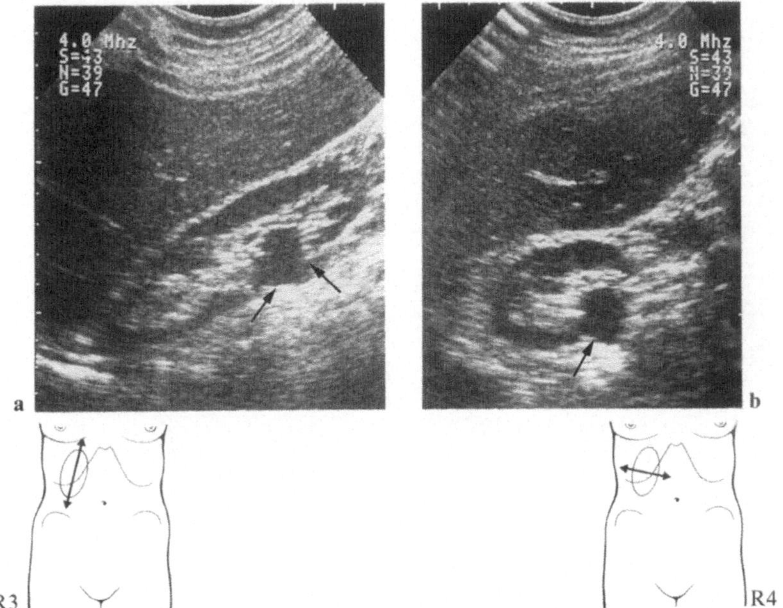

Abb. 3.11 a, b. Permanenter Restzustand (→) 20 Jahre nach Operation eines NB-Steins. Differentialdiagnostisch käme auch ein Urothelprozeß des NB oder eine atypische Ektasie des NB in Betracht. Das Urogramm aber ist gänzlich unauffällig

Bei postoperativen Unklarheiten, etwa atypischen Schmerzen, unklarem Blutverlust oder Temperaturen, kann die lokale Sonographie mancherlei Aufschluß geben.

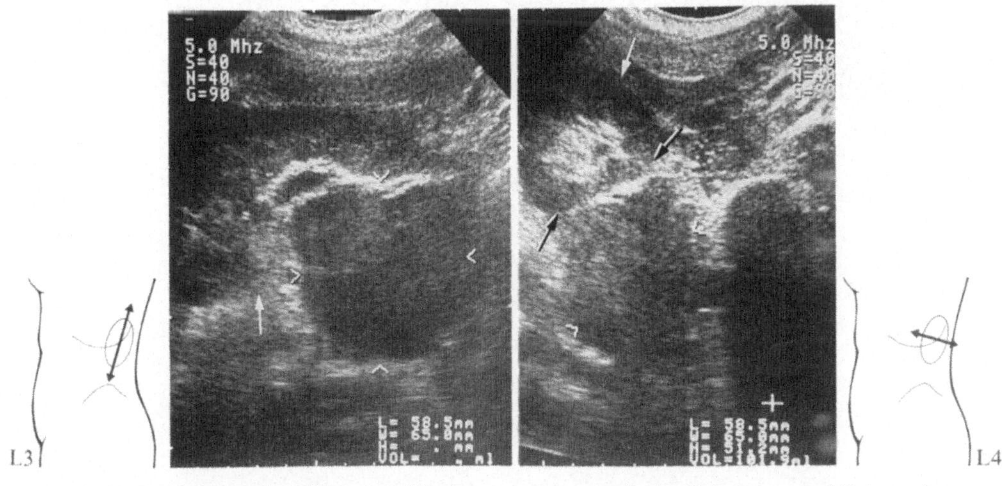

Abb. 3.12. Große Lymphozele (>) 1 Woche nach retroperitonealer Lmyphknotenausräumung. Die Niere wird verdrängt (→), wodurch sonst untypische Schmerzen erklärt werden können. Ohne Intervention völlige Resorption innerhalb von 3 Wochen

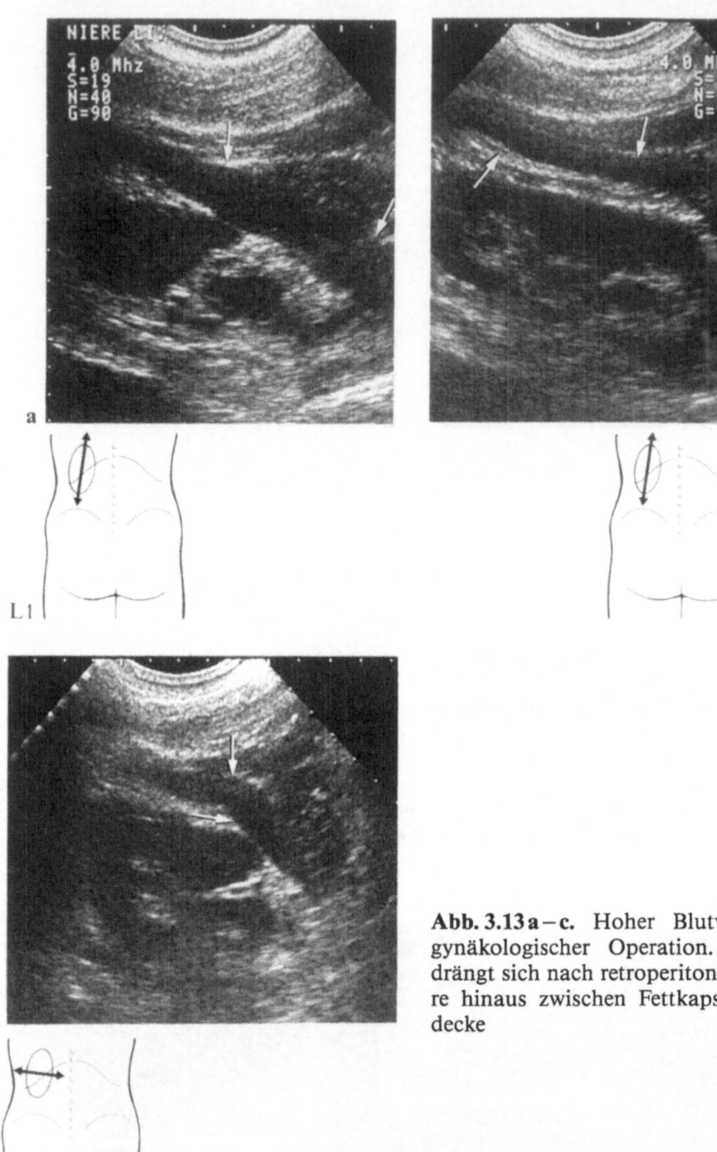

Abb. 3.13 a – c. Hoher Blutverlust während gynäkologischer Operation. Das Blut (→) drängt sich nach retroperitoneal über die Niere hinaus zwischen Fettkapsel und Rückendecke

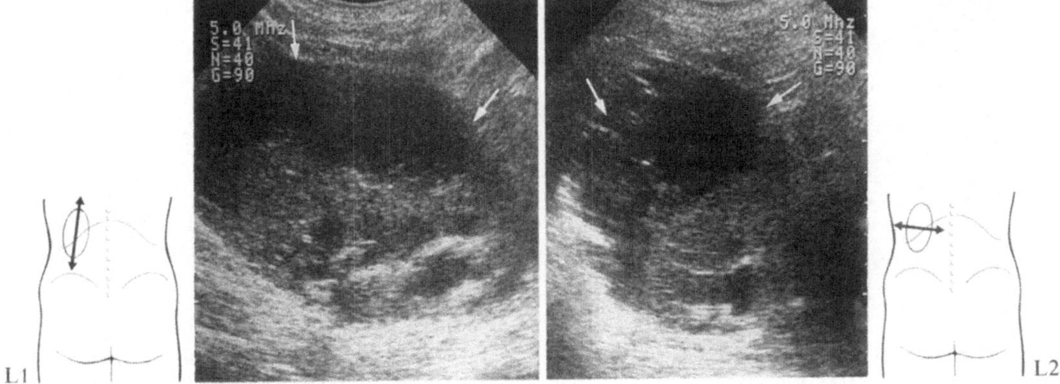

Abb. 3.14. Großes Paravasat (→) nach Dislozierung einer Nephrostomie nach einer perkutanen Litholapaxie

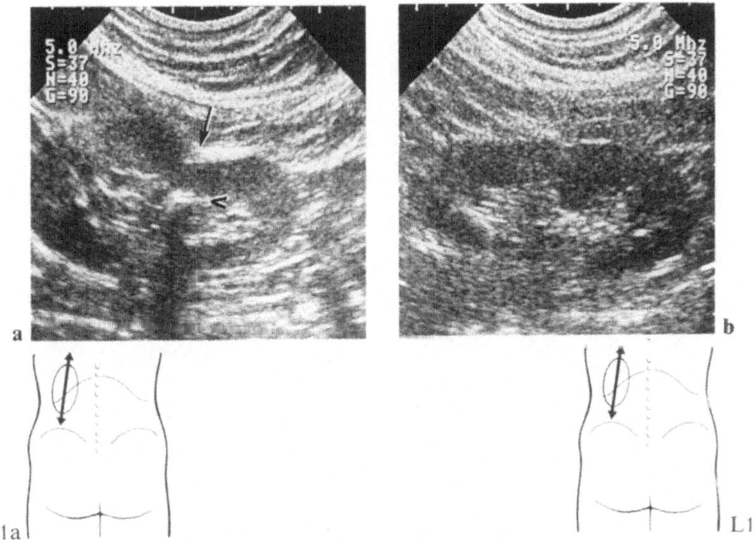

Abb. 3.15. a Neben dem Kelchstein (>) in der mittleren Kelchetage fällt eine tiefe narbige Parenchymeinziehung (→) an der lateromedianen Dorsalfläche der Niere auf. **b** Der mediale LS ist regelrecht. Zustand nach erfragter Steinoperation 12 Jahre zuvor

Wenn nicht bereits bekannt, wird man den Patienten bei Auffälligkeiten während der sonographischen Untersuchung nach früheren Operationen oder Interventionen fragen und dadurch oft wichtige zusätzliche Hinweise erhalten.

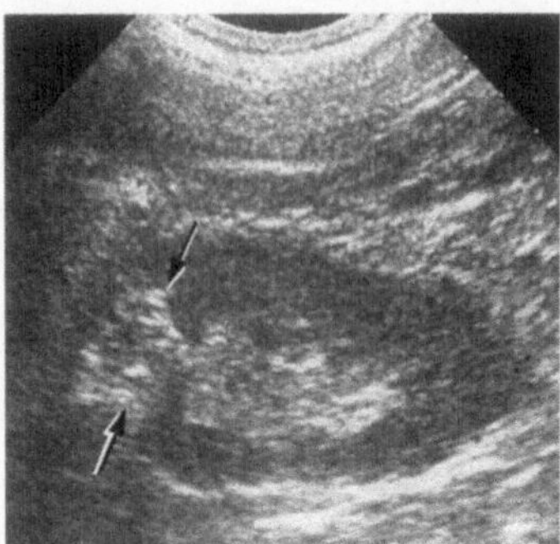

Abb. 3.16. Keilförmige Fetteinlagerung (→) in eine schüsselartige Kavität im Zustand nach Abtragung einer oberen Polzyste

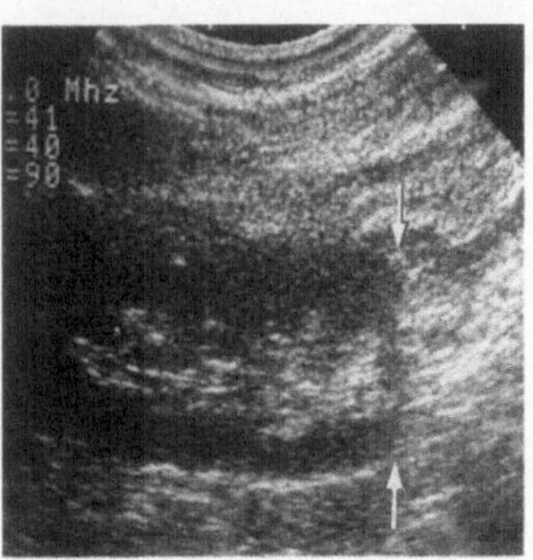

Abb. 3.17. Zustand nach Abtragung einer unteren Polzyste. Das Kapselfett (→) ist fest an die plane Resektionsebene herangezogen; Atemverschieblichkeit der Niere eingeschränkt

4 Raumforderungen im Sinus renalis

4.1 Allgemeines

Sinus renalis (Sr) wird der anatomische Raum genannt, der sich vom Hilus aus gegen das Nierenparenchym vorbuchtet. Bei angedeutet intrarenalem Nierenbecken reicht er vom Harnleiterabgang bis zu den Fornices der Kelche. Neben den Kelchen und Anteilen des Nierenbeckens beinhaltet er die zu- und abführenden Blut- und Lymphgefäße mit ihren Aufzweigungen bis zu den Kelchenden und vor allem Fettgewebe, das sog. Hilusfett. Dieses ist im Säuglingsalter sehr gering ausgeprägt, nimmt im Kindesalter allmählich zu und hat mit etwa 10 Jahren den Erwachsenenzustand erreicht. Dieses Fettbindegewebe umhüllt alle Strukturen des Sr und füllt diesen Raum locker aus. Mit zunehmendem Alter kann sich in der zweiten Lebenshälfte diese Höhlung auf Kosten des Parenchyms ausdehnen, das sich durch arteriosklerotische Ischämien, kleinste Infarzierungen und Infektionen reduziert. Dies ist der Grund für das breite komplexe zentrale Reflexband des alten Menschen im Vergleich zur zarten schmalen Formation des Säuglings und Kleinkindes.

Das ZRB des Nephrosonogramms (NS) repräsentiert jeweils Schnittbilder dieser Sinusregion in Längs- und Querschnitten und gibt so in idealer Weise Einblick in einen sonst kaum vollständig evaluierbaren Raum. Im Längsschnitt entspricht die Ebene lateral der Kelche und medial etwa in Höhe des Harnleiterabgangs den longitudinalen Begrenzungen, im Querschnitt von der oberen Kelchetage über den Hilus bis zur unteren Etage den transversalen Begrenzungen. Jeder Anschnitt der dichten Echoformation im Zentrum der ellipsoiden (Längsschnitt) oder runden (Querschnitt) Nierenfigur stellt einen Anteil dieser Sinusregion dar.

Die Breite und Kompaktheit des ZRB hängen wesentlich von der Menge und Ausbreitung des Hilusfettes ab. Sie nehmen mit dem Alter auf Kosten des Parenchymsaums zu und erlauben so eine grobe Altersschätzung des Patienten.

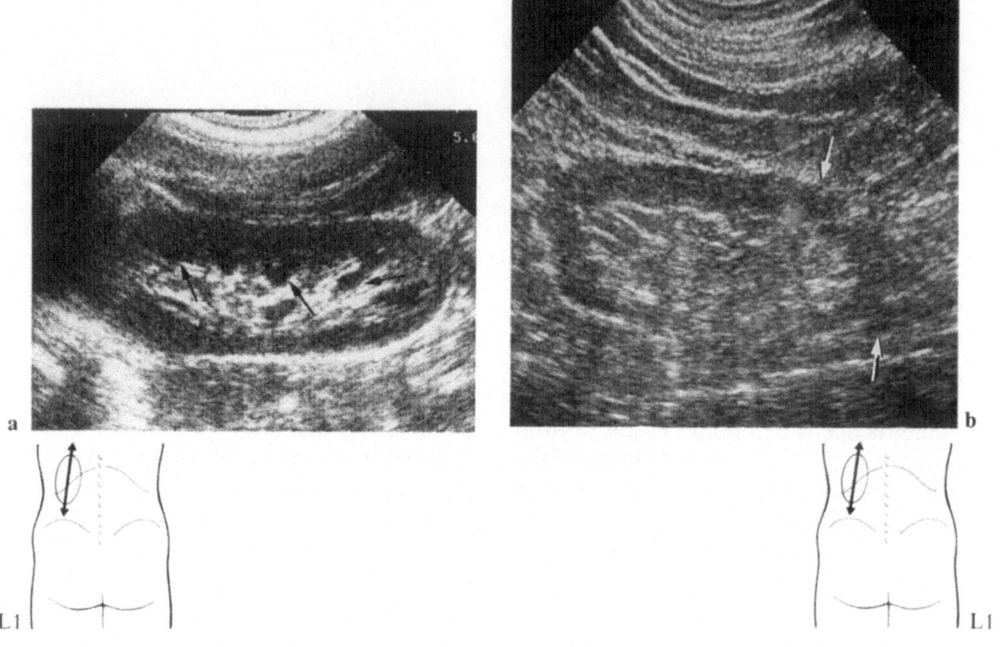

Abb. 4.1. a Schmales, aufgelockertes ZRB, in das die Pyramiden von dorsal her „eintauchen" (→). Typische Dreischichtung des LS-Bildes der li. Niere eines 20jährigen Mannes. **b** Sehr breites, kompaktes, inhomogen begrenztes und strukturiertes ZRB bei schmalem Parenchymsaum mit verwaschener (→) und etwas unregelmäßiger Kontur; li. Niere eines 85jährigen Mannes

4.2 Hilusfettveränderungen

Exzessive Fettansammlungen durch Gewichtszunahme, Cushing-Syndrom, z. B. auch bei Steroidtherapie, bedingen die urographisch oder besser noch nephrotomographisch bekannten und gut nachweisbaren spinnenbeinartigen Kelchhalselongationen und Spreizeffekte. Diese sind aber röntgenologisch in keiner Weise von liquiden zystischen Aussparungen im Sr zu unterscheiden. Im CT dagegen lassen sich Dichteunterschiede messen: Fett hat obligat Minuswerte, während liquide Veränderungen Werte zwischen −10 und +20 HE aufweisen.

Sonographisch stellt sich Fett hyperechogen, fast uniform und geschichtet dar, während liquide Räume nahezu echofrei erscheinen.

Innerhalb des hyperechogenen Sinusfettes lassen sich nicht selten unregelmäßige echoflauere Areale ausmachen, die noch klein und nur partiell ausgebildet oder aber größer und über das ganze ZRB verteilt und letztlich auch zu einer einzigen zentralen Zone zusammengeflossen sein können. Man findet dieses Phänomen vor allem bei schnellem Gewichtsverlust, konsumierenden Erkrankungen, aber auch ohne erkennbaren Grund. Es muß sich um Auflockerungen, vielleicht auch um qualitative biochemische Veränderungen des Sinusfettes handeln. Ob es sich ggf. um Vorstadien späterer sog. parapelviner Zysten handelt, kann nur spekuliert werden.

Sonographisch dürfen diese Auffälligkeiten nicht mit dem „Sandwich-Phänomen“ des Urothelmalignoms und nicht mit ektasierten Kelchen mit etwa pathologischem echoflauen Inhalt verwechselt werden. Bei der konfluierenden Form sind vor allem kompakte Raumforderungen (Rf), die aus dem Nierenparenchym in den Sinus übergreifen, auszuschließen – also besonders sog. zentrale Nierentumoren.

Wichtig ist vor allem, daß diesen Fettveränderungen im Sinus, die wie Rf wirken, kein primärer renaler Krankheitswert zukommt.

Die Echomorphologie des Hilusfettes variiert individuell. Taschenartige Herde können konfluieren zu solitaren Zentren. Schnelle Gewichtsveränderungen können für derartige Befunde, die nicht mit einer renalen Erkrankung zusammenhängen, in Frage kommen.

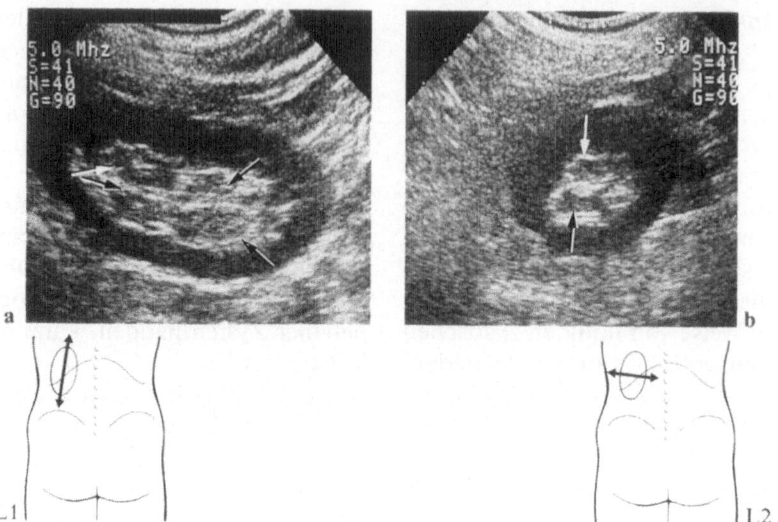

Abb. 4.2 a, b. Hilusfettvariationen: typische hypoechogene Zonen (→) innerhalb des ZRB; Zufallsbefund

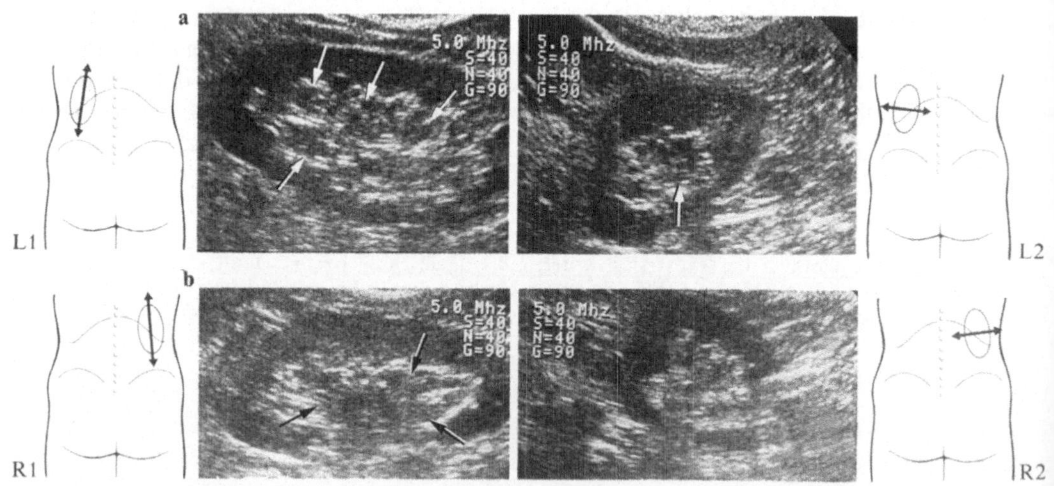

Abb. 4.3 a, b. Hilusfettveränderungen: zahlreiche „Taschen" (→) im ZRB der li. Niere (oben), die im Querbild stellenweise konfluiert erscheinen – wie auch im LS der re. Niere (unten)

Die Kenntnis der Hilusfettveränderungen ist praktisch wichtig für die Differentialdiagnose gegenüber soliden Rf im zentralen Teil der Niere.

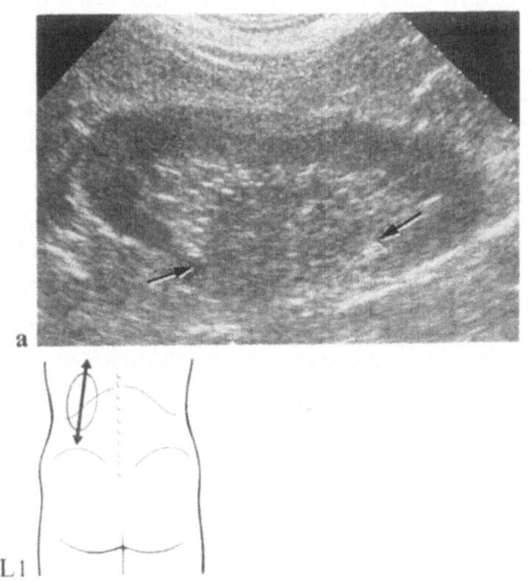

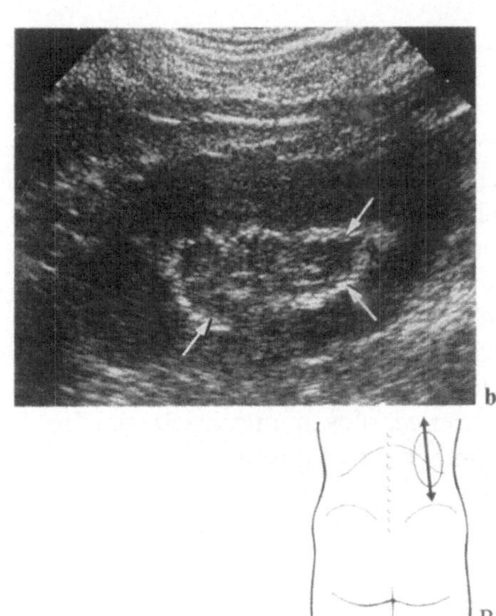

Abb. 4.4a, b. Ein Hilusfettkonglomerat (→) drängt jeweils den übrigen Sinusinhalt ganz an die Peripherie, so daß nur noch ein etwas breiterer (**a**) oder schmalerer (**b**) Rand der typischen ZRB-Struktur verbleibt

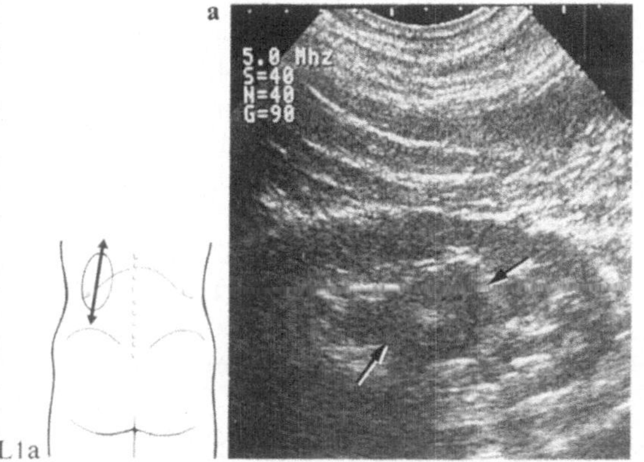

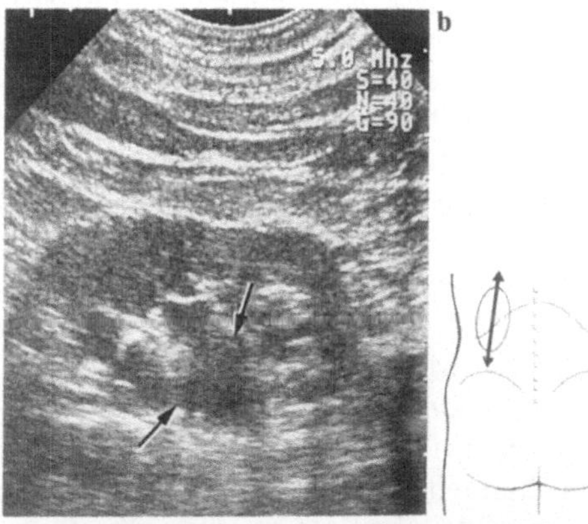

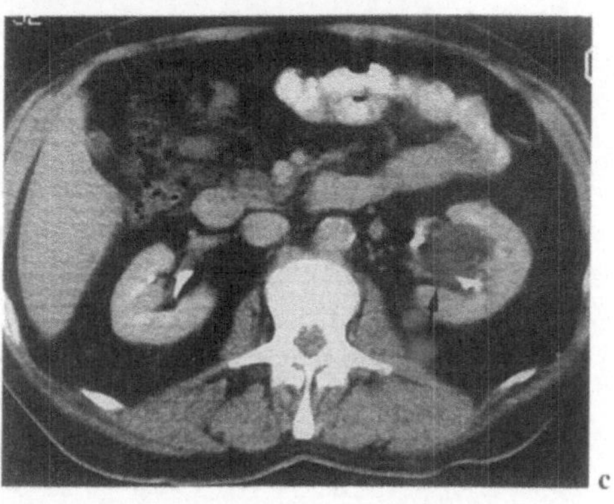

Abb. 4.5a–c. Hilusfett. Pseudo-Rf (→) (**a, b**). Manchmal kann erst die Dichtemessung im CT (**c**) mit negativen HE letzte Sicherheit geben

4.3 Lymphangiektasien bzw. peri- und parapelvine Zysten

Von erheblicher differentialdiagnostischer Bedeutung dagegen sind selten echoflaue, meist aber echolose Aussparungen des ZRB, die sehr diskret und nur fokal oder groß, den ganzen Sinus beherrschend, ausgebildet sein können [25]. Zwischenstufen und Übergänge bedingen eine enorme Vielfalt. Die fast immer echolosen umschriebenen Hohlräume, die nur ausnahmsweise konfluieren, erinnern an Zysten. Sie sind rund oder polygonal, auch bizarr und polyzyklisch konturiert, ungeordnet oder palisadenartig aufgereiht, ein- oder beidseitig entwickelt. Ihre Größe und Zahl nehmen im Verlauf von Jahren langsam zu.

Man findet diese Veränderungen bei mehr als 3% aller Patienten und vorwiegend, aber nicht ausschließlich, in der zweiten Lebenshälfte. Pathogenetisch handelt es sich am ehesten um sekundär blockierte Lymphwege, z.B. mechanisch bedingt oder als Folge entzündlicher Obliteration. Anatomische Verbindungen zu den Fornices der Kelche sind experimentell und klinisch durch KM-Übertritt nachgewiesen [2]. Der Theorie der blockierten Lymphwege entspricht ihr Inhalt nur teilweise: Es handelt sich um eine Flüssigkeit, die wasserklar ist, also weder die Bernsteinfarbe „normaler" Zysten hat noch die vitaler, nämlich milchiger Lymphe. Biochemisch und histologisch entspricht der Inhalt dem einer Lymphozele: Eine ganz zarte Kollagenfaserkapsel mit perivaskulären Lymphozyten liegt uniformen flachen Zellen, Endothelzellen, auf [19].

Im amerikanischen Schrifttum werden diese Veränderungen innerhalb des ZRB, wenn sie klein sind, peripelvine Zysten und bei größeren Formen parapelvine Zysten genannt [2]. Die Bezeichnungen Lymphangiektasien (LA) oder lymphangiektatische Hohlräume im Nierensinus erscheinen exakter wegen der sehr differenten Formen als Hinweis auf die Pathogenese und zur Unterscheidung von echten Zysten.

Wie erläutert, kann urographisch nicht zwischen Hiluslipomatose und Lymphangiektasien unterschieden werden. Beide Veränderungen bedingen die Spreizeffekte und Elongationen der „Spinnenbeinkelchhälse". Im CT können sich die Dichten unterscheiden: Fett mißt höhere Minus-HE, liquide Strukturen etwa −10 bis +20 HE.

Auch sonographisch kann es ebenso wie radiologisch gelegentlich vom Bild her zu Überschneidungen zwischen Hilusfettveränderungen und konfluierenden Lymphangiektasien kommen, so daß in Einzelfällen, vor allem bei adipösen Patienten, die Unterscheidung schwierig sein kann (s. Abb. 4.5).

Die LA beschränken sich immer auf den Sinusbereich, kosten und ersetzen also kein Parenchym. Auch extreme, traubenartige LA-Komplexe beeinträchtigen die Nierenfunktion nicht. Nur wenn der Druck in den Hohlräumen größer als in den Kelchen oder im Nierenbecken wird, sind Impressionen und Kompressionen denkbar.

Bedeutsam ist die Differentialdiagnose der LA gegenüber ektatischen Kelchen. Trotz fehlender klinischer Symptomatik betroffener Patienten sind Verwechslungen sehr häufig: Hydrokalices aber lassen regelmäßig im Koronarschnitt und oft auch im Transversalschnitt den Anschluß an ein ektasiertes Nierenbecken und den evtl. erweiterten subpelvinen Harnleiter nachweisen und sind außerdem segmental regelmäßiger erweitert. Megakalices mit normalem Nierenbecken sind sehr selten. Die Formen von LA innerhalb des gleichen ZRB sind wesentlich vielfältiger. Auch intraluminäre Veränderungen (s. S. 83 ff) kommen bei der typischen Konfiguration der LA der immer asymptomatischen Patienten wohl nur selten differentialdiagnostisch in Betracht.

Letztlich also hat dieser auffällige, durchaus spektakuläre Befund der LA keinen primären Krankheitswert, sondern vor allem differentialdiagnostische Bedeutung.

Lymphangiektasien (LA) oder peri- bzw. parapelvine Zysten treten in sehr großer Vielfalt – segmental, ein- oder auch beidseitig – auf. DD müssen vor allem Kelchektasien abgegrenzt werden, am sichersten durch Änderung der SK-Applikation. Diese spektakulären sonographischen Befunde haben keinen bislang erkennbaren Krankheitswert.

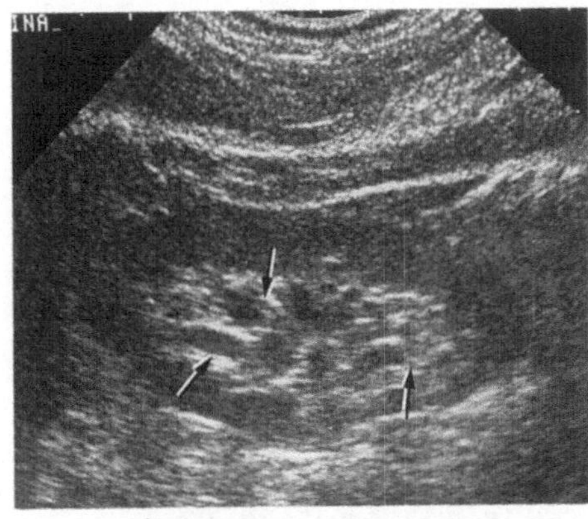

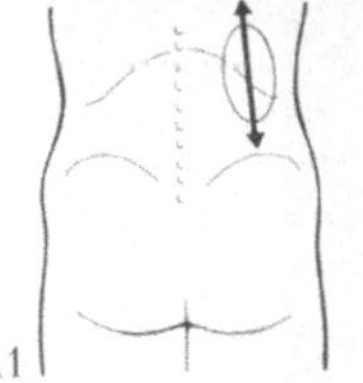

Abb. 4.6. LA des ZRB: streng auf das ZRB beschränkte zahlreiche hypoechogene Aussparungen (→), sog. Pouches; 70jährige Frau, Zufallsbefund

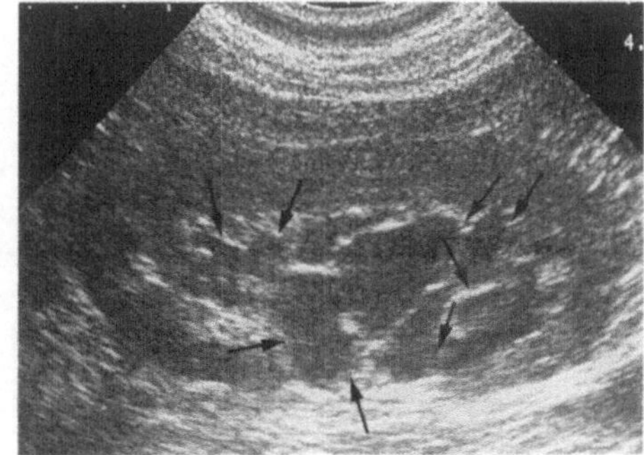

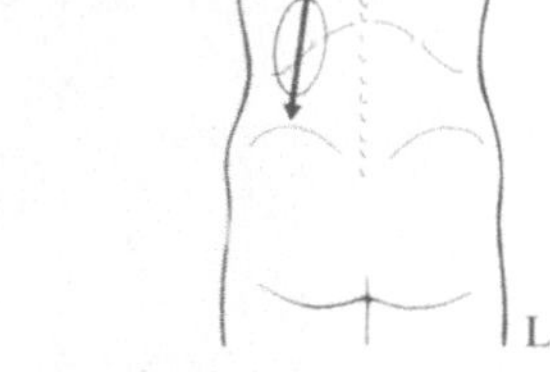

Abb. 4.7. LA des ZRB: klassische Vielfalt der Formen und Größe von LA (→)

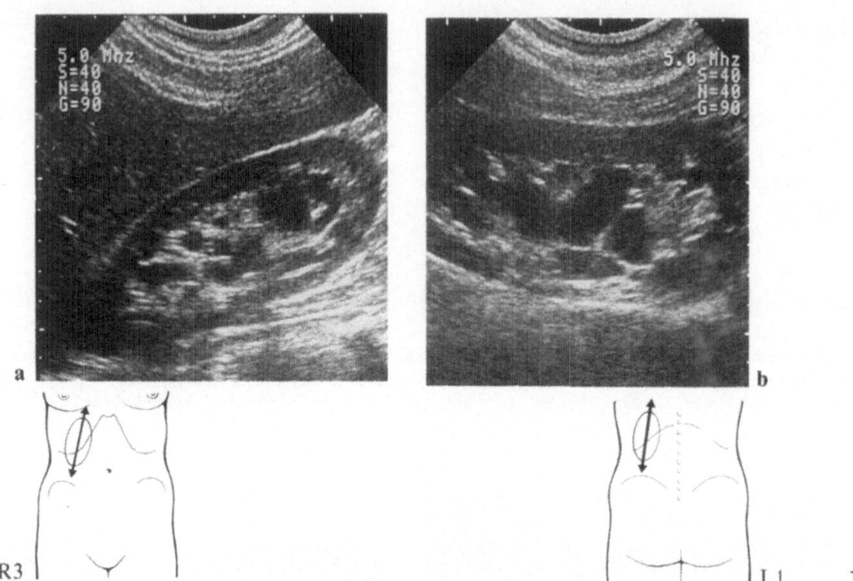

Abb. 4.8 a, b. LA des ZRB beider Nieren, re. (**a**) von ventral, li. (**b**) von dorsal. 65jährige Patientin. Neigung zu Pyelonephritiden im Verlauf der letzten 40 Jahre; keine erkennbare Parenchymreduktion bei normaler Nierenfunktion

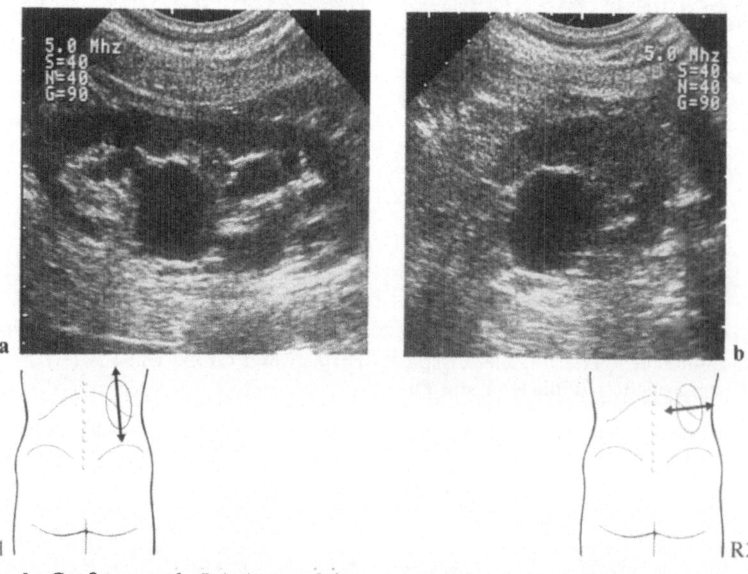

Abb. 4.9 a, b. Große zentrale LA (parapelvine Zyste) in Projektion auf das NB neben mehreren anderen kleineren LA. Der fehlende Anschluß an das Kelchsystem gilt als sicheres Zeichen zum Ausschluß einer Ektasie des Hohlsystems

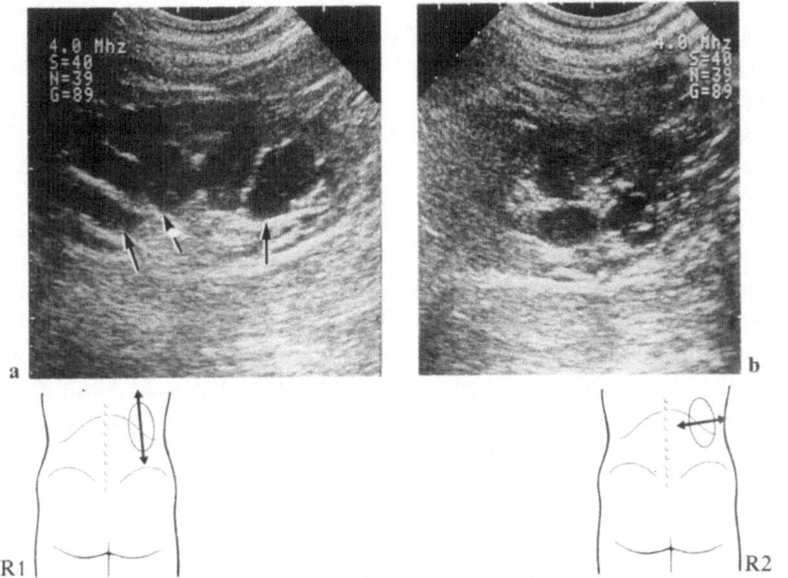

Abb. 4.10 a, b. Palisadenartige LA (→) beherrschen das ganze Schnittbild. Die zarten Wände der Aussparungen sind ein weiteres Kriterium gegenüber Hydrokalices

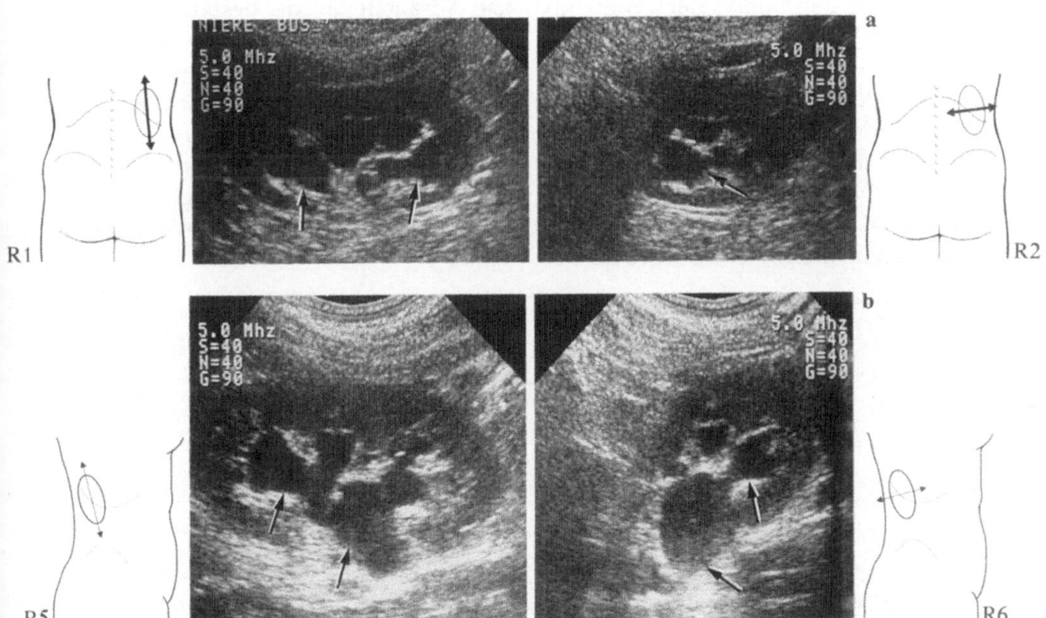

Abb. 4.11 a, b. Gegenüberstellung: **a** Zartwandige LA (→) eindeutig auf das ZRB beschränkt. **b** Durch koronare SK-Applikation kann bei ektasiertem Hohlsystem, wie hier, schnell die Klärung gegenüber LA erfolgen: Die Lokalisation der Abflußbehinderung muß im Harnleiter gelegen sein, denn alle Kelche und das NB (→) sind ektasiert

4.4 Blutgefäßveränderungen

Neben Nerven und Lymphgefäßen enthält der Sr die zu- und abführenden Blutgefäße der Niere und ihre Aufzweigungen bis zu den Kelchenden. Bei der Übersichtsuntersuchung fallen diese Gefäße normalerweise kaum auf. Arterien lassen sich jedoch immer durch ihre Pulsationen erkennen. Bei gezielter Fragestellung nach den Gefäßen kann man fast regelmäßig, besonders gut im ventralen Querschnitt rechts in Höhe der Hilusregion, das weitere Kaliber der Vene und wenig kranial davon auch das der pulsierenden Arterie darstellen. Besser noch gelingt dieser Strömungsnachweis mit der Dopplersonographie und besonders gut über eine größere Verlaufsstrecke mit der farbkodierten Duplex-Sonographie [20, 44]. So können Nierenarterienstenosen erkennbar werden und der Blutfluß quantifizierbar.

Primär auffällig sind diese Gefäße im normalen B-Bild dann, wenn sie Raum fordern. Bei Einzelnieren sind die Gefäßlumina im Normalfall deutlich weiter. Pathologische Weitstellungen der Venen findet man bei der Rechtsherzinsuffizienz, wobei in ausgeprägten Fällen die Venenaufzweigungen bis zur Pyramidenzone als feine, weitgehend fortlaufend liquide Straßen verfolgt werden können. Auch Varixknoten der V. renalis kommen vor. Sie sehen, orthograd geschnitten, wie eine septierte Zyste aus und können im Verdachtsfall gut duplexsonographisch identifiziert werden.

Als nicht häufige, aber eindrucksvolle pathologische Erscheinung soll das Nierenarterienaneurysma erwähnt werden. Der Verdacht kann sich ergeben, wenn eine pulsierende, rundliche Formation im medialen Längsschnitt oder im Transversalschnitt medial gefunden wird. Eine Randverkalkung mit Auslöschung kann als wichtiges Kriterium gelten gegenüber einer in den Sinus ragenden Zyste mit Ein- und Austrittsecho, die lediglich durch eine benachbarte Arterie fortgeleitet pulsiert. Die Angiographie kann einen eventuellen Verdacht leicht bestätigen. Eine therapeutische Konsequenz in Form einer Abtragung des fast immer asymptomatischen Aneurysmas wird sich nur bei zentraler Lokalisation ergeben.

Im Einzelfall kann der sonographische Hinweis auf diese mögliche Diagnose dennoch von großer Wichtigkeit sein.

> Gefäße im Sinus renalis fallen vor allem dann auf, wenn sie erweitert sind und Raum fordern. Die Dopplersonographie oder die farbkodierte Duplexsonographie sind im Einzelfall diagnostisch ergiebiger als das alleinige B-Bild.

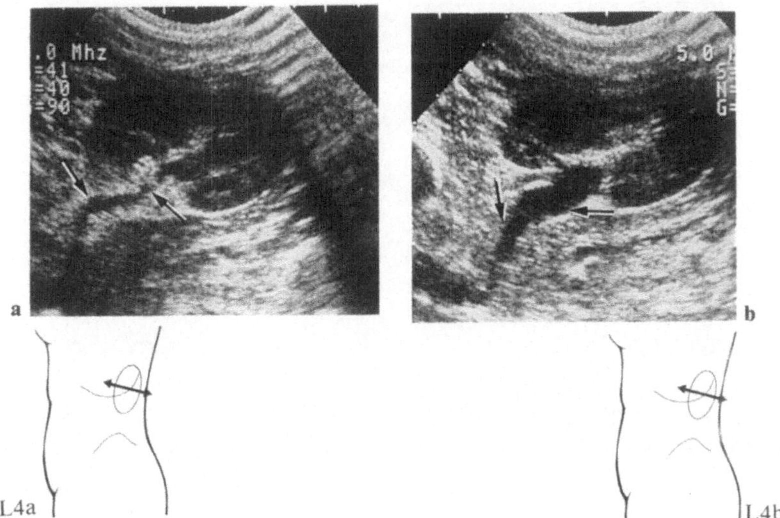

Abb. 4.12 a, b. Großkalibrige Arterie (**a**) und Vene (**b**) (→) im Sinus einer li. Einzelniere bei 12jährigem Jungen. Die Vene liegt geringfügig kaudal der Arterie im transversalen koronaren Schnittbild; keine Pathologie dieser Einzelniere

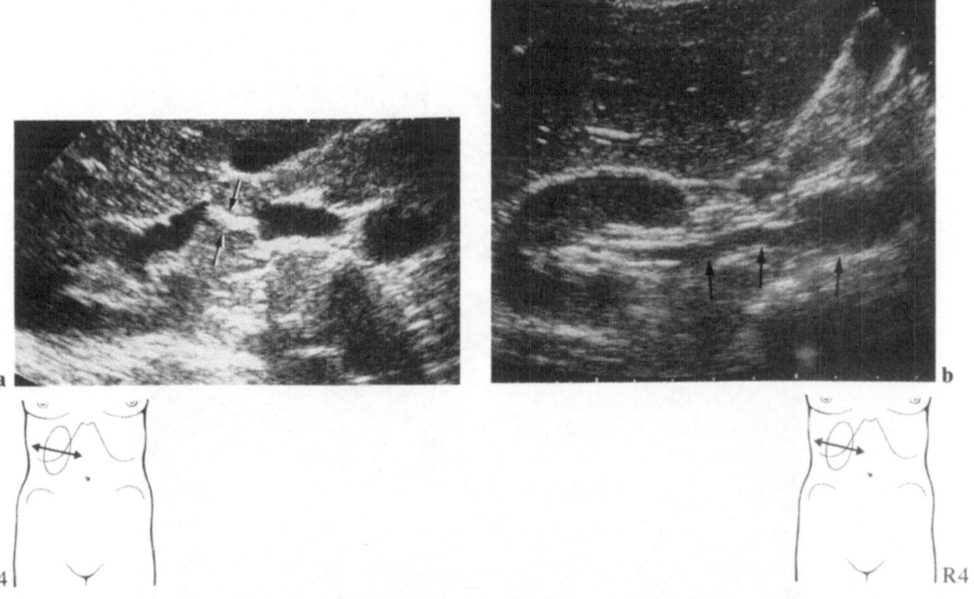

Abb. 4.13 a, b. Weitlumige re. Nierenvene bei rechtsherzinsuffizientem Patienten (**a**). Die Vene ist geschlängelt und liegt so nicht (→) in ganzer Länge im Schnitt wie in **b**; hier ist der gesamte Verlauf der V. renalis in die V. cava inferior dargestellt (→)

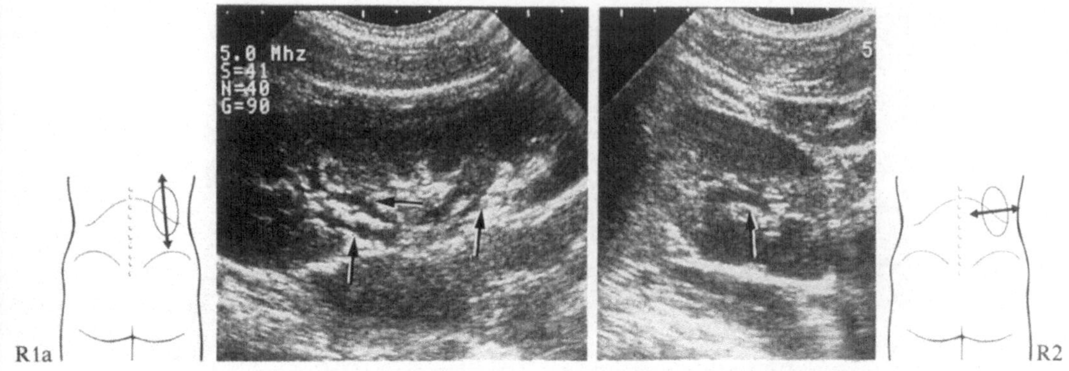

Abb. 4.14. Venektasien (→) mit Gefäßabgängen im lateralen LS-Bild und peripher im QuS; deutlicher Hinweis auf eine venöse Abflußstörung aus der Niere

Nierenarterienaneurysmen sind selten, aber pulssynchrones Pulsieren einer rundlichen Rf mit Kalkeinlagerung in der Wand ist pathognomonisch.

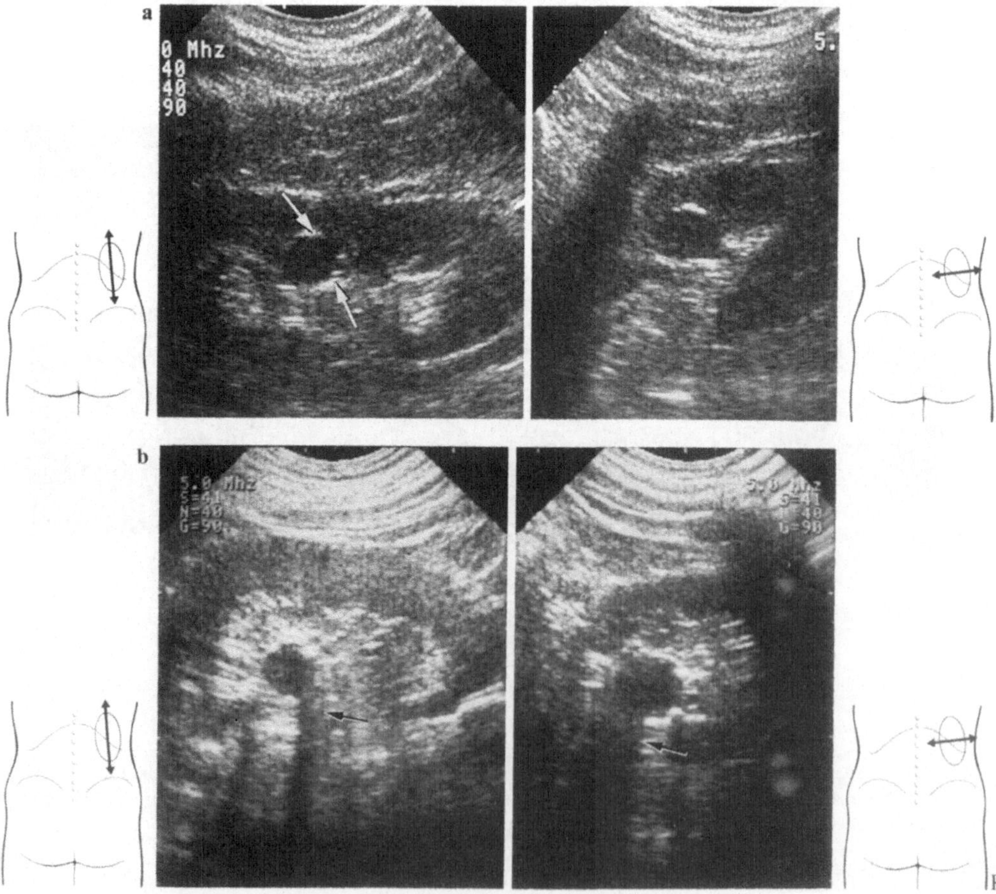

a

R1 R2

b

R1 R2

4.5 Raumforderungen aus der Nachbarschaft des Sinus renalis

Neben den ortsständigen Raumforderungen im Sr können alle Veränderungen des begrenzenden Nierenparenchyms in den Sinus hineinragen und ihn teilweise oder vollständig einbeziehen. Im sonographischen Bild sind damit die Strukturen gemeint, die vom Parenchym her auf das ZRB übergreifen. Dabei handelt es sich vor allem um hypertrophierte oder verschmolzene Kolumnen. Diese sind dem Strukturmuster des Parenchyms gleich, liegen im Koronarscan in Höhe des mittleren Nierendrittels im lateralen Sinusbereich und bewirken im Gegensatz zu zentralen Tumoren keine Veränderung der glatten Nierenkontur [2].

Die Wachstumsrichtung von Tumoren und Zysten ist wahllos und unvorhersehbar, so daß sie natürlich auch den Sinus renalis teilweise oder ganz einbeziehen können. Man spricht dann von zentralen Tumoren oder zentralen Zysten, die hier, in der Nachbarschaft zum Hohlsystem sowie der Nerven und Gefäße, frühzeitig symptomatisch werden können. In Frage kommen alle bekannten Nierentumoren, die im Kapitel 7 erörtert sind. Zentrale und große parapelvine Zysten können sich weit aus dem Sinus herausdrängen und so sonographisch einen ektatischen Harnleiter simulieren. Die Urographie klärt einen derartigen Verdacht unmittelbar.

Die Raumforderungen durch Hiluslymphknoten sind im Kapitel 8 besprochen. Abgesehen von sog. Bulky-Metastasen kann gerade bei Lymphoblastosen das ZRB teilweise oder ganz durch destruierend wachsendes Tumorgewebe ersetzt sein, das im US-Bild sehr hypoechogen sein kann; in solchen Fällen sucht man den orientierenden zentralen Echokomplex bei sonst erhaltener Nierenfigur vergeblich. Das Fehlen muß an eine derartige Ursache denken lassen und kann einmal ein wichtiger Hinweis sein.

Letztlich sei an Fornixrupturen mit Urinaustritt in den Sinus renalis gedacht, ein Ereignis, das häufiger eintreten mag, als es diagnostiziert wird aber darstellbar ist. Auch dieser Urin fordert Raum im Sinus, wird jedoch meist unmittelbar ins Retroperitoneum abfließen.

Ungeachtet der letztgenannten Problemfälle gibt die Sonographie unkompliziert und optimal Einblick in den Sinus renalis, einem wichtigen anatomischen Raum im Zentrum der Niere.

◄ **Abb. 4.15 a, b.** Gegenüberstellung: **a** Die kreisrunde Aussparung entspricht einer suprahilären Zyste am Übergang vom ZRB zum Parenchymsaum mit Eintritts- und Austrittsecho (→). **b** Nierenarterienaneurysma: Das Auslöschungsphänomen (→) in der stärkeren Wand der Rf entspricht einer Kalkeinlagerung. Das Pulsieren läßt an eine Arterie und die vorliegende Größe an ein Aneurysma denken

Nur selten wird der Nachweis von Flüssigkeit aus dem Hohlsystem im Sr möglich sein, obwohl Fornixrupturen bei Koliken häufiger sein dürften, als sie diagnostiziert werden. Ein fehlender Nachweis schließt eine Ruptur nicht aus. Das Urogramm ist eine „zweischneidige" Bestättigung

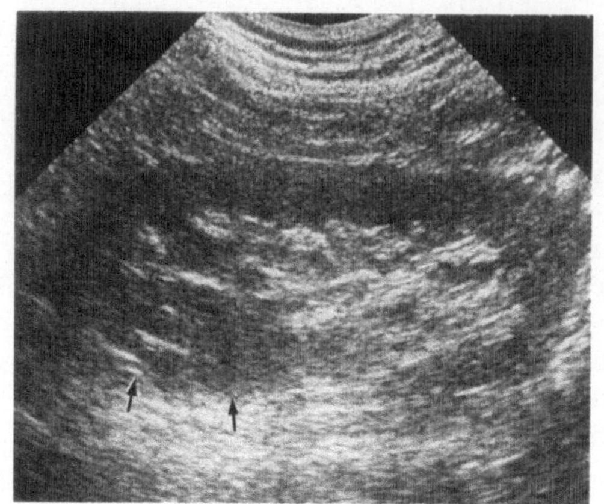

a

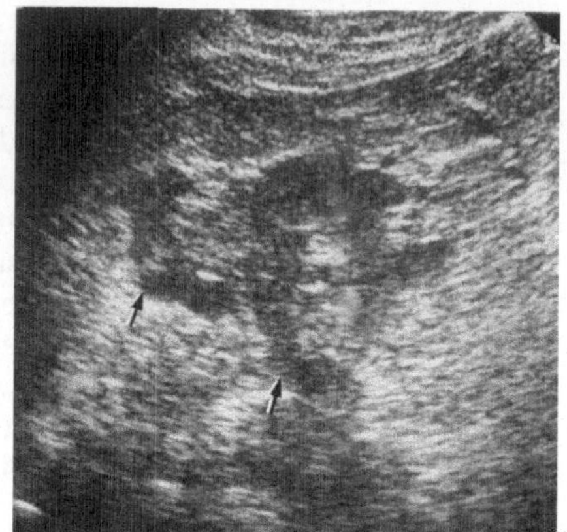

b

Abb. 4.16 a, b. Fornixruptur mit Austritt von KM-Urin (→) aus dem Hohlsystem in den Sr und unter die Nierenfettkapsel (**b**) (→)

5 Intraluminäre Raumforderungen des Nierenbeckenkelchsystems

5.1 Allgemeines

Intraluminär sind Raumforderungen, die sich pathologischerweise im Hohlsystem der Niere entwickeln oder dorthin gelangt sind. Normalerweise entspricht das Hohlsystem einem kapillären Spalt und dient lediglich als Durchlauf des gebildeten Urins, wobei der Transport durch aktive Muskelkontraktion der Wand des NBKS gewährleistet wird. Der kapilläre Spalt des Hohlsystems ist sonographisch im Säuglings- und Kindesalter immer, sonst nur ausnahmsweise darstellbar, und zwar als leichte Distension innerhalb des ZRB bei habitueller Hypotonie der Muskulatur, bei sehr reichlicher Flüssigkeitsaufnahme [93], bei Einzelnieren und bis zu einem gewissen Grad physiologischerweise etwa in der Schwangerschaft. Alle stärkeren Distensionen sind pathologisch und zeigen eine Abflußstörung an. Das einzige physiologische Medium im NBKS ist der Urin, alles andere dagegen pathologisch.

5.2 Fremdinhalte

In Betracht kommen dabei vor allem Steine, Blut, iatrogene Fremdkörper und Luft, letztere z. B. im Zusammenhang mit Entzündungen durch luftbildende Bakterien (meistens E. coli) [55], etwa bei älteren Diabetikern, oder durch spontane Fisteln, etwa beim Morbus Crohn oder bei einbrechenden Darmtumoren. Schließlich sei auch an iatrogen-operative Verbindungen, etwa die verschiedenen Formen der Ureter-Darm-Anastomosen erinnert. Die Klinik solcher Patienten wird bei dem sonographischen Befund „Luft im Hohlsystem der Niere" schnell an die mögliche Ursache denken lassen.

Das gleiche gilt für iatrogenbedingte Inhalte des Hohlsystems, vor allem Double-Js, Nierenfistelkatheter und evtl. Schlingen. Lumige Schienen zeigen sich im Schallbild stets als nachweisbare Doppelkonturen, im flüssigen Medium natürlich besser als nach kompletter Drainage. Die Drainage durch ein einliegendes Double-J erfolgt nur dann vollständig, wenn noch aktive Kontraktionen der Muskulatur zielgerecht und effektiv sind. Die rein passive Drainage über ein Double-J, z. B. bei Tumorinfiltration oder ausgeprägter retroperitonealer Fibrose, erbringt keine vollständige Entleerung des NBKS.

Nicht geronnenes Blut im NBKS bedingt ebenso wie putrider Urin das gleiche sonographische Bild wie eine Ektasie, und ist jeweils nur durch ultraschallgezielte Punktion zu identifizieren. Ein kompakt mit Gerinnseln gefülltes Hohlsystem ist selten, weil durch die fibrinolytische Aktivität der Urokinase eine schnelle Auflösung solcher Koagel erfolgt, noch ehe eine Organisation einsetzen kann. Kommt es aber dennoch zur Gerinnselbildung, etwa bei funktionseingeschränkter Niere oder Harnleiterobturation, wird man das gleiche Bild erwarten können wie bei einem Hämatom in einem vorgegebenen Raum, nämlich ein zunächst fast echoloses, liquides und mit zunehmender „Auslaugung" der Koagel und Organisation immer echodichteres Strukturmuster. Andererseits kann eine auch große Blutansammlung meist resorbiert werden, wie man es z. B. von subkapsulären Hämatomen nach ESWL-Behandlung kennt.

Der häufigste pathologische Inhalt eines NBKS ist sicher Steinmaterial der verschiedensten Zusammensetzungen. Röntgenpositive Steine, die sich im Röntgenleerbild auf das Nierenfeld projizieren, können sonographisch exakt geortet und lokalisiert werden. Ebenso kann sonographisch immer die Frage nach evtl. steinbedingter Abflußbehinderung beantwortet werden. Auch durch ESWL desintegriertes Steinmaterial läßt sich in der Verlaufskontrolle effektiv und röntgenstrahlensparend gut erkennen ebenso wie residuale Steinanteile längere Zeit nach der Zertrümmerung. Der kompakte Stein in einem ektasierten Hohlsystem stellt eine sonographische Anhiebsdiagnose dar. Sehr kleine Steine im nichterweiterten Kelch oder Nierenbecken, die ein senkrechtes Auftreffen der Schallwellen nicht zulassen, können übersehen werden, weil sie so keine typischen Steinechos bedingen müssen. Auffällige, mit Steinbildung einhergehende Krankheiten, z. B. die Markschwammniere, sind sonographisch an der segmentalen Steinverteilung erkennbar, während das unregelmäßige, völlig inhomogene „Steinschnittbild" der Niere eher an eine Nephrokalzinose oder schwerste fortgeschrittene tubuläre Azidose denken lassen muß. Beide jedoch, sowohl die Markschwammniere als auch die Nephrokalzinose, sind Diagnosen, auf die die Sonographie zunächst lediglich Hinweise geben, in der Verlaufskontrolle allerdings ganz wesentlich Röntgenstrahlenbelastung ersparen kann.

Die Nephrosonographie entscheidet dagegen die diagnostische Frage nach der Art einer Aussparung im kontrastmittelgefüllten Hohlsystem der Niere bei unauffälliger Röntgenleeraufnahme. Für eine derartige Raumforderung kommt Harnsäuresteinmaterial ebenso in Betracht wie eine weiche Masse, etwa Blutkoagel oder ein Urothelkarzinom. Der Patient kann asymptomatisch sein, während in der Urinanalyse jeweils eine Mikro-, seltener eine Makrohämaturie gefunden wird. Der Harnsäurestein läßt sonographisch sofort die Steinkriterien erkennen; die weiche Masse dagegen wird sonographisch erst ab einer Größe von 1–2 cm erkennbar sein.

Alle Steine im NBKS'zeigen sich an durch echointensive Formationen innerhalb des ZRB und bedingen den typischen Schlagschatten.

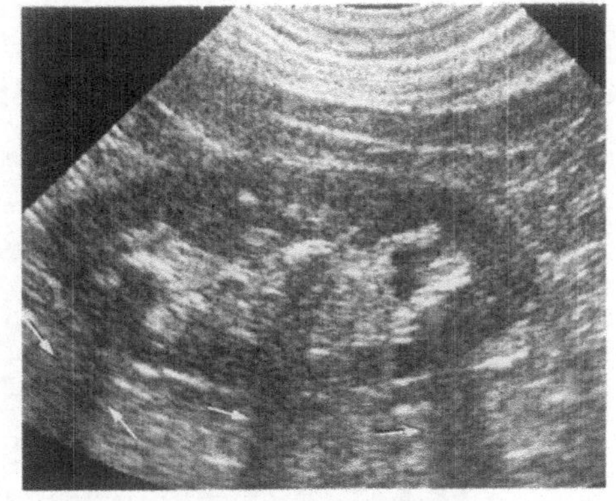

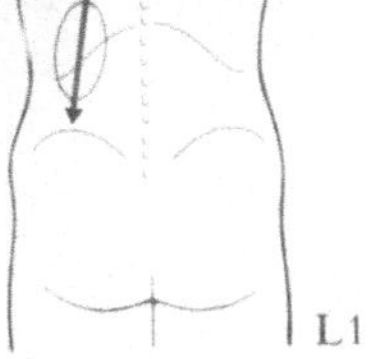

Abb. 5.1. Steine in allen 3 Kelchetagen einer li. Niere; in einem ventralen oberen und unteren und ein weiterer Stein in einem mittleren dorsalen Kelch. Die Steinkriterien sind unverkennbar

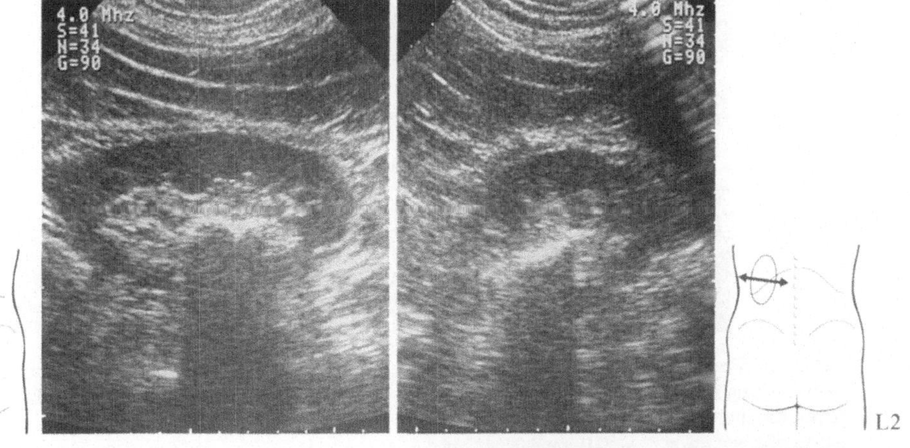

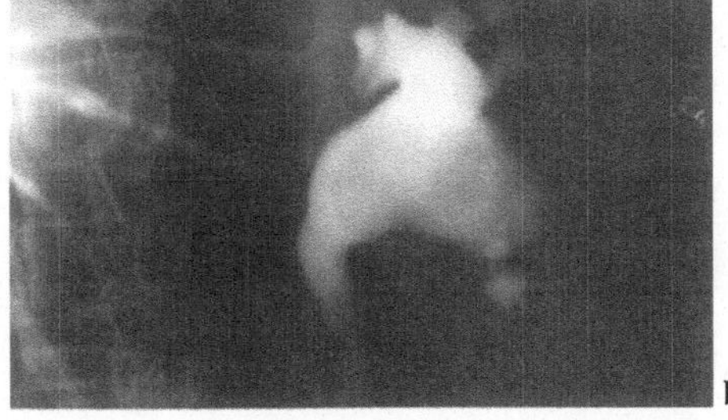

Abb. 5.2. **a** Steinformation im NB an typischer Stelle im LS und QuS. Keine sonographische Aussage über die Steinzusammensetzung möglich. **b** Das KM im NB umfließt eine röntgennegative Formation, so daß es sich um einen Harnsäurestein handeln muß. **c, d** s. S. 86

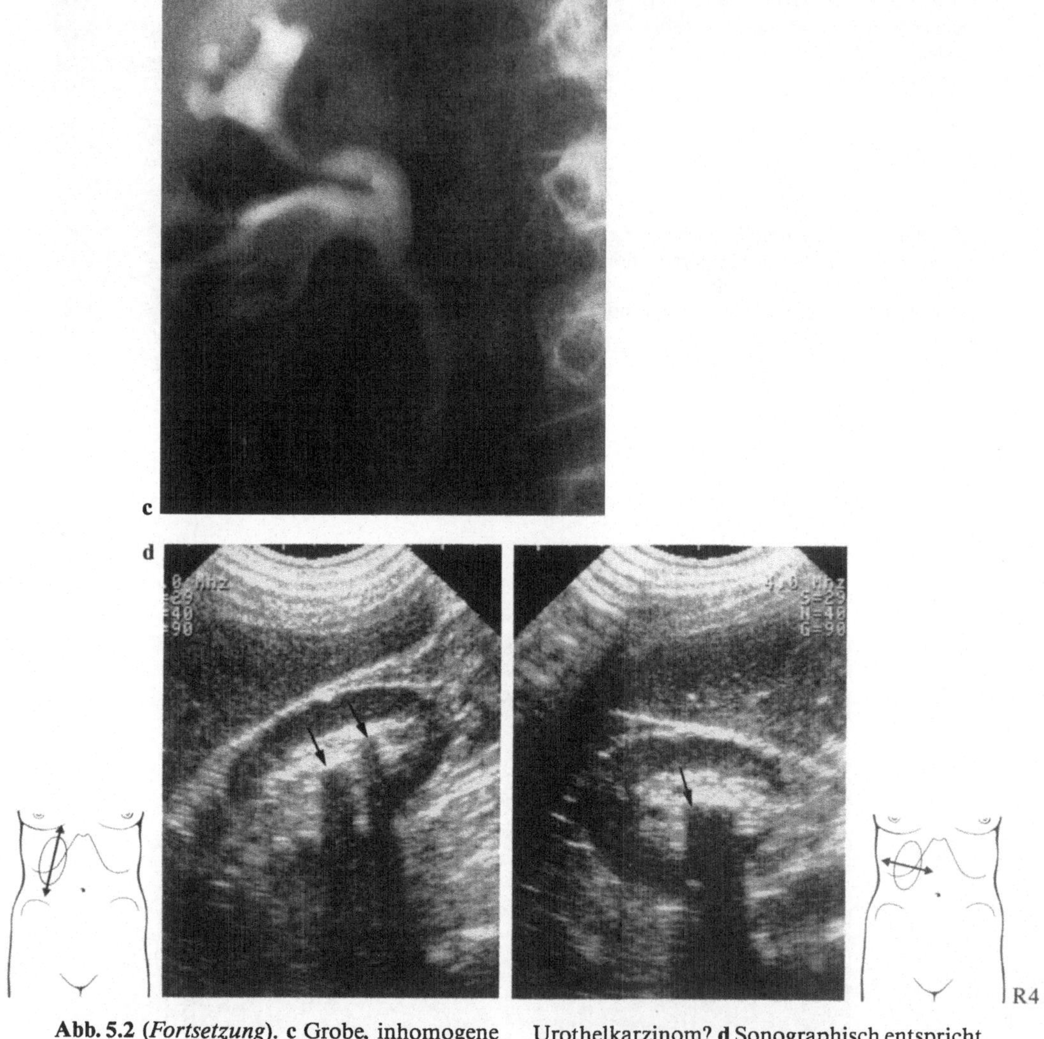

Abb. 5.2 (*Fortsetzung*). **c** Grobe, inhomogene Aussparung in der unteren und teilweise mittleren Kelchetage einer re. Niere im Urogramm; Urothelkarzinom? **d** Sonographisch entspricht diese Aussparung zweifelsfrei Harnsäuresteinen in der mittleren und unteren Kelchetage

Die wichtige Frage – nämlich röntgennegativer Stein oder weiche Masse – wird sonographisch immer eindeutig zu klären sein durch die typischen Steinkriterien (sehr dichte Echoformation mit Auslöschung), die auch für Harnsäuresteine gelten.

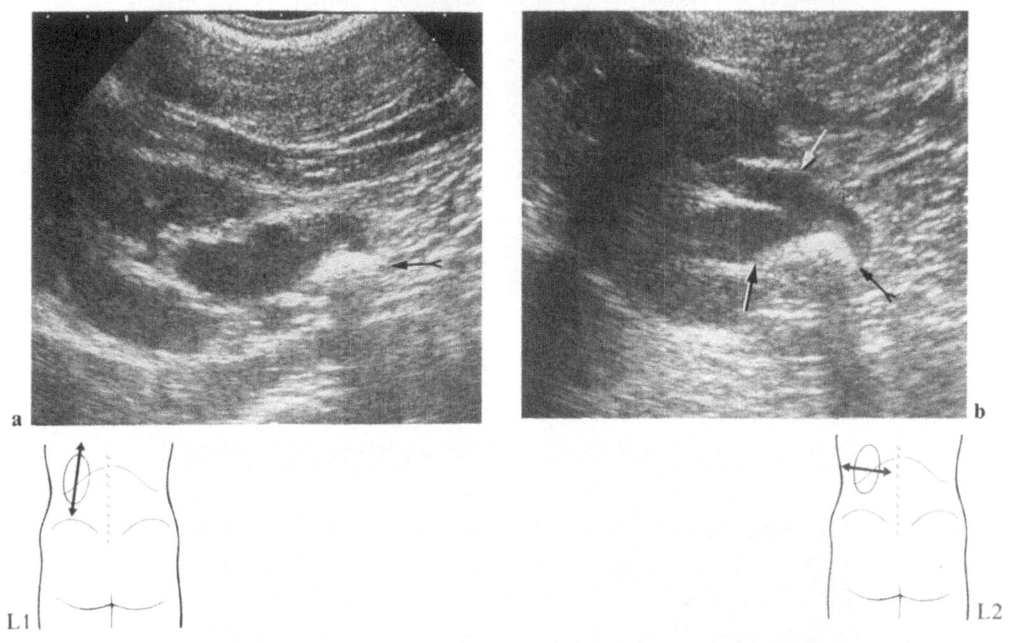

Abb. 5.3a, b. Unverkennbare Steinformation (↣) im Harnleiterabgang mit steinbedingter Abflußstörung. Im QuS (**b**) erkennt man auch ektasierte Kelche (→) der mittleren Etage

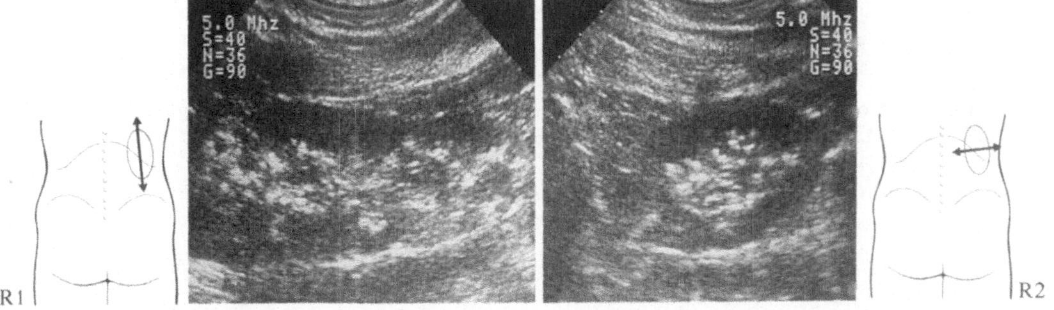

Abb. 5.4. Renale tubuläre Azidose; 15jähriger Patient. Die „kalkdichten" Formationen liegen wahllos im pyelorenalen Grenzbereich; nur sehr diskrete Auslöschungszeichen

Kleinere Steine können nur sehr diskret das Auslöschphänomen erkennen lassen oder auch gar nicht. Die Lage der „steinähnlichen" Echoformationen im pyelorenalen Grenzbereich ist jedoch typisch für die Nephrokalzinose und segmental für die Markschwammniere.

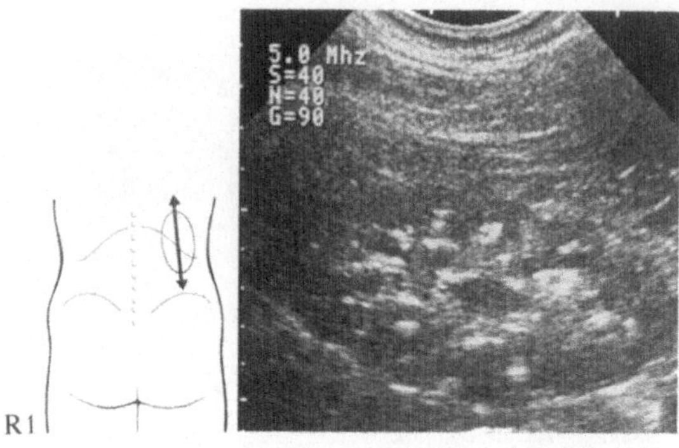

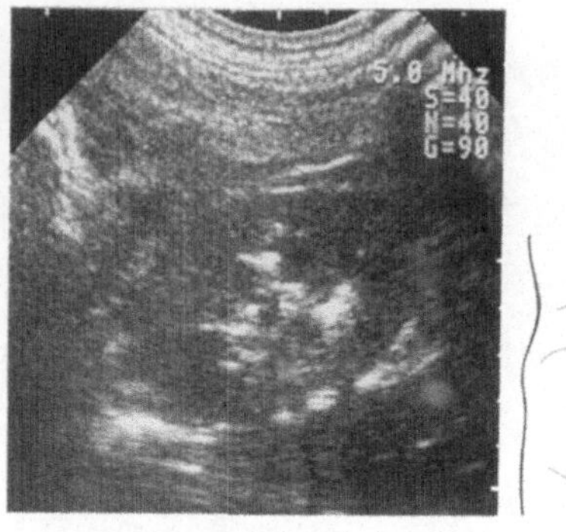

Abb. 5.5. „Sponge kidney". Segmental in fast allen Pyramiden-, Papillen- und evtl. Kelchbereichen kompakte Steinechos – jedoch nur zarte Schlagschatten

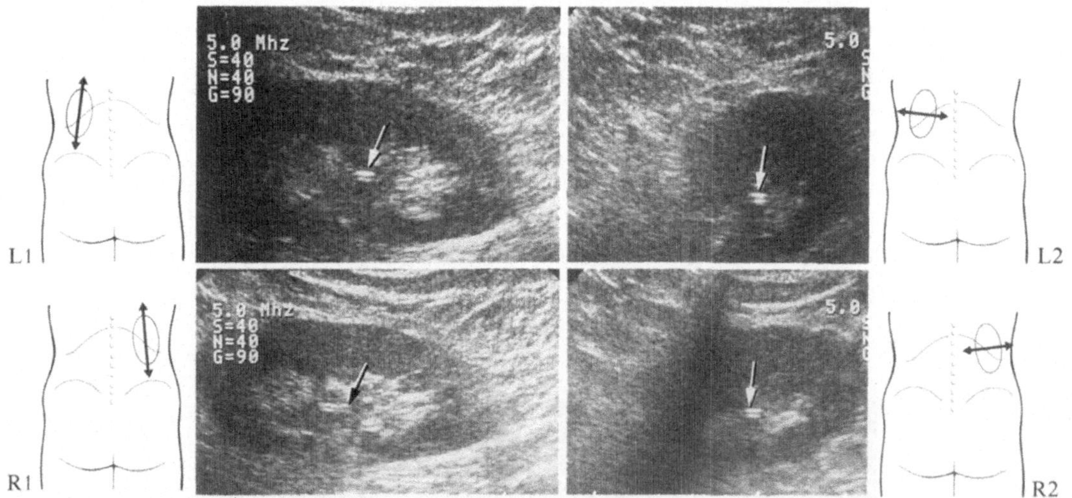

Abb. 5.6. Double J-Ausschnitte (→) in beiden Nieren, im LS und QuS jeweils gut erkennbar; beiderseits suffiziente Drainage

Lumige Drainagen zeigen im US-Bild unverkennbar stets eine typische Doppelkontur.

Double J splints drainieren rein mechanisch. Bei fehlender Peristaltik bleibt das Hohlsystem im Liegen noch deutlicher gefüllt als im Stehen.

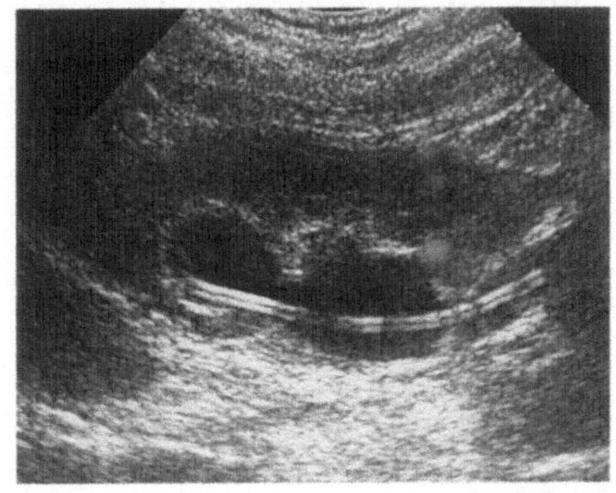

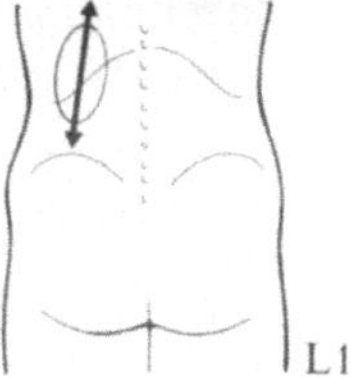

Abb. 5.7. Gut liegendes Double-J im ektasierten Hohlsystem einer li. Niere. Wenn keine Obturation des Double-J vorliegt, zeigt diese Konstellation eine mangelhafte Restperistaltik an

Luft „schwimmt" im Hohlsystem immer oben – ändert sich also nicht in Bauch- oder Rückenlage.

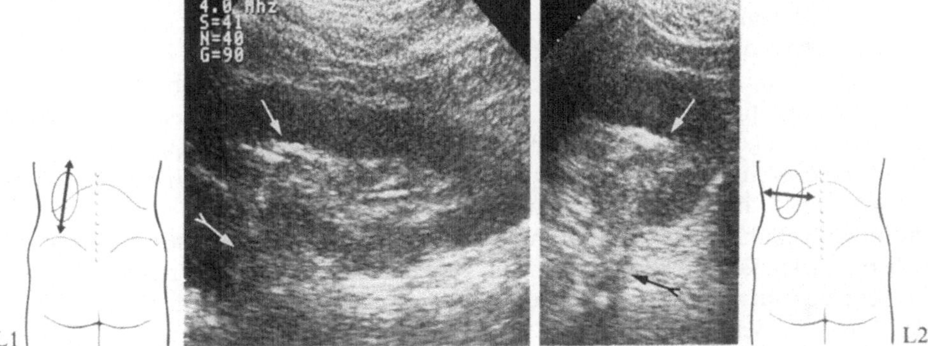

Abb. 5.8. Luft im Hohlsystem einer li. Niere bei 60jährigem Patienten mit Harnleiter-Darm-Anastomose. Das Luftecho (→) und die Auslöschung (↣) sind eindeutig, aber nicht so kompakt wie bei einem Stein

5.3 Urothelkarzinom

Die Genese des Karzinoms im NBKS entspricht der des Blasenkarzinoms, handelt es sich doch um das gleiche Urothel. Karzinome treten jedoch in der Blase viel häufiger auf als im NBKS, wofür die Zeitdauer der Einwirkung der urinogenen Noxe verantwortlich sein könnte; das NBKS ist nur ein momentaner Durchlauf für den Urin, die Blase dagegen ein Reservoir, das je nach Trinkmenge 4- bis 6mal pro 24 h entleert wird. Man kennt bestimmte Risikofaktoren für das Urothelkarzinom, wie etwa aromatische Amine in verschiedenen Stoffen, Phenacetin u. a. m. Eindeutig sind starke Raucher häufiger betroffen, nicht ganz so eindeutig Phenacetinabuser.

Das Urothelkarzinom kann sehr lange asymptomatisch für den Patienten bleiben, dem eine fast obligate Mikrohämaturie nicht auffallen kann. Kleinere Tumoren werden so meist nur zufällig diagnostiziert, wenn einer Mikrohämaturie systematisch nachgegangen wird. Regelmäßige Urinuntersuchungen, die vor allem bei starken Rauchern wünschenswert wären, beschränken sich auf exponierte Mitarbeiter in bestimmten Industriezweigen.

Frühe, noch kleine Karzinome des NBKS sind sonographisch nicht vermutbar und können nicht diagnostiziert werden im Gegensatz zu kleinen Nierenzellkarzinomen (NZK), die aber geweblich und genetisch gänzlich different sind, obwohl sie im gleichen Organ wachsen. Für die Detailerkennbarkeit im NBKS gebührt dem Urogramm mit differenzierter Kontrastmitteldosierung im Vergleich zur Sonographie eindeutig der Vorrang. Selbst erbsengroße, weiche Aussparungen im Nierenbecken und in den Kelchen können sich sonographisch noch in der dichten Echostruktur des ZRB verlieren.

Als wichtigstes sonographisches Zeichen weist das sog. Splitting des ZRB auf ein Urothelkarzinom hin. Es entspricht der Distension von ventraler und dorsaler Nierenbeckenwand durch eine echoflauere Masse als die des übrigen ZRB. Eine im NB nachgewiesene exophytische Tumormasse sagt zunächst nichts aus über die Infiltration und somit die Prognose.

Differentialdiagnostisch kommt neben dem Urothelkarzinom auch ein höchst seltenes, evtl. flottierendes Fibroepitheliom in Betracht. Die lateralen Schnittebenen sind bei nur exophytisch wachsenden Urothelprozessen wenig auffällig – es sei denn, der NB-Inhalt bedingt Kelchektasien.

Bei lokal infiltrierend wachsenden Urothelkarzinomen kann es zum typischen sonographischen Zeichen der „Amputation“ des ZRB kommen, ein Befund, wie man ihn ähnlich bei der Kelchamputation durch Tbc sehen kann. Im amputierten Anteil des ZRB kann das Urothelkarzinom als umschriebene Raumforderung nachweisbar sein.

Andererseits kann bei noch weiter fortgeschrittenen, vor allem schnellwachsenden Urothelkarzinomen jüngerer Patienten die Schnittbildarchitektur noch weitgehend erhalten sein. Das auffälligste sonographische Zeichen ist in diesen Fällen eine große, klinisch schmerzhafte und röntgenologisch stumme Niere, die an ein das Hohlsystem ausfüllendes, ubiquitär ins Parenchym infiltrierendes Urothelkarzinom denken lassen muß.

Gänzlich anders weist bei älteren Patienten eine totale Destruktion der Sonomorphologie der Niere nach klinischem Ausschluß einer möglichen Pyonephrose auf ein sicher länger bestehendes, nun jedoch progredientes Urothelkarzinom hin.

Obwohl keine spezifischen sonographischen Kriterien für das Urothelkarzinom definiert werden können, listet die folgende Übersicht wichtige Hinweise in Abhängigkeit vom Stadium dieses nicht gar so häufigen, aber oft schwierig präoperativ zu diagnostizierenden Tumors auf:

1. Splitting im NB = echohaltiges „Sandwich".
2. Amputation des ZRB mit und ohne umschriebene Raumforderung.
3. Auffallend große, glatt konturierte, klinisch schmerzhafte, röntgenologisch stumme Niere.
4. Totale Aufhebung der Sonomorphologie bei älteren Patienten nach Ausschluß einer primären Pyonephrose.

Differentialdiagnostisch wird man bei diesen Zeichen an ein ins Hohlsystem eingebrochenes Nierenzellkarzinom, eine Tuberkulose, eine xanthogranulomatöse Pyelonephritis und evtl. ein Fibroepitheliom denken müssen. Letztlich werden das Urogramm, solange die Niere noch ausscheidet, die wiederholte Urinzytologie, die CT, vielleicht die Ureterorenoskopie und manchmal erst die fast immer erforderliche operative Freilegung die Diagnose stellen müssen.

Das jeweilige Ausmaß der Infiltration eines Urothelkarzinoms bestimmt das sonomorphologische Bild – vom frühen „Sandwich splitting" bis zur totalen Destruktion der Anatomie (s. Auflistung in li. Spalte).

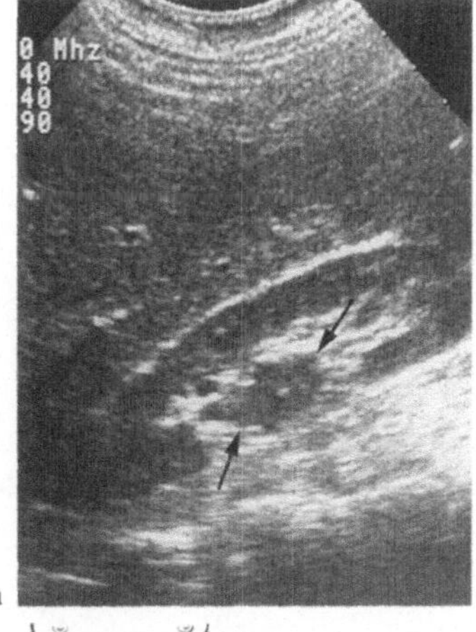

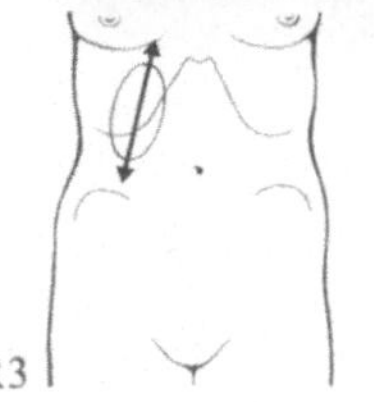

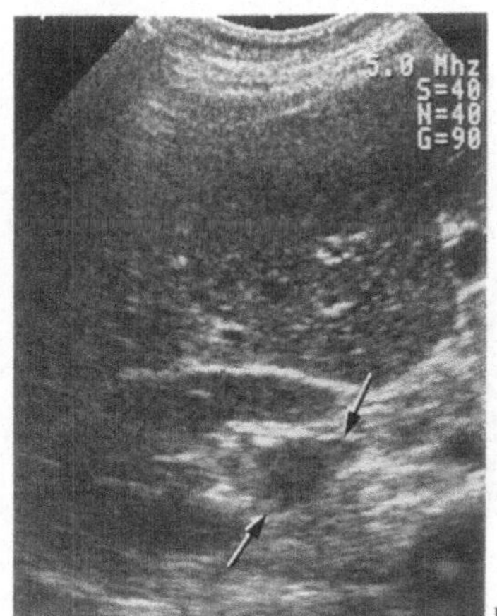

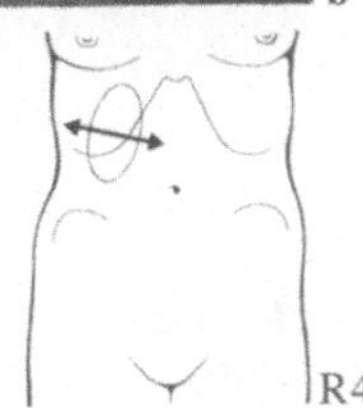

Abb. 5.9 a, b. Urothelkarzinom, welches das re. NB „splittet". Eindeutiger Echobesatz der Aussparung (→) im Zentrum des ZRB. Vgl. dazu Abb. 3.11 a, b

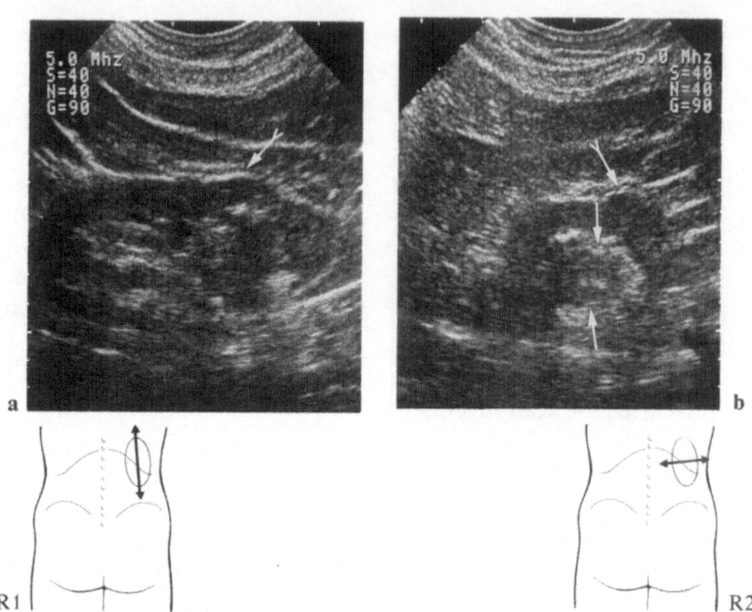

Abb. 5.10 a, b. Urothelkarzinom, deutlich stärkeres asymmetrisches Splitting. Im QuS besonders deutliches Sandwich-Zeichen (→). Beachte die Konturprotuberanz der Niere (↣) als Zeichen evtl. schon stärkerer Infiltration

Das Bild des Urothelkarzinoms des NBKS kann sehr bunt sein, hat aber immer Bezug zum ZRB.

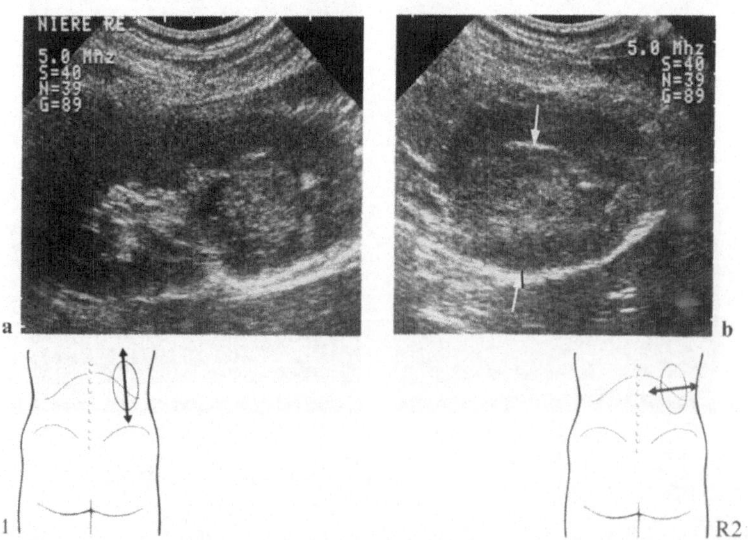

Abb. 5.11 a, b. Urothelkarzinom – sicher infiltrierend wachsend. Der kaudale Anteil des ZRB ist amputiert durch eine echoreichere Masse (→) im Vergleich zum Parenchym

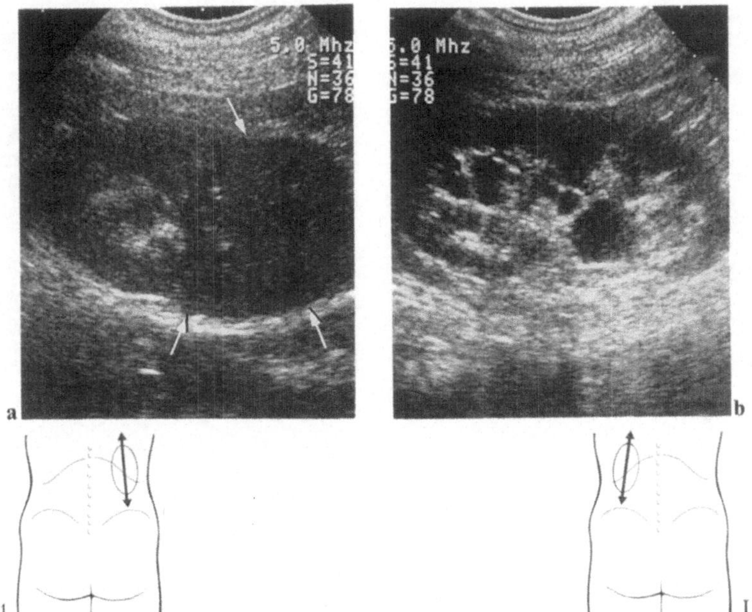

Abb. 5.12 a, b. Weit fortgeschrittenes Urothelkarzinom (→) amputiert die kaudale Hälfte der re. Niere (**a**). Die li. Niere (**b**) zeigt ausgeprägte Lymphangiektasien innerhalb des ZRB

Abb. 5.13. Weit fortgeschrittenes Urothelkarzinom (→), das den kranialen Anteil der re. Niere fast völlig durchsetzt und kolbig aufgetrieben hat

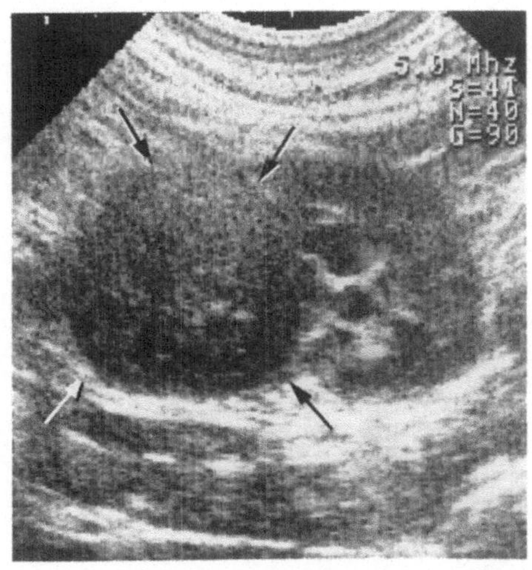

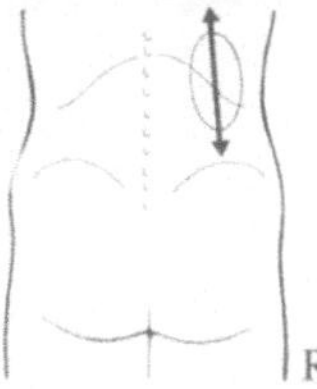

Manchmal ist das fortgeschrittene Urothelkarzinom vom Nierenzellkarzinom (NZK) sonographisch nicht zu unterscheiden. Wichtig aber ist, daran zu denken, wenn die Zeichen für ein Urothelkarzinom auffallen.

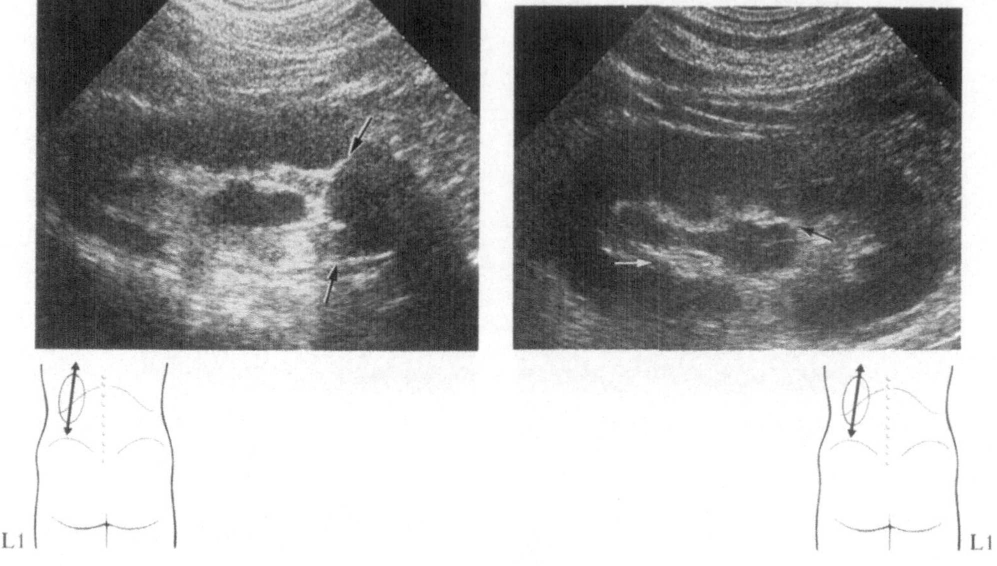

Abb. 5.14. Urothelkarzinom: ganz scharfe Amputationsgrenze des ZRB (→); zusätzlich starr und bizarr wirkende Ektasie des NB

Abb. 5.15. Urothelkarzinom der li. Niere, welches im Präparat das Parenchym infiltrierend völlig durchsetzt hat. Kontur der großen Niere nirgends protuberiert. Das prall tumor-gefüllte NB drängt das Hilusfett (→) fest-flach an das infiltrierte Parenchym

Die klinisch schmerzhafte, röntgenologisch stumme, sonographisch auffallend große Niere ist eine klassische Trias für das sehr weit fortgeschrittene Urothelkarzinom. Die Sonoanatomie kann dabei scheinbar nur wenig verändert oder aber auch total zerstört sein.

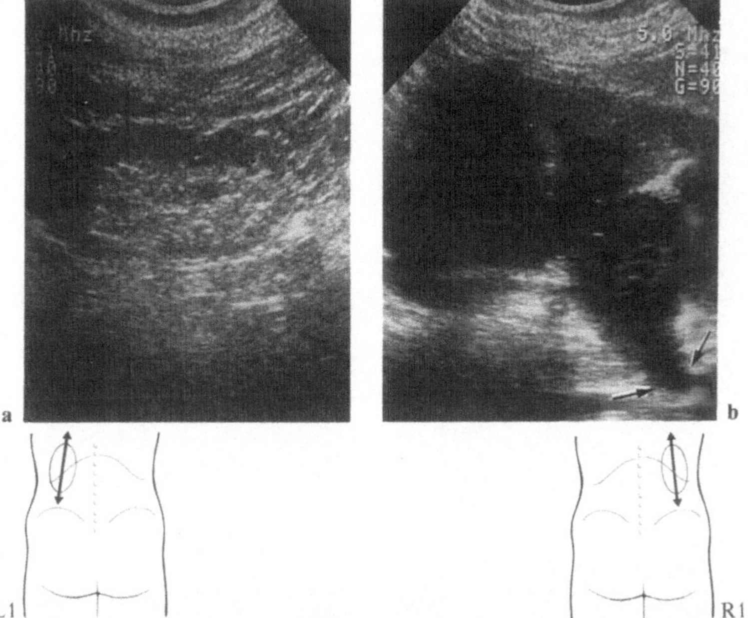

Abb. 5.16 a, b. Urothelkarzinom der re. Niere (**b**): völlige Zerstörung der Sonomorphologie des Nierenschnittbildes. Hydronephrotische Anteile mit Hydroureter (→) durch obturierende „Abtropfmetastasen" im Harnleiter. Vgl. die Größe der Tumorniere zur normalen li. Niere (**a**) der 72jährigen Patientin

Manchmal kann noch im subpelvinen Harnleiter eine Rf als Ursache einer Harnstauungsniere gefunden werden. Oft „lohnt" es sich, danach zu fahnden.

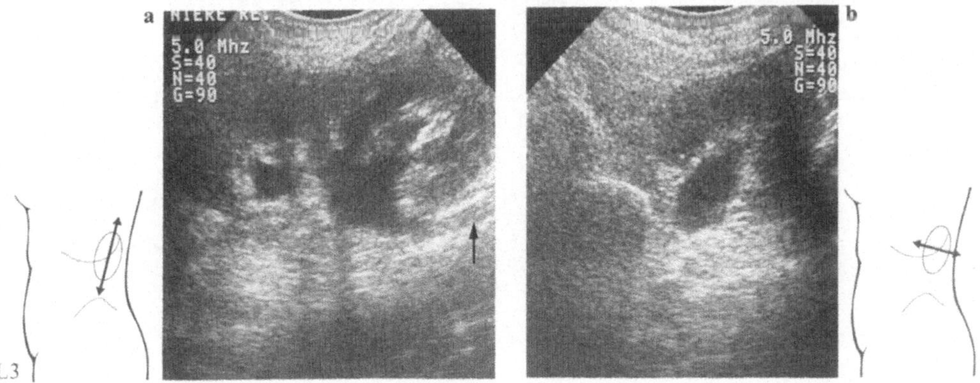

Abb. 5.17 a, b. Eine weiche Masse (→) im subpelvinen Harnleiter entspricht hier einem lokalisierten Urothelprozeß

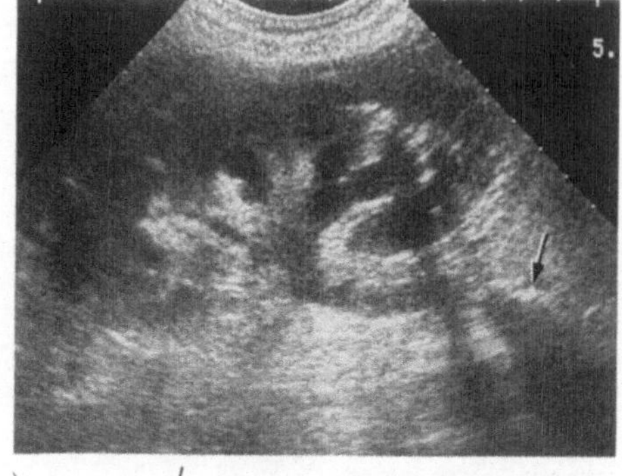

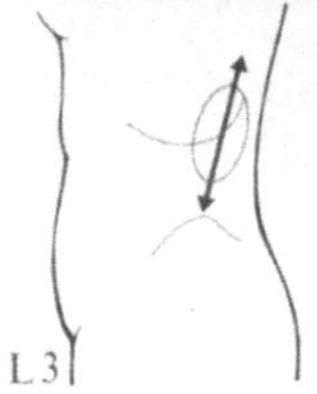

Abb. 5.18. Steinformation (→) im subpelvinen Harnleiter, die die Ektasie des NBKS und des proximalen Harnleiters bedingt

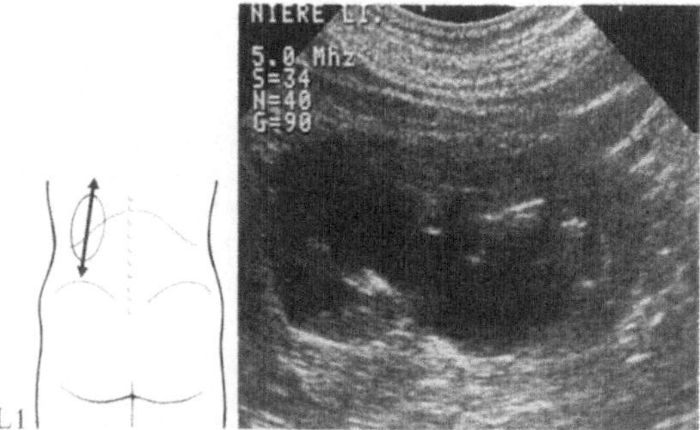

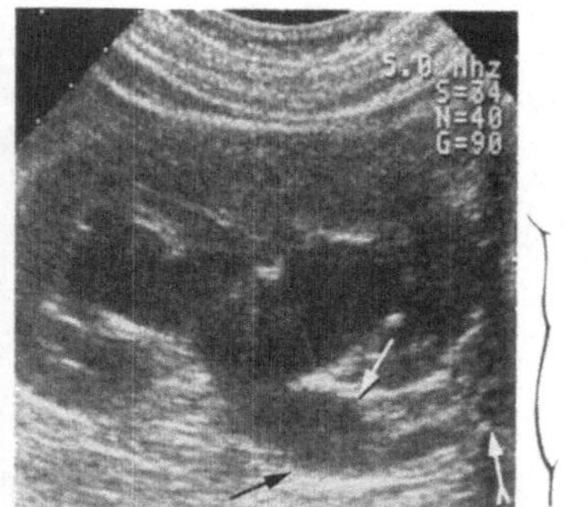

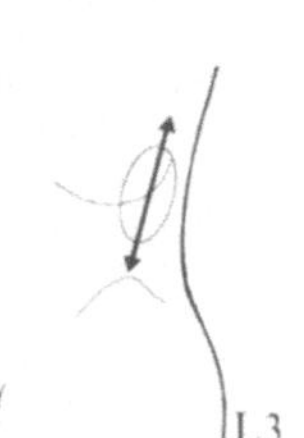

Abb. 5.19. Der Hydroureter (→) bricht ab (↣), weil er – da geschlängelt – aus der Schnittebene verschwindet. Eine Aussage über die Ursache der Harnstauung ist deswegen sonographisch zunächst nicht möglich

Liquide wirkende Rf innerhalb des ZRB können aus dem Sr (Lymphangiektasien, Zysten) stammen oder sich aus dem Hohlsystem entwickeln (Anteile des Kelchsystems u. o. des NB) oder selten ein Kelchdivertikel.

5.4 Kelchdivertikel

Zu den intraluminären Raumforderungen sollen auch die Kelchdivertikel gehören, weil sie vom Hohlsystem ausgehen, obwohl sie ihren Raum im Parenchym oder im Sinus renalis fordern. Entsprechend findet man sie sonographisch eher peripher der Kelchschnittebene im lateralen Längsschnitt. Sie sind jedoch sonographisch weder hier von echten Parenchymzysten noch im Sinus renalis von lymphogenen Zysten zu unterscheiden. Ihren eventuellen Inhalt, nämlich Steinmaterial, kann man dagegen leicht sichern, infizierten Urin in sehr großen Divertikeln dagegen nur durch ultraschallgezielte Punktion mit nachfolgender Drainage (s. Abb. 5.22). Solche großen Divertikel ohne urographische Anfärbung sind jedoch selten. Kleinere Divertikel stellen sich im Urogramm durch Kontrastmittelfüllung dar, wodurch auch die differentialdiagnostische Abgrenzung gegenüber Zysten erfolgen kann. Das Urogramm klärt den sonographischen Verdacht für diese Fragestellung. Ähnlich verhält es sich beim Verdacht auf spezifische Kavernen, also die Uro-Tbc. Deren sonographische Manifestationen werden im Kapitel 2 bei den entzündlich bedingten Raumforderungen besprochen.

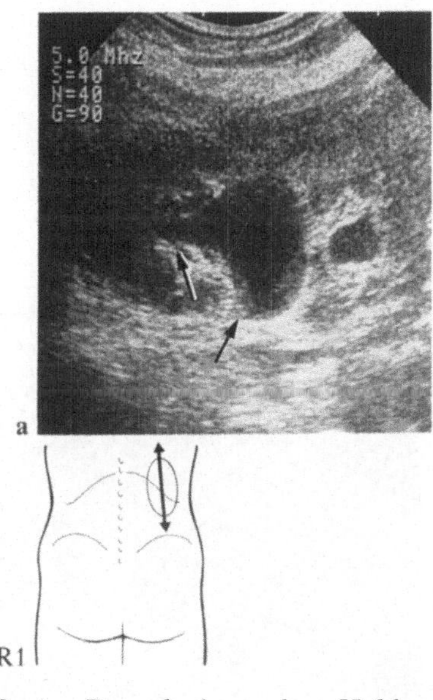

Abb. 5.20a, b. Doppelanlage des Hohlsystems; davon ist nur der kraniale Anteil ektasiert. Nur im dorsalen Scan (**a**) weist die bizarre Form der Ektasie (→) auf die Diagnose hin.

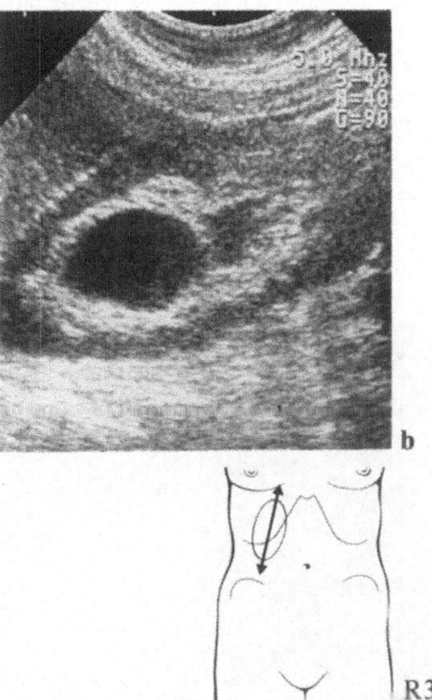

In jedem Zweifelsfall muß die Schallkopfapplikation in verschiedenen Ebenen und Positionen des Patienten erfolgen

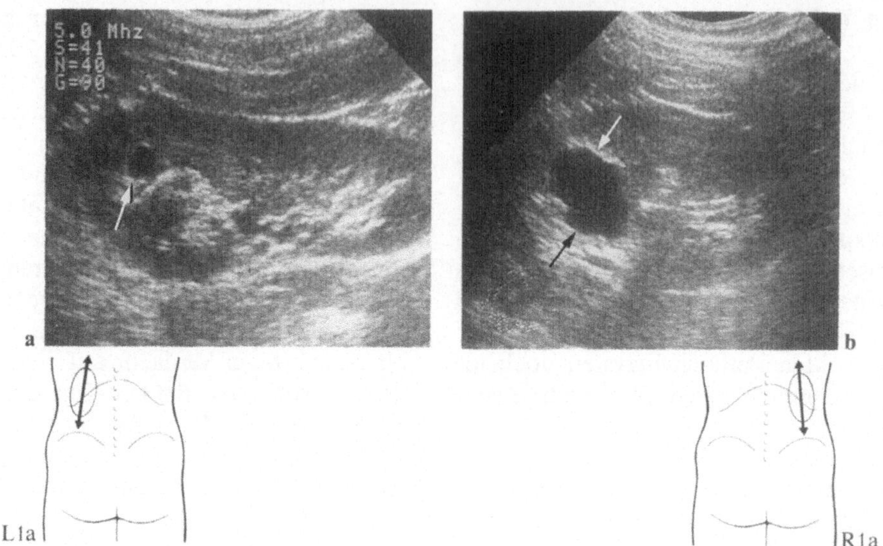

Abb. 5.21 a, b. Kelchdivertikel (→); bizarr-unregelmäßig konturierte liquide Rf im lateralen LS sind die typischen Kriterien kleinerer (**a**) und auch größerer (**b**) Kelchdivertikel. Sie sind solitär und liegen im Parenchymbereich an der Grenze zum ZRB, manchmal mit Steininhalt. Überlagernder Darmanschnitt bedingt die Pseudo-Rf in **a**

Kelchdivertikel können riesige Ausmaße annehmen. Bei akuter Infektion des Inhaltes beweist persistierender Urinfluß nach der perkutanen Drainage die bestehende Kommunikation zum Hohlsystem.

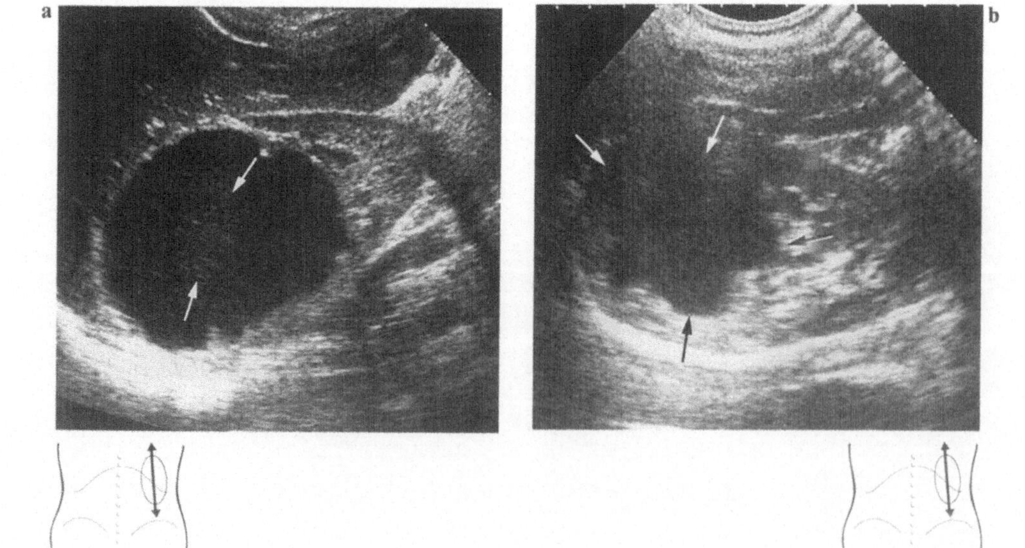

a b

R1b R1a

Abb. 5.22. Legende s. S. 99

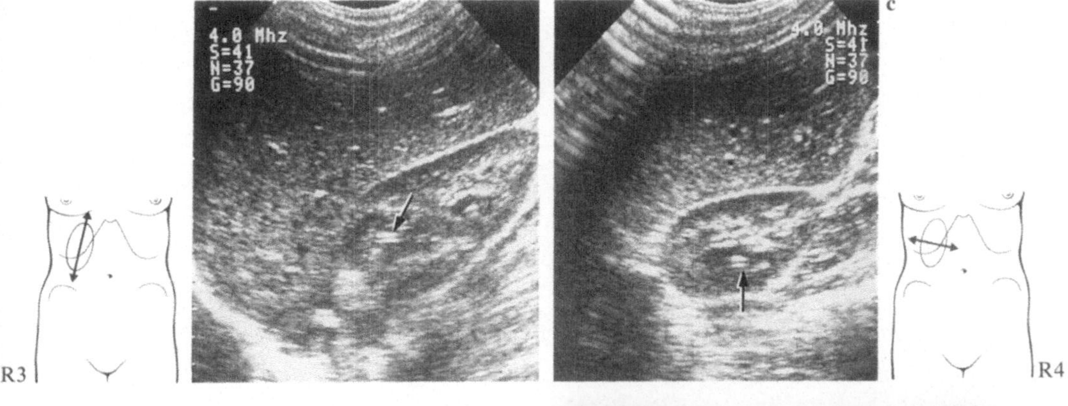

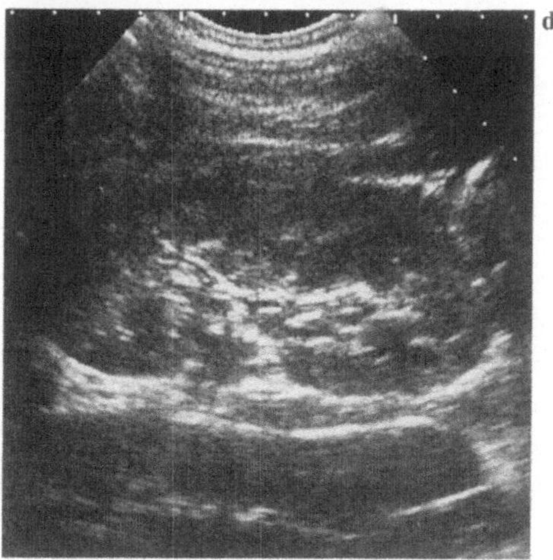

Abb. 5.22 a–d. Riesiges infiziertes Kelchdivertikel bei 20jähriger Patientin. **a** Der zentrale Echobesatz (→) im medialen LS spricht gegen eine Zyste und ebenso die unregelmäßige Kontur (→) im lateralen LS (**b**). Keine KM-Füllung des Divertikels im Urogramm. Nach perkutaner Drainage (**c**) sind die große Rf und die Niere kollabiert. Beachte die Doppelkontur der Nephrostomie im Divertikel (→). **d** Nach operativer Abtragung des Divertikels und Verschluß der Kommunikation verbleibt eine erholte, jetzt unauffällige Niere

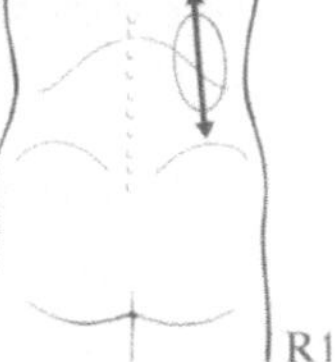

6 Zystische Raumforderungen im Nierenparenchym

6.1 Allgemeines

Zystische Raumforderungen (Rf) sind die häufigsten Auffälligkeiten der Nephrosonographie. Zahlenangaben dazu differieren jedoch weit. Weiss [113] fand sie bei 22000 Oberbauchsonographien nur in 3,4%, Brunn [21] in 4,8% bei 1000 Untersuchungen, Yamagishi [119] in 13,5%. Mit Hilfe der CT sah Harder [45] bei 3005 Patienten Zysten in 23,1%, Laucks [64] etwa entsprechend in 24%. Bei Obduktionen über 50jähriger werden sogar in 50% Zysten, wenn auch oft kleine unter 1 cm, gefunden [18]. Diese unterschiedlichen Zahlenangaben können aus der Zusammensetzung des Patientengutes resultieren: Unzweifelhaft ist eine Häufigkeitszunahme im Alter. Bei Kindern sind Zysten selten, bei Jugendlichen nur wenig häufiger, danach aber erfolgt eine kontinuierliche Zunahme in den jeweiligen Altersgruppen. Dies bestätigt etwa Harder [45] mit 3,5% Zysten im Alter bis zu 24 Jahren, aber 49,5% bei Patienten über 74 Jahre. Reis [89] fand im Obduktionsgut von Patienten über 70 Jahre Zysten in 60%. Diese eindeutige Altersabhängigkeit kann Hinweise auf die pathologisch-anatomische Genese geben: Darmady [26] fand, mit dem Alter zunehmend, divertikelartige Formationen an den distalen Tubuli und Sammelröhren, die bei Kindern nicht nachweisbar waren. Beart und Steg [9] bestätigen diese Divertikel und nennen sie Vorläufer der Zysten. Sie vermuten, daß die altersabhängige Größenzunahme durch progressive Schwäche des Kollagens und Elastins in der tubulären Basalmembran bei gleichzeitig zunehmender Obstruktion im Harntrakt bedingt wird.

Verlaufskontrollen über längere Zeit lassen nur eine geringfügige Größenzunahme der Zysten nachweisen, eher erhöht sich ihre Anzahl beim gleichen Patienten [45, 105].

6.2 Einfache Zysten

6.2.1 Klinisches Bild

Einfache Zysten bedingen kaum je eine Symptomatik. Rupturen größerer, auch solitärer Zysten sind bekannt, aber höchst selten. Der Inhalt ergießt sich ins Retroperitoneum und kann eine abdominelle Symptomatik hervorrufen, etwa bei Patienten mit Zystennieren. Zentrale Zysten können, wenn ihr Innendruck den Binnendruck im NBKS übersteigt, Kelchhals, Nierenbecken oder Harnleiterabgang komprimieren.

Infektionen einfacher Zysten sind selten, aber beschrieben, fast ausschließlich bei Frauen [72]. Ebenso selten können Zysten einen Hochdruck durch Kompression oder Elongation arterieller Nierengefäße bewirken. Es sind gut dokumentierte Fälle beschrieben [73, 95, 97] von spontaner Normotonie nach Dekompression (durch Punktion) mit neuerlicher Hypertonie dann, wenn sich die Zyste spontan wieder aufgefüllt hatte. Solcher Hochdruck kann durch segmentale renale Ischämie und nachfolgendes Einsetzen des Renin-Angiotensin-Mechanismus erklärt werden.

6.2.2 Aufbau und Struktur

Histologisch sind solche einfachen Zysten mit flachem kubischen Epithel ausgekleidet; ganz gelegentlich reichen fokal papilläre Epithelformationen ins Lumen und können Kernatypien zeigen. Komprimiertes stromal-fibröses Gewebe bildet die Wand. Der meist hellgelbe Inhalt solch einfacher Zysten entspricht etwa einem eiweißfreien Serumfiltrat.

6.2.3 Sonographisches Bild

Im Ultraschallbild können Zysten oberhalb einer Größe von 0,5 cm nicht übersehen werden. Es gibt keine bevorzugte Lokalisation; eine ganz zentrale Lage oder nahe dem Hohlsystem ist ebenso möglich wie polständiger Sitz oder peripher unter der fibrösen Nierenkapsel, die bei ganz extrarenaler Wachstumsrichtung vorgewölbt wird.

Die Ultraschallkriterien sind eindeutig: scharf begrenzte, gänzlich glatt konturierte, dünnwandige, echolose Rf mit gegenseitiger Schallverstärkung. Mehrere solcher einfachen Zysten in der gleichen oder auch kontralateralen Niere sind möglich, zumal in höherem Alter. Die Nierenzysten dürfen nicht denen im Nierensinus, also ganz hilusnahe, gelegenen gleichgesetzt werden. Letztere nämlich entsprechen Lymphangiektasien und sind im Kapitel 4 besprochen.

Multiple Nierenzysten beidseits sind gelegentlich primär sonographisch nicht von Zystennieren zu unterscheiden. Die Differentialdiagnose ist dennoch durch Anamnese, Klinik und Laborparameter meist nicht schwierig.

> Die Größe, Lage und Form von einzelnen oder mehreren Zysten in einer oder beiden Nieren sind überaus variabel. Zystenquantität und -größe nehmen langsam mit dem Alter zu. Über die Hälfte aller Patienten über 70 Jahre haben kleinere oder größere zystische Rf der Niere. Sie sind bei eindeutiger Diagnostik ohne Krankheitswert.

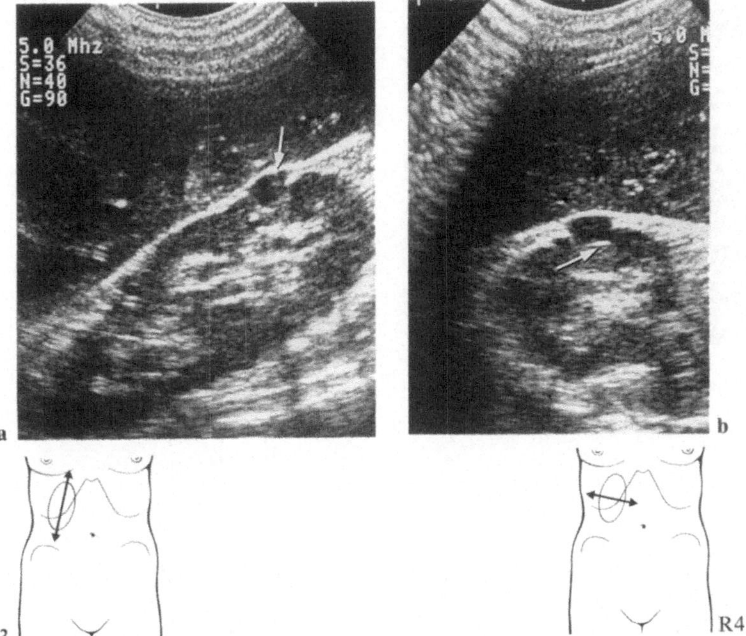

Abb. 6.1 a, b. Noch sehr kleine zystische Rf an der Ventralfläche des unteren re. Nierenpols – die Kontur leicht vorwölbend; typisches Ein- und Austrittsecho (→)

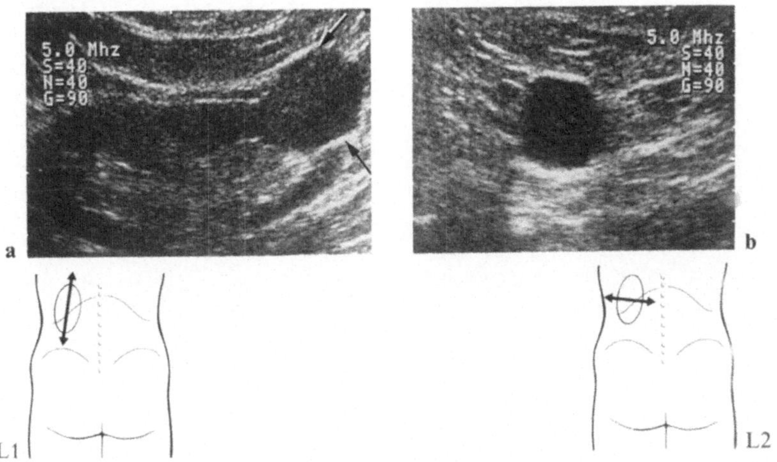

Abb. 6.2 a, b. Polständige zystische Rf. Trotz scheinbaren Echobesatzes eindeutige Zystenkriterien wie Ein- und Austrittsecho (→) und Echopluseffekt

Gar nicht so selten ist der Echobesatz in zystischen Rf technisch, d.h. artefiziell bedingt. Die Form, z.B. eine Abplattung, wird durch die Umgebung mitbestimmt.

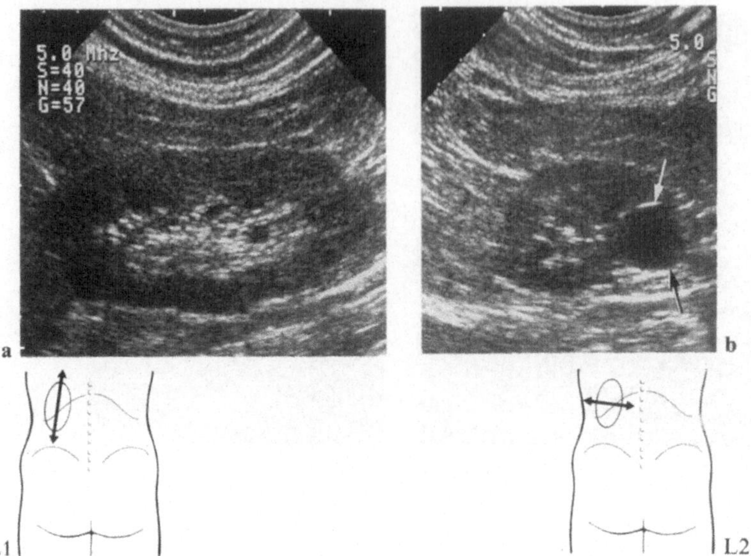

Abb. 6.3 a, b. Ganz periphere, an der äußeren Kontur gelegene Rf können dem LS-Bild manchmal entgehen, weswegen der QuS für eine vollständige Exploration unerläßlich ist. Klares Ein- und Austrittsecho (→) der zystischen Rf im QuS (**b**)

Zentrale Zysten können im Urogramm das Bild des normalen NBKS beeinträchtigen. Sonographisch aber kann immer zwischen zystisch und solide unterschieden werden.

Abb. 6.4a–c. Ganz intrarenal gelegene Rf (→) verursachen Impressionen u. o. Spreizeffekte des NBKS im Röntgenbild (**a**) und sind dann urographisch problematisch in der DD. **b, c** Sonographisch ist der zystische Charakter dieser zentralen Rf eindeutig

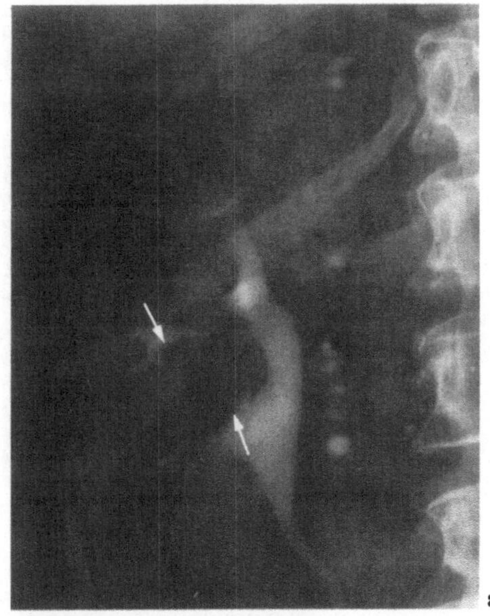

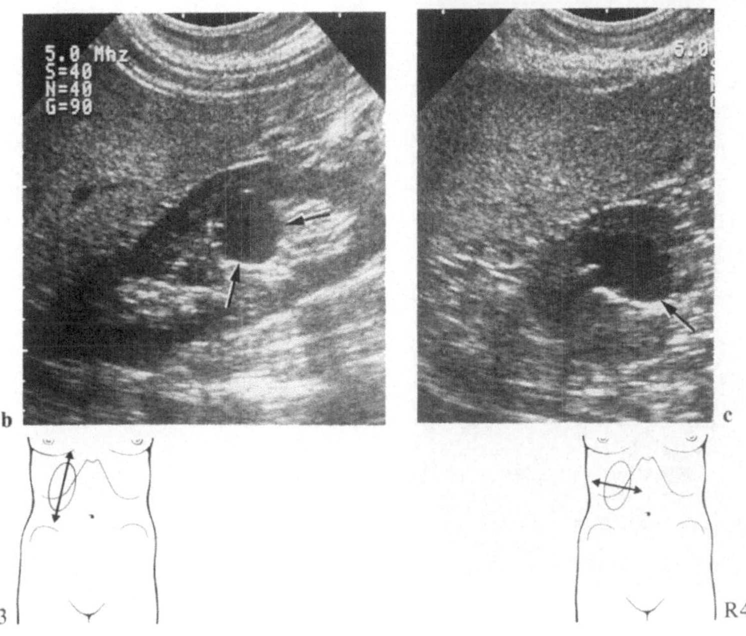

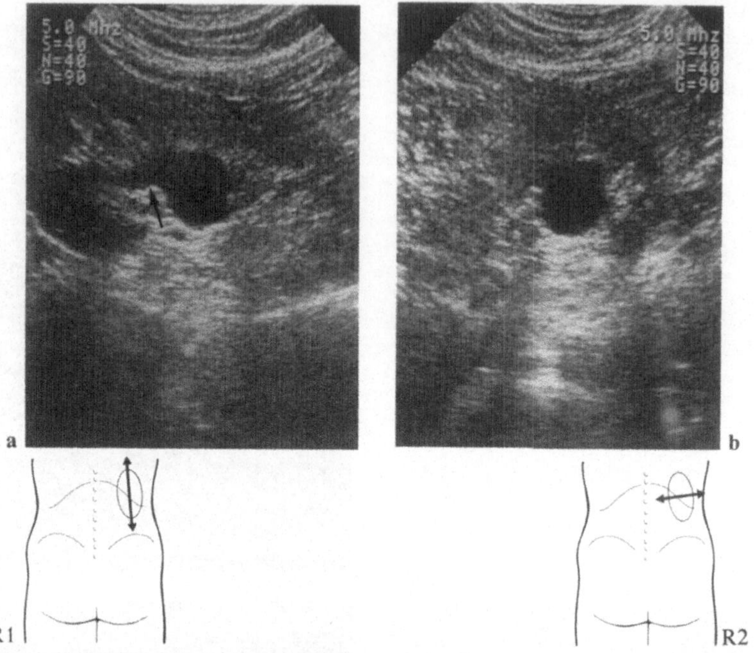

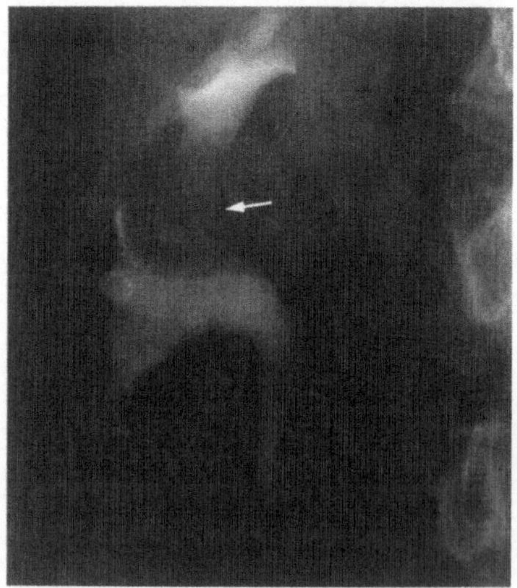

Abb. 6.5a–c. Zentrale zystische Rf der Niere. Der LS (**a**) zeigt auch einen ektatischen Kelch (→). **c** Im Urogramm wird der obere Kelchhals komprimiert (→). Zwar ist eine Zyste als Ursache wahrscheinlich, aber erst durch die Sonographie wirklich sicher. Keine weitere Diagnostik

6.3 Zysten bei Dialysepatienten

6.3.1 Vorkommen

Bekannt und hinsichtlich einer erhöhten Tumorgenese wichtig, ist die Entwicklung multipler Zysten in Nieren von Dialysepatienten in Abhängigkeit von der Dialysedauer: ARCD (acquired renal cystic disease) [65]. Die Inzidenz solcher Zystenbildung wird mit 35 [54] bis 43% [46] angegeben. Ischikawa [56] gar fand in 43,5% solche bis zu 2 cm großen Zysten bei Patienten, die weniger als 3 Jahre dialysepflichtig waren, gegenüber 79,3% bei solchen, die länger als 3 Jahre dialysiert wurden.

6.3.2 Pathogenese und Malignomrisiko

Diese Zysten sollen von Nephrongruppen ausgehen, die von der parenchymatösen Grunderkrankung noch nicht völlig zerstört sind. In der Zusammenstellung von Hughson [54] entwickelten 5,8% dieser ARCD-Patienten ein Nierenzellkarzinom, was einem 7fach höheren Karzinomrisiko entspricht – wobei es sich oft auch um jüngere Patienten handelt [64].

Zwischen multiplen Nierenzysten und der ADPN (autosomale dominante adulte polyzystische Nierenerkrankung) – im Sprachgebrauch Zystennieren – kann sonographisch nicht differenziert werden. Die Sonographie kann über die Funktion der Niere oder deren Restfunktion nichts Zuverlässiges aussagen.

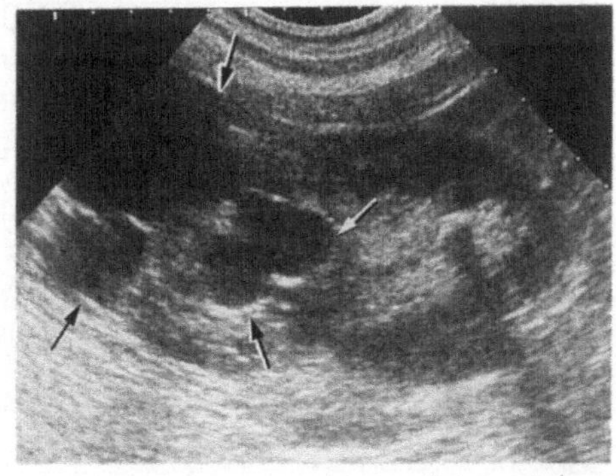

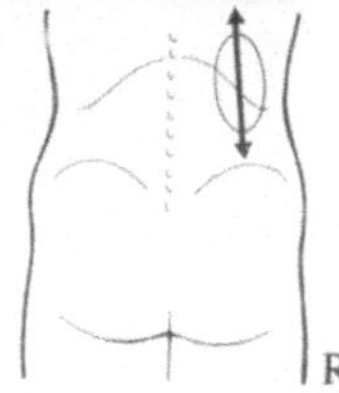

Abb. 6.6. Intrarenale und adrenale Zysten (→) im kranialen Anteil der re. Niere. Die übrige Niere ist unauffällig, abgesehen von einem Stein in einem dorsalen Kelch der unteren Etage

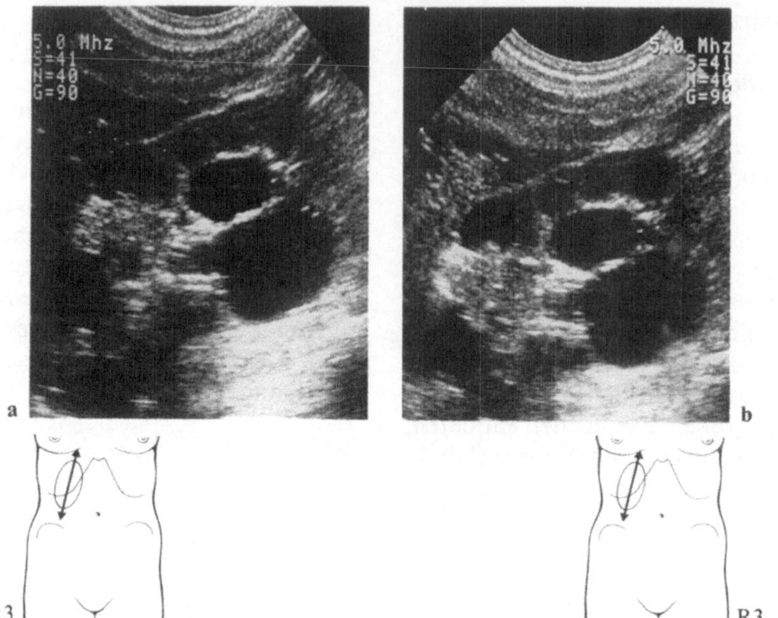

Abb. 6.7 a, b. Zahlreiche größere und kleinere Zysten über das Nierenfeld verteilt. Obwohl es sich um eine Einzelniere handelt, ist die Nierenfunktion, gemessen mit der Kreatininclearance, nicht eingeschränkt!

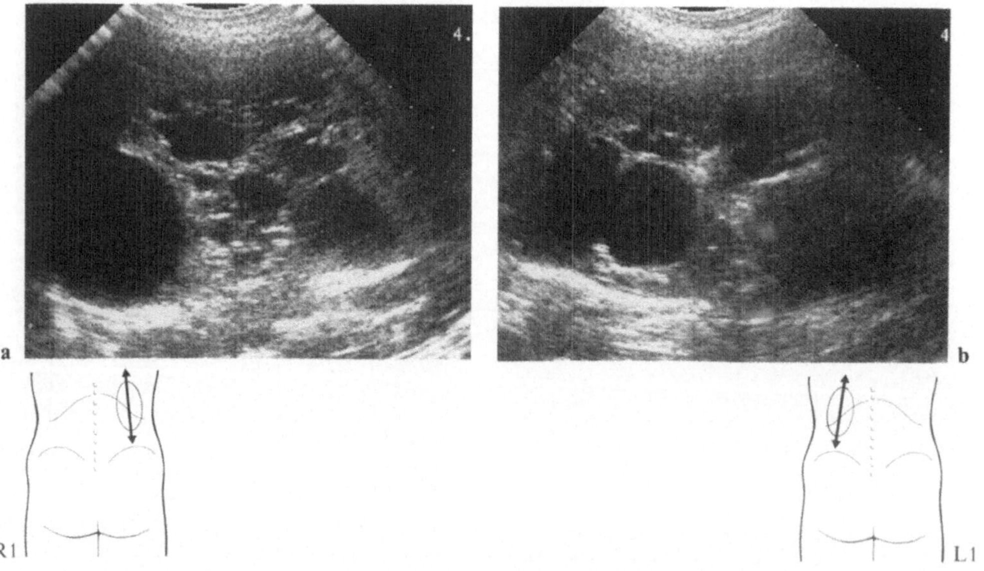

Abb. 6.8 a, b. ADPN einer 30jährigen Patientin; multiple zystische Aussparungen über die bds. großen Nierenlängsschnittflächen verteilt; verwaschene Impedanz; keine Aussage möglich, wo noch intaktes Nierenparenchym sein könnte

6.4 Multilokuläre zystische Raumforderungen

6.4.1 Multilokuläres zystisches Nephrom

Eine weitere, zahlenmäßig geringe, aber im Einzelfall doch wichtige Besonderheit stellen die multilokulären zystischen Rf dar. Beim sog. multilokulären zystischen Nephrom finden sich in einer gut entwickelten, bindegewebigen Kapsel zahlreiche epithelausgekleidete Kompartimente, die nicht kommunizieren. Bei dieser benignen, meist polständigen Rf soll es sich um ein nichthereditäres, metanephrogenes epitheliales Hamartom handeln [101], das fast ausschließlich erwachsene Frauen betrifft. Andere Autoren [46] sehen diese Pathologie als benigne Blastomvariante an, besonders im Kindesalter.

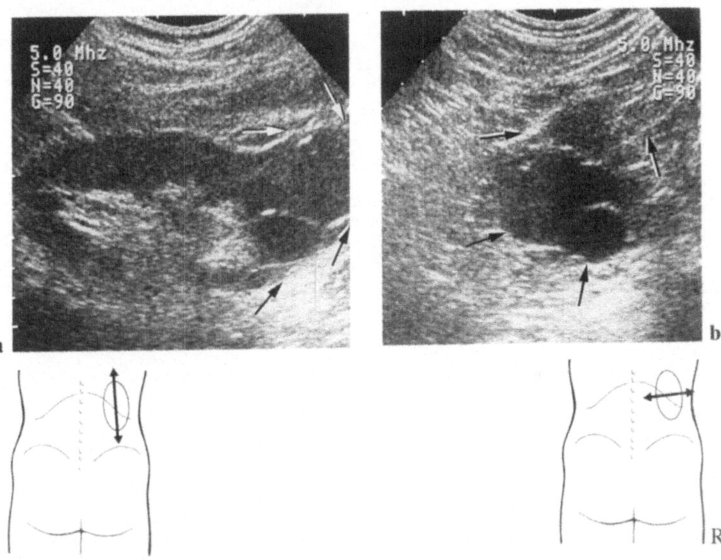

Abb. 6.9 a, b. Multilokuläres zystisches Nephrom. Vgl. Abb. 6.2 a, b. Zystisches Konglomerat im Bereich des unteren re. Nierenpols. 50jährige Frau ohne Symptomatik; die das Nephrom umgebende Kapsel (→) und einige Septen innerhalb der Rf sind gut erkennbar; beachte die starke Schalltransmission; bei der Gesamtkonstellation kein Tumorverdacht

Das multilokuläre zystische Nephrom ist eine kompakte, meist polständige Raumforderung. Eine bindegewebige Kapsel umgibt das zystische Konvolut. Die Zysten selbst kommunizieren nicht. Bei Männern sieht man häufiger Verkalkungen der Zystenwände und intrazystisches Blut; dies können Kriterien einer Malignomentwicklung sein. Sie erfordern deswegen bei Männern immer die operative Freilegung.

6.4.2 Multilokuläres zystisches Nierenzellkarzinom

Einem Nierenzellkarzinom entspricht dagegen bei erwachsenen Männern manchmal eine ähnliche polständige Rf nichtkommunizierender zystischer Räume, die scharf und glatt konturiert von einer Pseudokapsel umgeben werden. In diesen Hohlräumen aber findet sich vielfach frisches oder älteres Blut, und nicht selten sieht man verkalkte Wandverdickungen der Zyste [115].

Diese multilokulären zystischen Rf sind durch die völlige Separation der einzelnen, meist kleinen Zysten charakterisiert. Sie dürfen nicht mit septierten Zysten verwechselt werden. Diese, auch sonographisch gut nachweisbaren, Septen entstehen im Gefolge von Einblutungen mit nachfolgender Organisation oder von Infektionen und entsprechend narbig umgewandeltem komprimierten Parenchym.

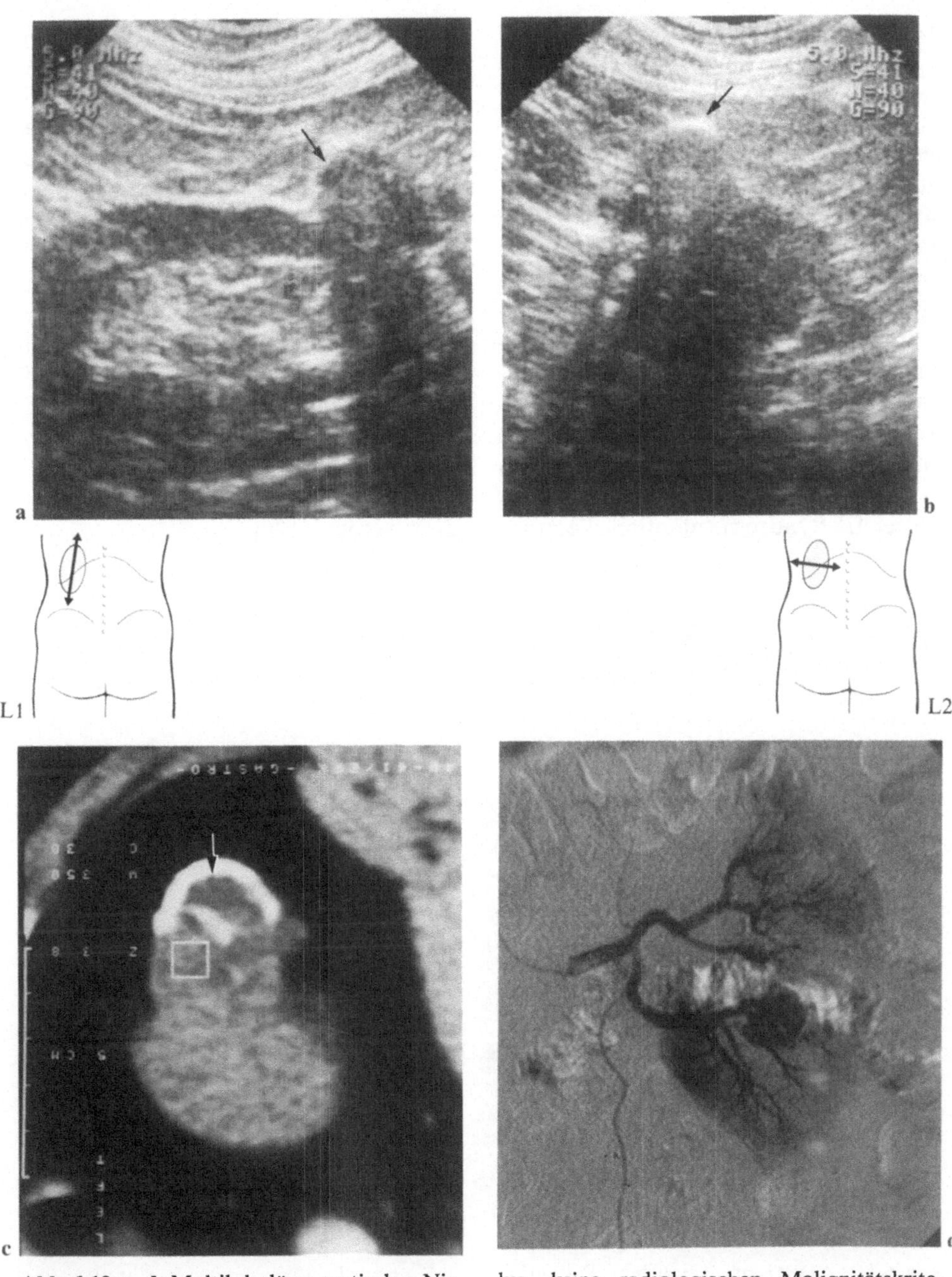

Abb. 6.10 a–d. Multilokuläres zystisches Nierenzellkarzinom. Die Wandverkalkung der prominenten Rf im unteren Pol der li. Niere verhindert die Darstellung eines multizystischen Konglomerates. Trotz der negativen CT-Aussage (**c**) („kein Enhancement mit KM-Bolus, keine radiologischen Malignitätskriterien") fand sich histologisch im resezierten unteren Pol ein NZK bei einem 56jährigen Patienten. Auch die arterielle DSA hatte keine pathologischen Gefäße nachweisen lassen

6.4.3 Genetisch bedingte zystische Nephropathien

Für die zahlreichen genetisch bedingten, meist polyzystischen Nephropathien kann die Sonographie in der Verlaufskontrolle eine gewisse Bedeutung haben, die schon pränatal beginnen kann. Die sonographische Aussage muß sich auf die Morphologie beschränken; zur Pathogenese und Klassifikation kann diese in Zusammenhang mit der Anamnese und Klinik gelegentlich wertvoll sein. Es handelt sich dabei vor allem um die Potter-Formen I–III und evtl. IV [120]. Davon ist das Potter-III-Syndrom, nämlich die autosomal dominante polyzystische Nephropathie (ADPN) (auch als autosomale adulte polyzystische Nierenerkrankung, polyzystische Nierendegeneration oder ungenau als Zystennieren bezeichnet), eine der häufigsten monogen erblichen Erkrankungen mit einer Inzidenz von etwa 1:1000 [87]. Die NS kann bei Betroffenen über Jahre die Zunahme von Zahl und Größe der Zysten bis zur terminalen Niereninsuffizienz verfolgen, die nur in seltenen Fällen später als im 6. Lebensjahrzehnt eintritt. Anlageträger können bis zum 20. Lebensjahr in 90% und bis zum 30. Lebensjahr in fast allen Fällen identifiziert werden [120].

Für die Diagnostik der ADPN (autosomal dominante adulte polyzystische Nierenerkrankung) ist die Anamnese wichtiger als die US. Sonographische Verlaufsbeobachtungen können aber vor allem auch psychologisch hilfreich sein.

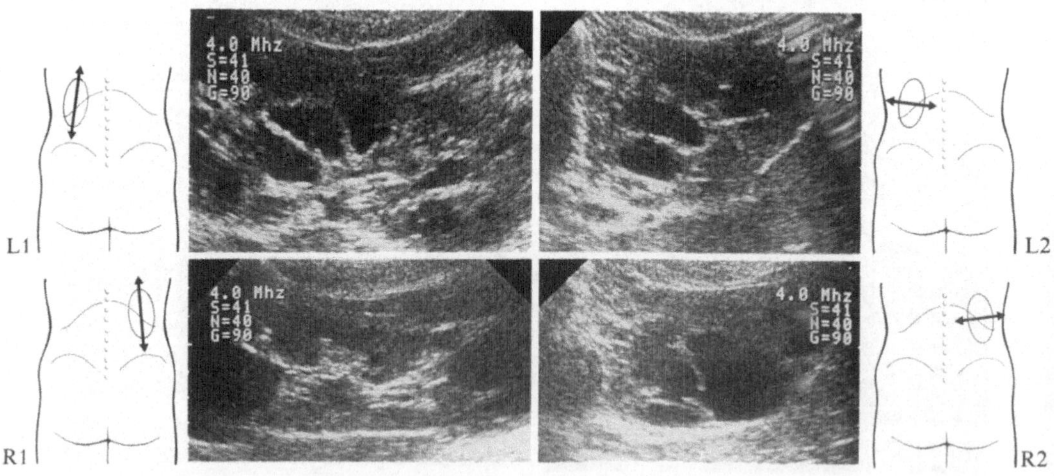

Abb. 6.11. ADPN bei 18jähriger Patientin. Vater wird dialysiert. Zahlreiche zentrale und periphere liquide Aussparungen im LS und QuS über die Nierenfelder verteilt. Bis zum 20. Lebensjahr sind 90% aller Anlageträger identifiziert

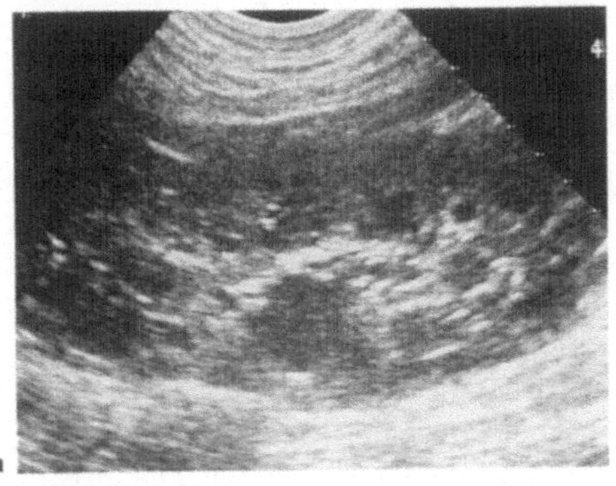

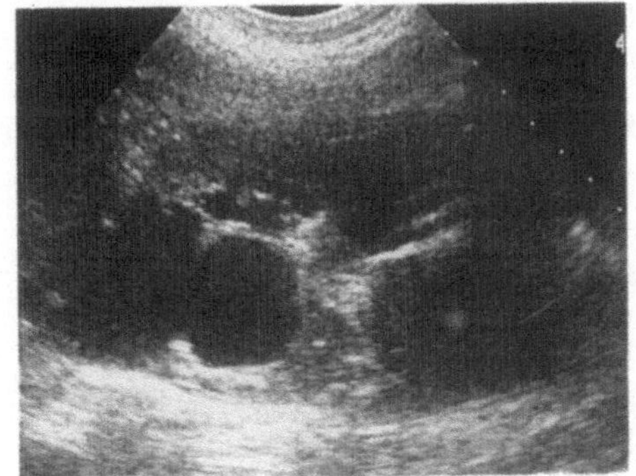

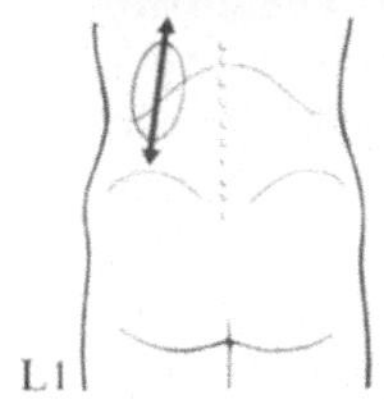

R1

Abb. 6.12 a, b. ADPN bei einer 36jährigen Patientin. Höchst unterschiedliche LS-Bilder beider Nieren: Beiderseits typischerweise große Nieren. Li. (**a**) ist die Kontur gut erhalten, die zystischen Veränderungen sind kaum erkennbar. Die re. Niere (**b**) dagegen zeigt das typische grobe „Schweizer-Käse-Muster" mit völliger Aufhebung der nephrosonographischen Anatomie. Die Niereninsuffizienz ist noch kompensiert

Die autosomal dominante adulte polyzystische Nierenerkrankung ist eine der häufigsten monogen erblichen Erkrankungen mit einer Häufigkeit von 1 : 1000. Stets sind beide Nieren, aber unterschiedlich stark, von der zystischen Degeneration betroffen. Weitere Pathologien, z. B. Leber- und Pankreaszysten sowie Hirnbasisarterienaneurysmen, sind möglich. Die obligate Niereninsuffizienz tritt meist vor dem 5.–6. Jahrzehnt ein.

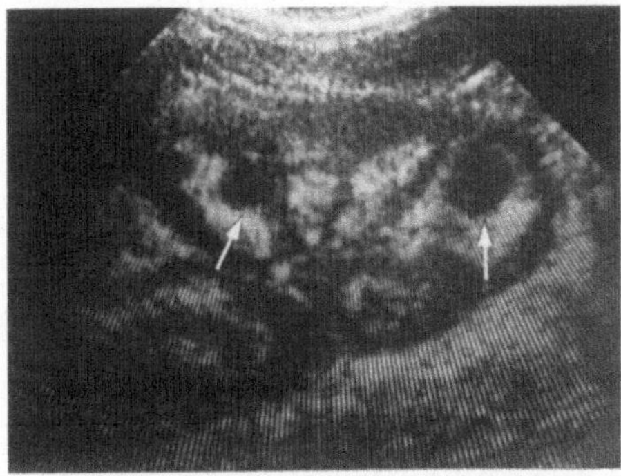

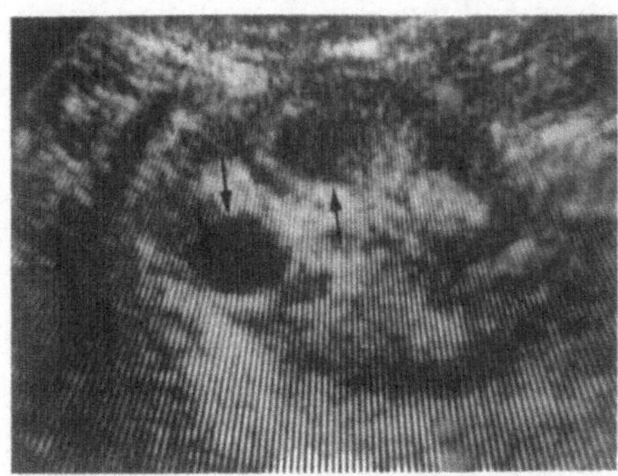

Abb. 6.13 a, b. Markschwamm-Niere als Ausdruck einer medullären zystischen Degeneration, etwa der Erwachsenenform der Nephronophtise entsprechend; auffallend schmale Rinde und segmental angeordnete Zysten (→) bei insgesamt großer Niere eines 30jährigen Mannes

6.5 Atypische Zyste

6.5.1 Sonographisches und computertomographisches Bild

Obwohl gut bekannt ist, daß die bei weitem größte Zahl zystischer Rf der Niere keinen Krankheitswert hat und keine weitere Diagnostik oder Behandlung erfordert, werden manche dieser Veränderungen durch den primär sonographischen Befund zum Problem. Das liegt u. a. daran, daß die Urosonographie untersucherabhängig und subjektiv ist – also nichts gemessen werden kann; weiterhin liegt es daran, daß jeder Urologe, Internist und Radiologe Einzelfälle von Fehldiagnosen kennengelernt hat, und schließlich an dem manchmal extremen Sicherheitsbedürfnis von Arzt und Patient. So ist der Begriff der atypischen Zyste entstanden, der meint, daß sonographisch nicht alle Zystenkriterien eindeutig erfüllt sind.

6.5.2 Diagnostisches Vorgehen

Die Diagnostik erweitert sich in solchem Fall um die CT, weil die Urographie, einschließlich der Tomographie, vor allem für kleinere sowie nach dorsal und ventral sich entwickelnde Rf jeder Art wesentlich weniger sensitiv ist als die Sonographie [21, 40].

Im CT stellt sich die Zyste als glatt begrenzte, wandlose, meist runde Aussparung mit wasseräquivalenter Dichte von −10 bis +20 HE dar. Wichtigstes Kriterium für eine einfache Zyste aber ist die spontan unveränderte Dichte nach der Kontrastmittelbolusinjektion [68].

Dennoch gibt es primär höhere Dichten zystischer Rf mit Werten zwischen 40 und gar 100 HE, die durch Änderung des Inhalts (Blut, Debris, Fibrin o. a.) bedingt sind. Auch diese aber werden sicherer als „harmlose Rf", wenn auf Kontrastmittelbolus hin kein zusätzlicher Dichteanstieg mehr erfolgt [9, 68].

Trotzdem verbleibt ein Rest an Unsicherheit. Je nach Mentalität von Arzt und Patient kann sich die Diagnostik erweitern um die Kernspintomographie, die DSA und die Aspirationszytologie, wiederum mit Unsicherheiten, wie Fehlpunktionen, artefizielle Einblutung in die Zyste, nur Blutzellen im Ausstrich, keine verwertbare zytologische Aussage u. a. Letztlich erfolgt im Extremfall doch die operative Freilegung, oft mit „glücklichem Ausgang", nämlich einer Nierenzyste.

Altblutiges Aspirat jedoch macht die operative Freilegung primär obligat, weil neben Entzündungen, Bagatelltraumen, Blutungsdiathesen und Gefäßrupturen in bis zu 1/3 der Fälle ein Tumor die Ursache sein kann.

Einige Kriterien der atypischen Zyste im urosonographischen wie computertomographischen Bild sind nachfolgend noch einmal zusammengefaßt:

1. Wandverdickung,
2. Wandkalzifikation,
3. Septierungen,
4. fragliche und flaue Echostruktur,
5. CT-Dichte über 20 HE,
6. evtl. geringes Enhancement nach Kontrastmittel – besonders randständig,
7. Multilokuläres zystisches Konvolut (s. 6.4.1 und 6.4.2).

Atypische Zysten sind solche, die vom Alter des Patienten, von der Symptomatik, von der Lage, der Form und der Echostruktur her der Kontrolle oder aber weiterer Abklärung bedürfen, z. B. durch Urogramm, CT, Angiographie, Punktion oder gar operative Freilegung (III und IV in der Einteilung nach Bosniak).

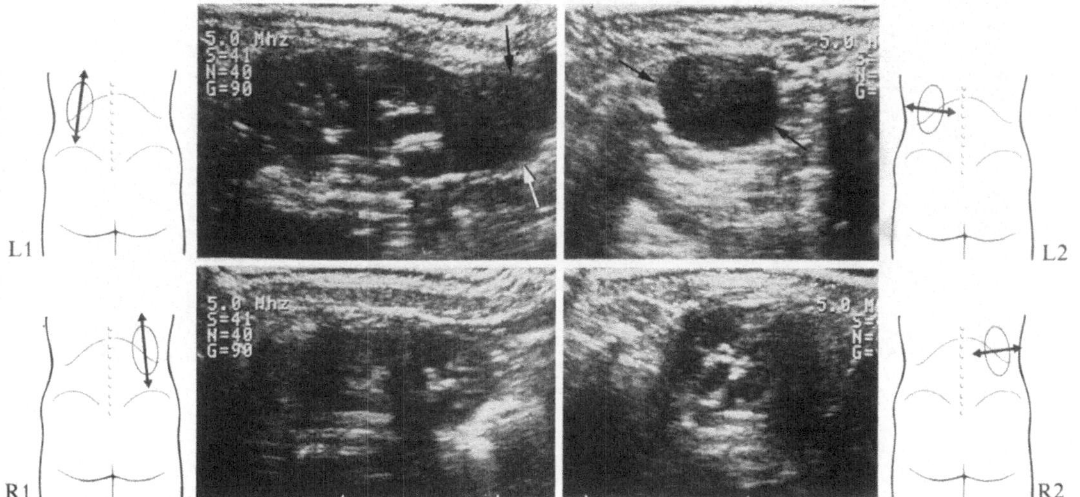

Abb. 6.14. Atypische, nicht ganz echofreie Rf im unteren Polbereich der li. Niere (→) eines 2jährigen Jungen mit Makrohämaturie und Coli-Harnwegsinfektion. Deutliche Distension des ZRB beider Nieren. Keine weitere Information aus anderen bildgebenden Verfahren; schließlich operative Abtragung einer solitären Zyste, die im Säuglings- und Kindesalter ausgesprochen selten sind. Die Makrohämaturie kann durch den Coli-HWI bedingt gewesen sein

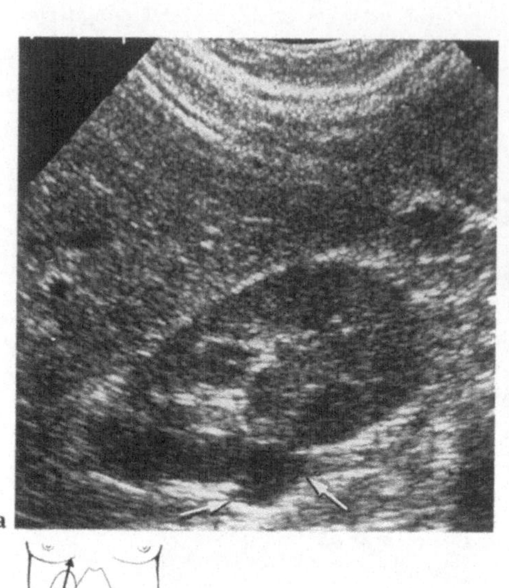

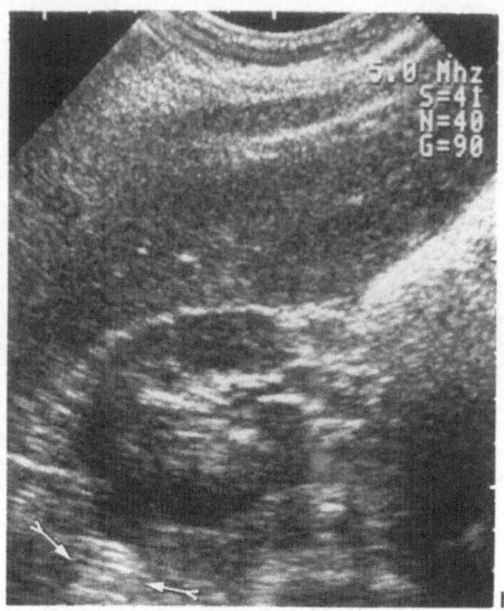

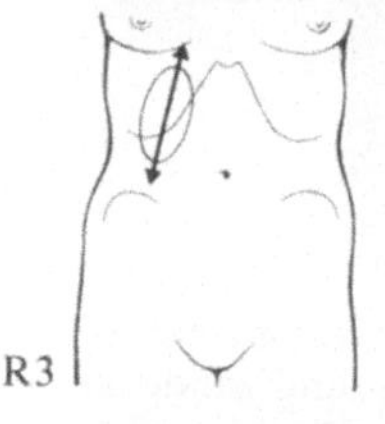

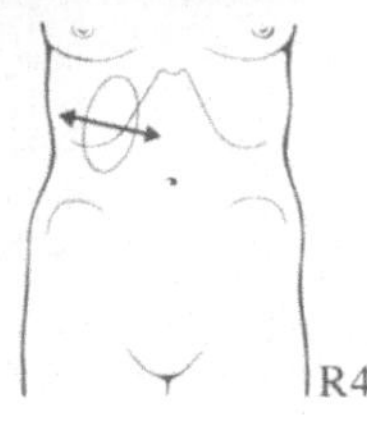

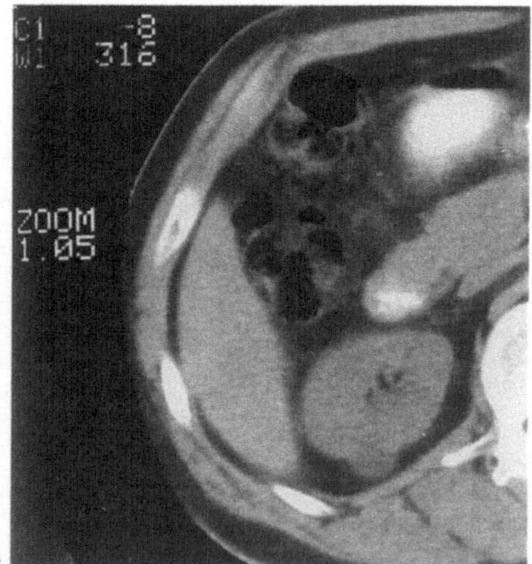

Abb. 6.15 a – c. Kleine, unregelmäßig begrenzte, nicht echofreie zystisch wirkende Rf (→) mit jedoch deutlichem Echopluseffekt (↣). **c** CT: Dichte 10 HE; kein Enhancement mit KM-Bolus; inzwischen über mehrere Jahre Befundkonstanz

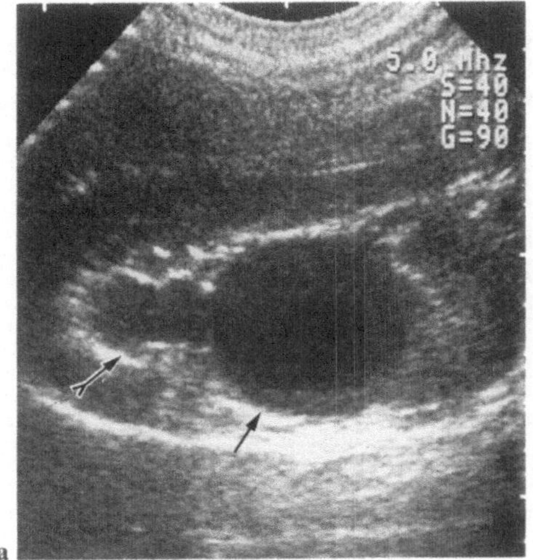

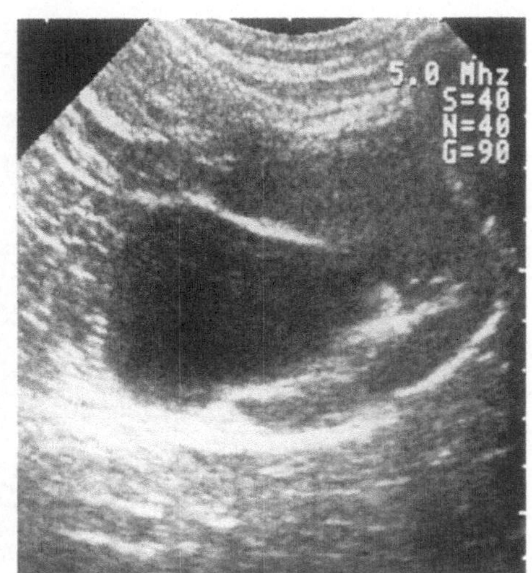

a b

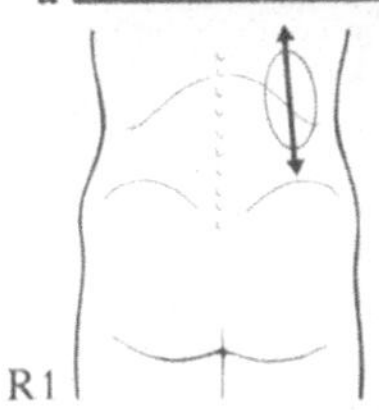

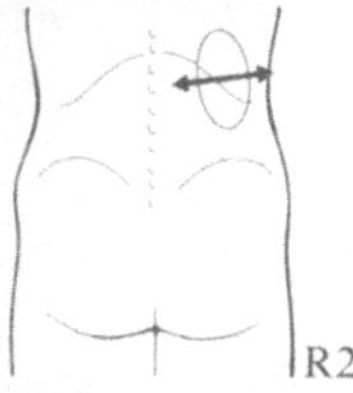

Abb. 6.16. a, b Zentrale, atypische zystische Rf (→) mit erhöhtem Binnendruck, dadurch Kelchhalskompression und Ausbildung eines Hydrokalix (↣). **c** Urogramm: starke Impression des elongierten oberen Kelchhalses; Hydrokalix; Indikation zur Sklerotherapie der mutmaßlichen Zyste; evtl. operative Zystenabtragung

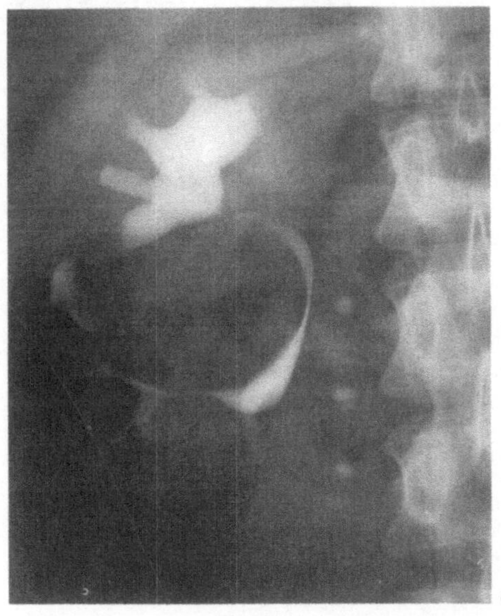

c

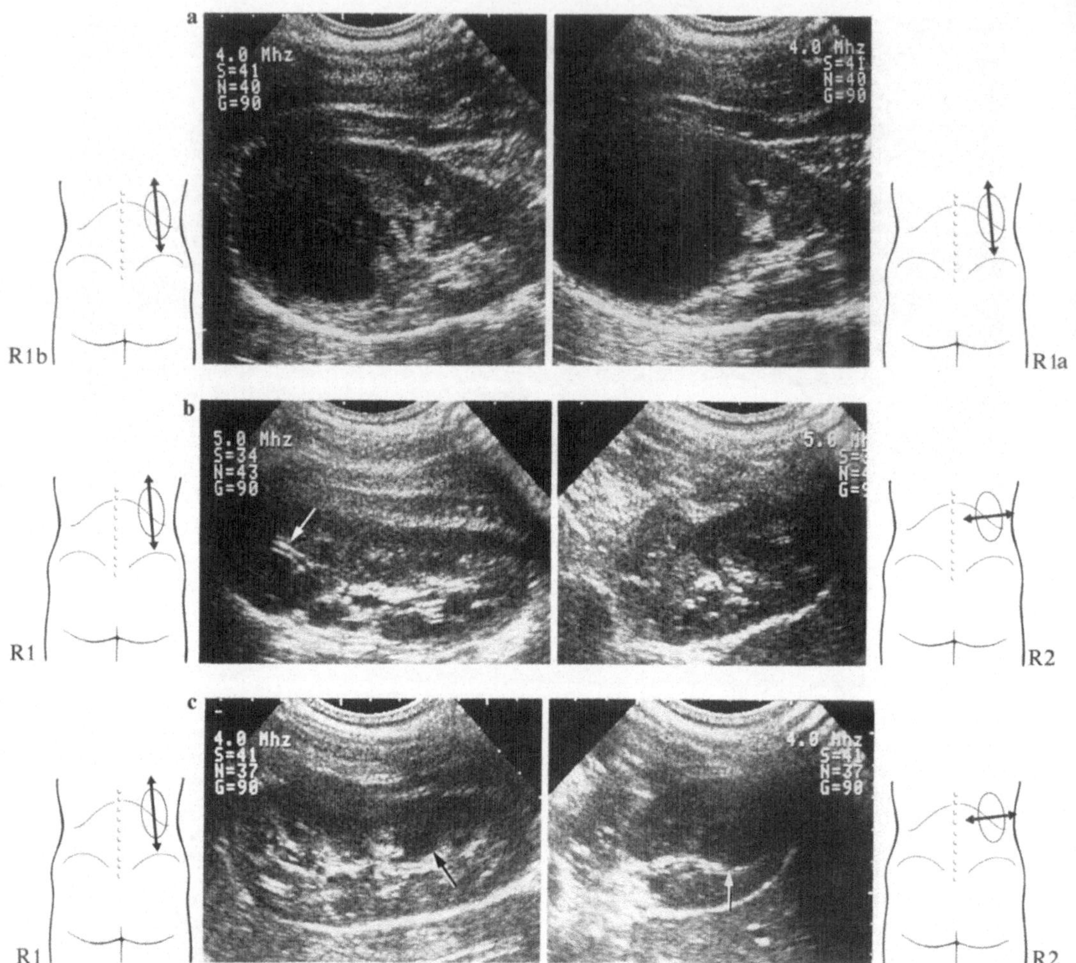

Abb. 6.17. a Große, zystisch wirkende Rf (→), die fast den ganzen kranialen Anteil der angeschoppten re. Niere einnimmt; akuter Schmerzzustand mit hohem Fieber. **b** Nephrostomie der Rf mit sofortiger Kollabierung von Zyste und Niere. Über die Nephrostomie (→) wird im Verlauf der nächsten Tage Urin ausgeschieden. Somit keine infizierte Zyste, sondern ein infiziertes Kelchdivertikel, nach dessen Abtragung (**c**) nur noch ein Resthämatom (→) verbleibt. Vergleiche Abb. 5.22

Abb. 6.18 a–d. Im primären CT (**a**) beträgt die Dichte der zentralen Rf mehr als 20 HE. Sonographisch bei adipösem Pat. (**b, c**) sind alle Zystenkriterien erfüllt. Dennoch Punktion: 25 ml bernsteinfarbener Flüssigkeit. Zytologie: Keine auffälligen Zellbestandteile. **d** Zustand nach diagnostischer Punktion: Restlumen (→). Eine einfache und sichere Diagnostik

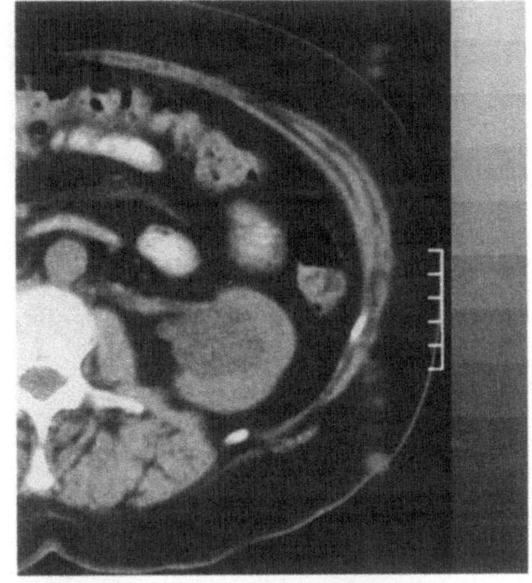

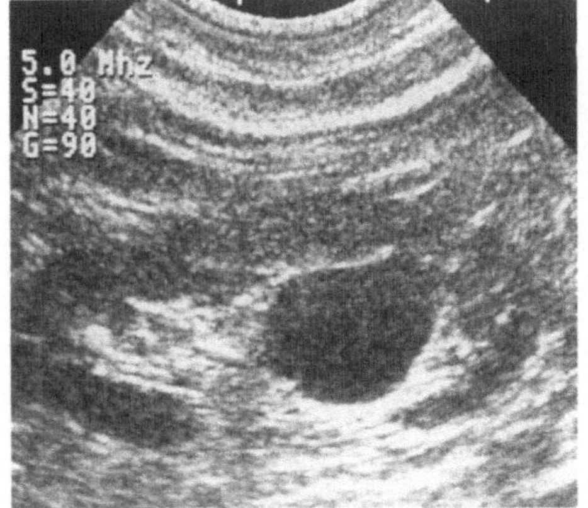

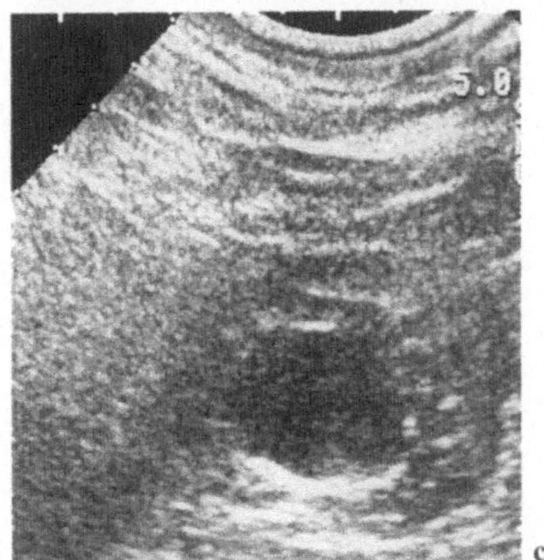

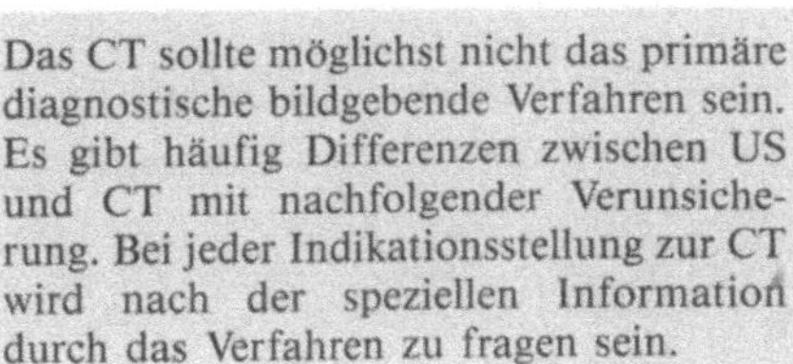
Das CT sollte möglichst nicht das primäre diagnostische bildgebende Verfahren sein. Es gibt häufig Differenzen zwischen US und CT mit nachfolgender Verunsicherung. Bei jeder Indikationsstellung zur CT wird nach der speziellen Information durch das Verfahren zu fragen sein.

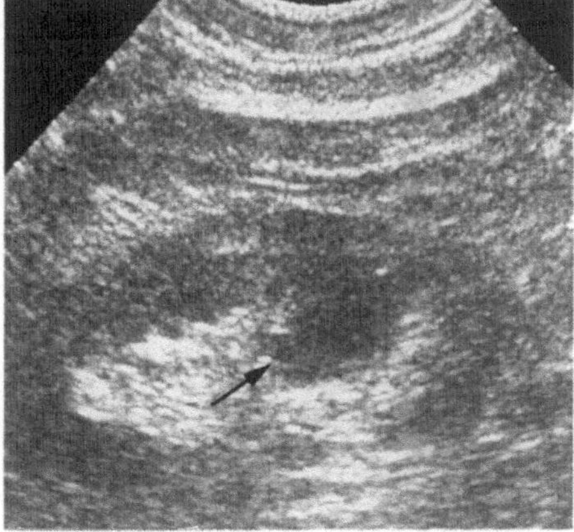

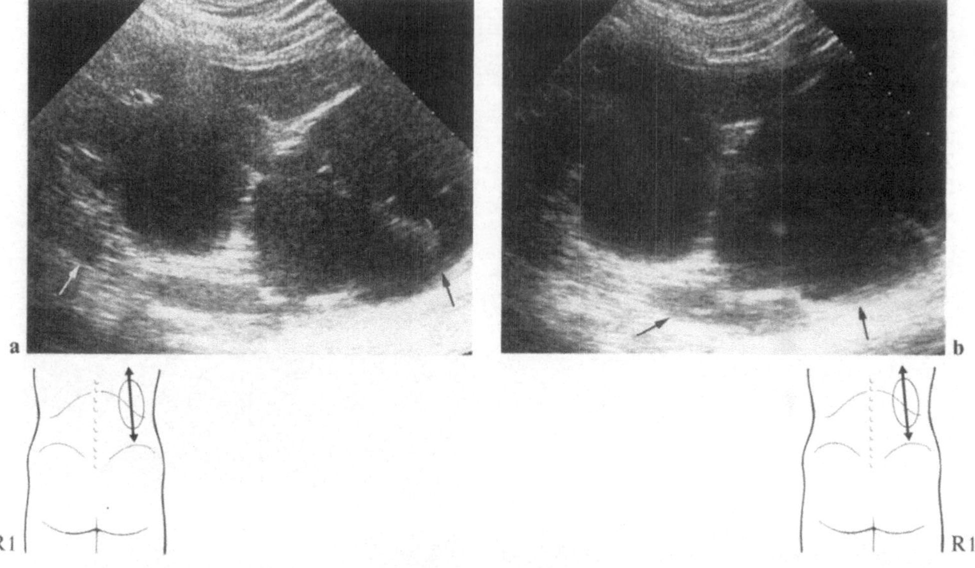

Abb. 6.19. **a** Riesige, zystisch wirkende Rf in einer kaum abgrenzbaren, sehr großen Nierenfigur (→). Zustand nach massiver Einblutung bei Marcumarisierung. **b** Nach 2 Wochen: Zunahme des Echostrukturmusters, vor allem der Zyste im kaudalen Anteil der Niere. Um eine neuerliche Blutung zu vermeiden, operative Freilegung: kleines NZK als Blutungsquelle in der Wand der großen austamponierten Zyste

6.6 Klassifikation zystischer Raumforderungen

6.6.1 Klassifizierung nach Bosniak

Bei der erörterten Problematik in Klinik und Praxen hat sich eine Einteilung der zystischen Rf nach Vorschlag von Bosniak [18] in 4 Kategorien hilfreich und wertvoll für den Umgang mit solchen Auffälligkeiten erwiesen. Dabei bedeutet:

Bosniak I: Klassische einfache, benigne Zyste. Sonographische und evtl. CT-Kriterien sind eindeutig. *Folgerung:* Keine weitere Maßnahme erforderlich.

Bosniak II: Minimale Auffälligkeit, z. B. Echopulseffekt nicht ganz typisch, Wandkontur leicht unregelmäßig, einzelne Echos, kleine Septe, Lage in bezug auf das Hohlsystem oder den Hilus nicht ganz sicher u. a. *Folgerung:* Keine weitere Maßnahme erforderlich. – Verlaufskontrolle etwa in 4–6 Monaten.

Bosniak III: Sichere Abgrenzung gegenüber einer Malignität oder Ausschluß einer mechanischen Wirkung sonographisch nicht möglich, z. B. zystische Rf bei Säuglingen oder Kleinkindern, unregelmäßige Kontur mit fraglichem Binnenstrukturmuster, auffällige Septen, primär unklare Dichten im CT, verdickte, vielleicht verkalkte Wand, multilokuläre zystische Rf o. a. *Folgerung:* Weitere diagnostische Abklärung unerläßlich, letztlich bis zur operativen Freilegung mit Schnellschnitten.

Bosniak IV: Sonographisch eindeutige, primär nichtzystische Pathologie mit lediglich größerer zystischer Komponente, etwa zystisch wirkende kongenitale Fehlbildung, infizierte eingeschmolzene und dadurch zystisch wirkende Rf, in eine Zyste ragender solider Prozeß (Gibson II oder IV), zentral zerfallener Tumor. *Folgerung:* Weitere Diagnostik und hochwahrscheinlich urologisch-operative Maßnahme unerläßlich; im Fall einer Malignität Tumornephrektomie.

6.6.2 Beurteilung

Diese Klassifikation nach Bosniak hat Schwächen, vor allem bei der Klassifizierung in die II. und III. Kategorie [3], z. B. dann, wenn es sich nach dem CT um eine hyperdense Zyste handelt, die in nur 50% [19] sonographisch eindeutige zystische Kriterien ergibt. Eine sicher fehlende Dichteanhebung jedoch nach Kontrastmittelbolus muß in diesen Fällen großes Gewicht haben, um solche Befunde in die Kategorie II zu stufen.

Größenzunahme nach einigen Monaten und weitere Veränderungen erfordern in den wohl seltenen Fällen die sofortige Umstufung nach IV, ohne daß sich durch die Verzögerung die Prognose zwischenzeitlich entscheidend verschlechtert haben wird. Bei derartigem Vorgehen wird manchem Patienten eine zu offensive Diagnostik und letztlich chirurgische Intervention erspart bleiben können.

Die Kernspintomographie wird für diese Fragestellung immer nur Patienten mit hocheingeschränkter Nierenfunktion vorbehalten bleiben oder aber solchen mit wirklicher Kontrastmittelallergie [118].

Trotz Schwächen und Grenzfällen kann die Einteilung nach Bosniak eine gewisse Systematik im Umgang mit zystischen Rf der Niere erreichen und so im klinischen Alltag nützlich sein.

Zur Verständigung erscheint eine Klassifikation von Zysten, wie von Bosniak angegeben, hilfreich für eine diagnostische und therapeutische Orientierung in der täglichen Arbeit. Zu den Kriterien der Eingruppierung s. Text S. 121.

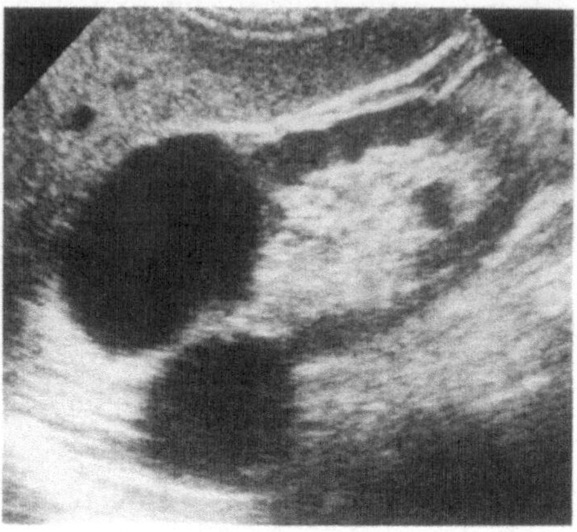

a

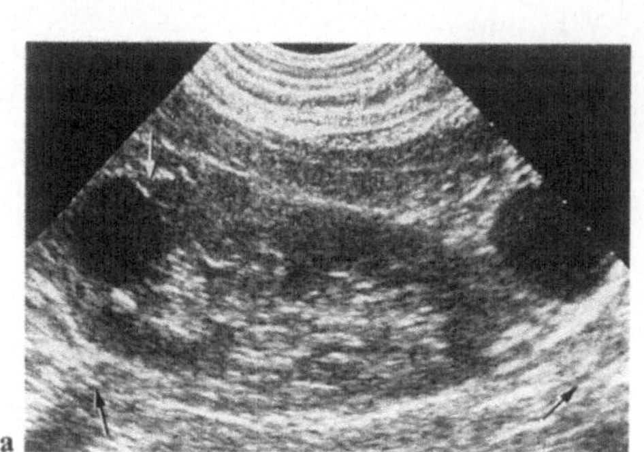

b

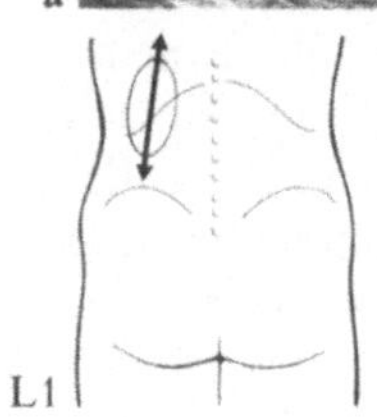

L1

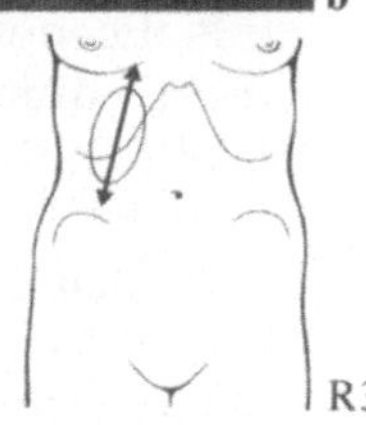

R3

Abb. 6.20 a, b. Unkomplizierte Nierenzysten, die alle Kriterien erfüllen: Bosniak I. **a** Je eine Zyste im oberen und unteren Polbereich. Die kraniale Zyste zeigt die typischen Ein- und Austrittsechos (weißer →). Der Echopluseffekt (→) wird erst beim 2. Zusehen deutlich. **b** Je eine nach ventral und dorsal entwickelte, unkomplizierte Nierenzyste im oberen Polbereich einer re. Niere bei hoher Verstärkung. Bei fehlender Symptomatik keine Krankheitsbedeutung, keine weiteren Maßnahmen, ggf. längerfristige sonographische Kontrolle

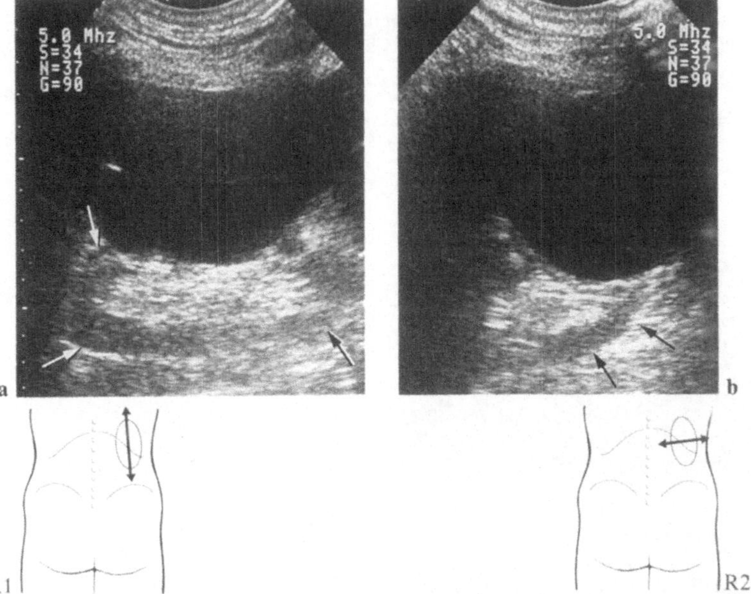

Abb. 6.21 a, b. Bosniak II. Die riesige zystische Rf an der dorsalen Fläche scheint die re. Niere (→) fast zu erdrücken. Nur diskreter Echopulseffekt, da die Verstärkung absichtlich reduziert wurde. 60jähriger Patient, asymptomatisch; Kontrolle in 4–6 Monaten. So große Zysten können bei unmittelbarer Lage an der Rückenwand Druckbeschwerden machen oder auch bei stumpfem Trauma evtl. rupturieren. Indikation zur leichten Zystensaugdrainage (s. Abschn. 6.8)

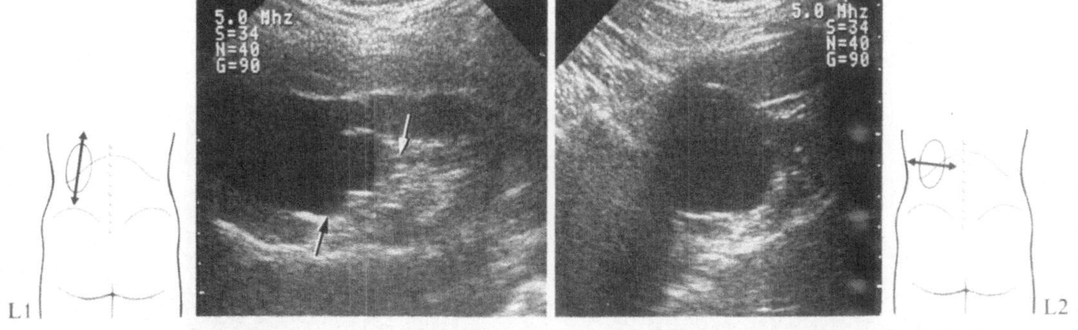

Abb. 6.22. Bosniak II. Die zystische Rf schiebt sich etwas unregelmäßig in das ZRB (→) und kann bei Größen- und Druckzunahme das NBKS beeinträchtigen. Kontrolle in 4–6 Monaten sicher sinnvoll

Mit Bosniak III ist gemeint, daß weitere diagnostische Maßnahmen nötig sind zur definitiven Diagnosestellung. Diese reichen von der kurzfristigen US-Kontrolle zur Reproduktion des Befundes, über Urogramm, CT, Angiographie, NMR, perkutane Punktion bis hin zur operativen Freilegung mit Schnellschnitthistologie. Alle atypischen Zysten gehören in die Kategorie Bosniak III.

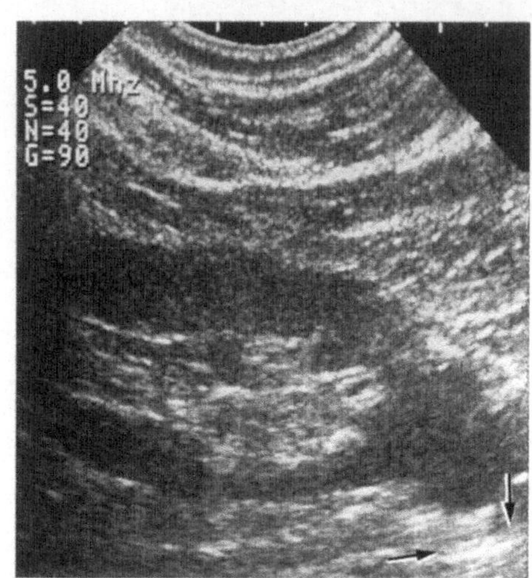

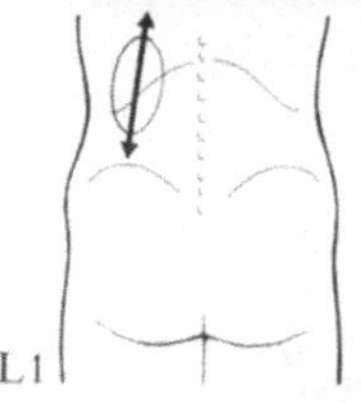

Abb. 6.23. Bosniak III. Unregelmäßig konturierte Rf, den unteren Nierenpol fortsetzend. Diskreter Echopulseffekt (→). Fast ähnlicher Echobesatz wie das Nierenparenchym. Nächste Maßnahmen: US-Kontrolle, CT, evtl. Aspiration. Die untere Polzyste in diesem Fall wird von der sehr reichlichen Fettkapsel im Bereich des unteren Pols „atypisch" gemacht

R1

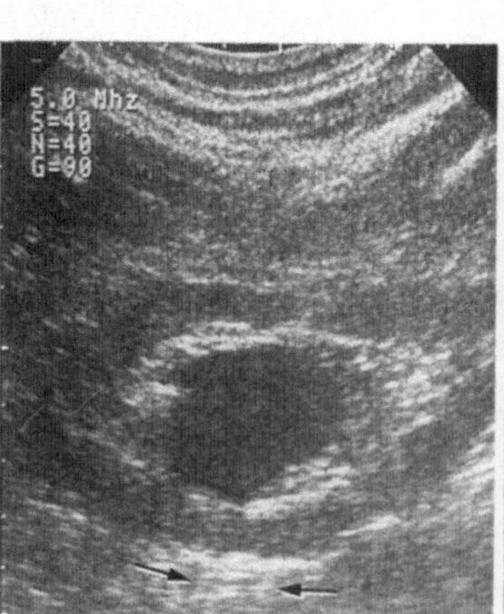

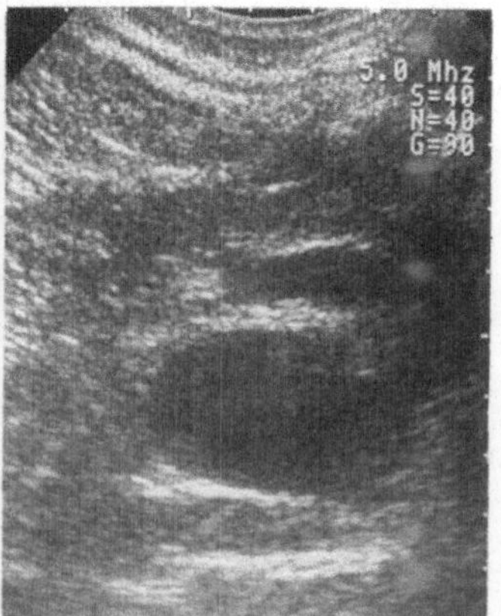

R2

Abb. 6.24. Bosniak III. Rundliche zystische Rf im Zentrum der Niere, nur diskreter Echopluseffekt (→). Weitere Maßnahmen: Urogramm mit der Frage der Hohlsystemveränderung, sonst lediglich Kontrollen, auch der Blutdruckwerte

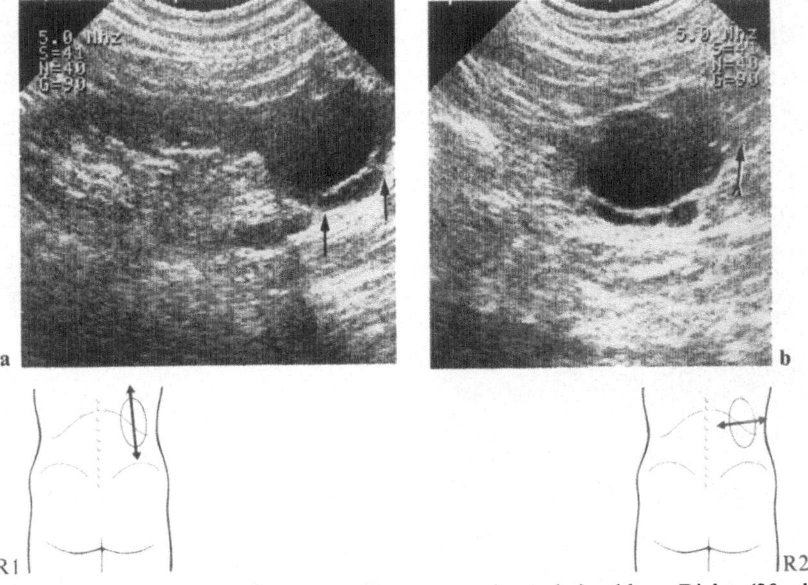

Abb. 6.25 a, b. Bosniak III. Die septenartige Wandverdickung (a →) und die unscharfe Abgrenzung (b ↣) sind Veranlassung zur CT-Untersuchung; bei unklarer Dichte (20 oder mehr HE nach KM-Bolus) Aspirationszytologie sicher angezeigt

Mit Bosniak IV ist gemeint, daß eine sofortige weitere Diagnostik obligat ist und letztlich fast immer eine operative Freilegung. Zystische Kriterien maskieren lediglich eine andere Pathologie.

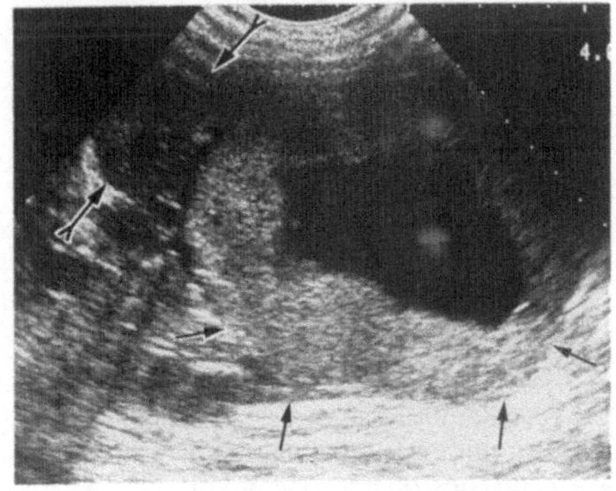

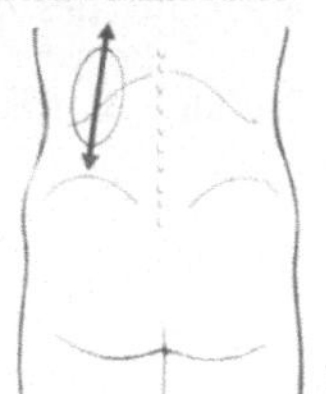

Abb. 6.26. Bosniak IV. Glattwandige, von außen abgeplattete zystische Rf in einer großen homogenen Masse (→), die den Großteil der Niere einnimmt. Nur der obere Pol (↣) ist noch schemenhaft zu erkennen. Auffälliger Echopulseffekt ventral der Rf. Diagnose: im Zentrum zerfallendes großes Onkozytom

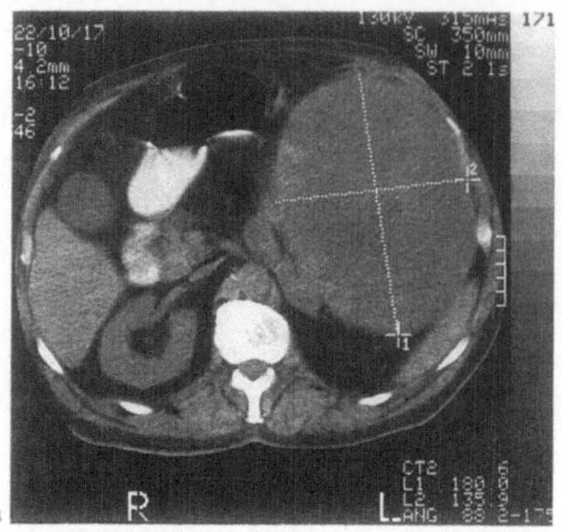

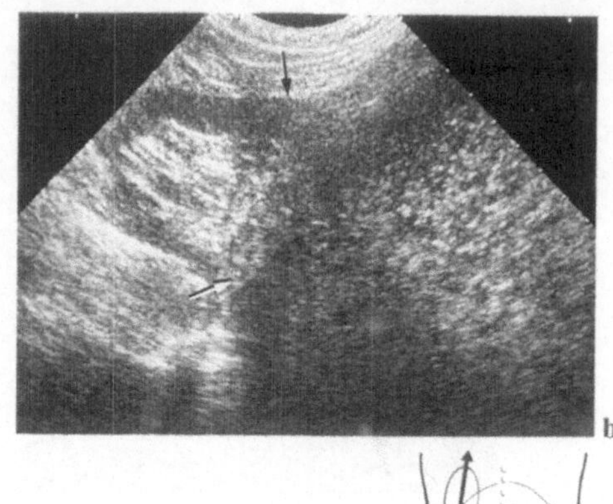

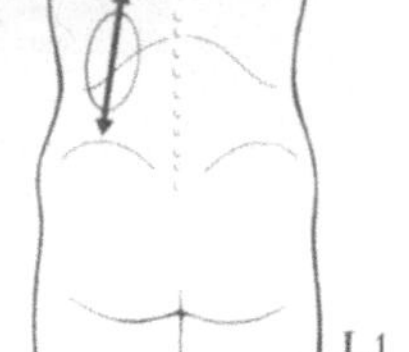

Abb. 6.27 a, b. Bosniak IV. Riesige Rf im unteren Polbereich der li. Niere (→). CT-Aussage: große Nierenzyste. Sonographischer Ausschluß von Zystenkriterien (**b**). Operative Freilegung: Riesiges zerfallenes NZK; s. auch die Aussage nach Abb. 6.18

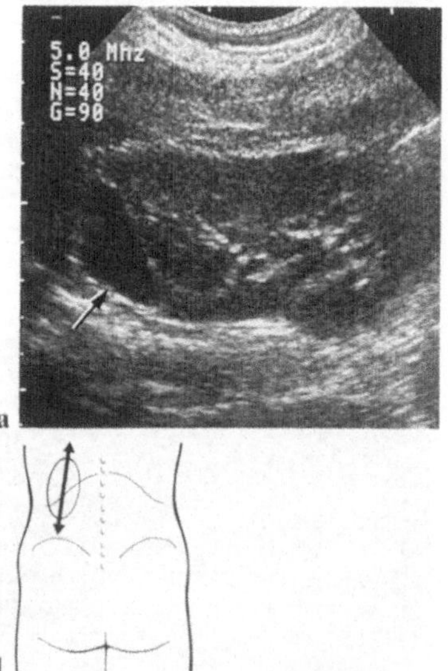

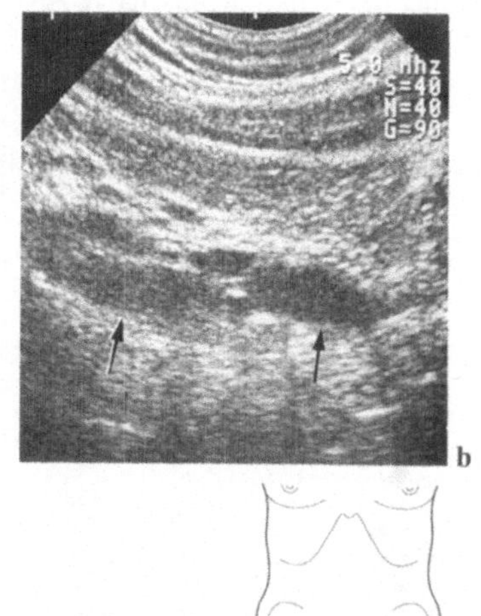

Abb. 6.28 a, b. Bosniak IV. **a** Abgeplattet wirkende liquide Rf (↣), eingeschmiegt in die Begrenzung des oberen Nierenpols bei 28jähriger Patientin. Unauffälliger urographischer Befund. **b** Im li. Unterbauch kann ein geschlängelter Hydroureter dargestellt werden. Es handelt sich um eine röntgenologisch stumme Doppelanlage li. mit Ureter duplex und Ureterozele des kaudalen Ostiums

6.7 Tumor und Zyste in derselben Niere

6.7.1 Häufigkeit

Nach experimentellen Untersuchungen von Heppler [49] wurden u. a. auch Tumoren als Ursache von Zysten angesehen, und zwar entsprechend der Vorstellung, daß Zysten durch vaskuläre Kompression und tubuläre Blockade entstehen. In der vorsonographischen Ära wurden solche, meist intraoperativ gesehenen Koinzidenzen als mögliche Bestätigung dieser Theorie angenommen.

Bei der Häufigkeit von Zysten aber, gerade auch bei älteren Patienten, muß der gleichzeitige Nachweis von Tumor und Zyste rein zufällig häufig sein – und ist es auch. Die viel zitierte Zahl von Emmet [33], der bei 1007 Patienten mit Zysten nur 10mal gleichzeitig einen Tumor fand, entsprechend ca. 1%, kann nur durch die damals noch nicht mögliche Sonographie und CT erklärt werden.

6.7.2 Klassifizierung der Koinzidenz nach Gibson

Die Klassifizierung der Koinzidenz von Tumor und Zyste nach Gibson hat Vorteile für die Verständigung. Dabei bedeuten:

Die Konstellation von Gibson 1 liegt recht häufig vor, da Nierenzysten sehr häufig sind und somit auch in tumortragenden Nieren. Gibson 2 kann bei Tumoren nicht so selten sein, weil die Tumorzellproliferation nach peripher erfolgt und das Tumorzentrum infolge von Ernährungsstörungen nekrotisch zerfallen kann.

Gibson 1: Zufällige Koinzidenz von Tumor und Zyste ohne lokalen Zusammenhang.
Gibson 2: Zentral zerfallener Tumor mit dickem Randwall.
Gibson 3: Tumor in einer Zystenwand (growth in tumor).
Gibson 4: Tumor unmittelbar der Zyste anliegend.

Gibson 3 entspricht dem früheren Zystenrandkarzinom. Ein Karzinom, das histologisch vom kubischen Epithel der Zystenauskleidung ausgeht, ist nicht beschrieben. Vielmehr handelt es sich um NZK, die randständig an der Zyste entstehen und auch in diese hinein wuchern (growth in).

Zystenbildung in der Nähe von NZK (Gibson 4) ist sicher möglich; sie würde von der Konstellation Gibson 1 nur in der Lokalisation abweichen. Nur im Fall Gibson 4 käme der Tumor induktiv für die Zyste in Betracht. Das ist jedoch spekulativ und klinisch belanglos. Bedeutsam ist es jedoch zu wissen, daß die Koinzidenz von Tumor und Zyste in derselben Niere nicht, wie früher angenommen, selten, sondern häufig ist, gleich in welcher Form und Lokalisation. Die Begründung dafür ist das häufige Vorkommen von Nierenzysten, zunehmend mit dem Alter, in dem auch Nierentumoren häufiger werden. Dieser Zusammenhang ist erst durch die Sonographie so eindeutig sicher und bewußt geworden.

Zysten sind in tumortragenden Nieren häufig und entsprechen an Zahl der normalen Verteilung, d.h. erheblich mit dem Alter zunehmend. Eine Tumorinduktion durch Zysten ist unwahrscheinlich, ebenso umgekehrt. Das gleichzeitige Vorkommen von zystischer und solider Rf in der selben Niere muß als rein zufällig angesehen werden, ebenso die jeweilige Lokalisation. Die Gibson-Klassifizierung kann evtl. noch zum Verständnis hilfreich sein.

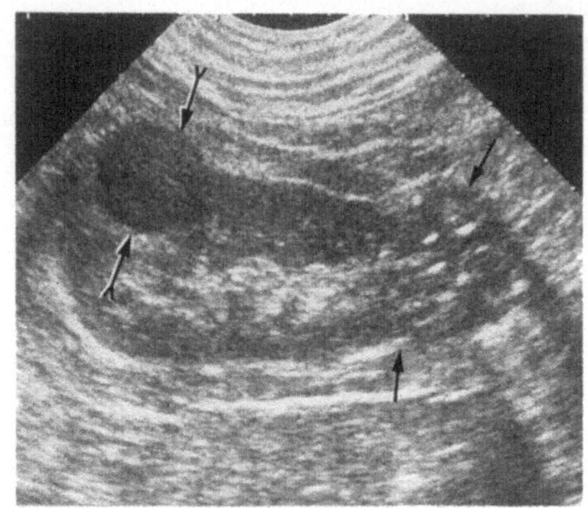

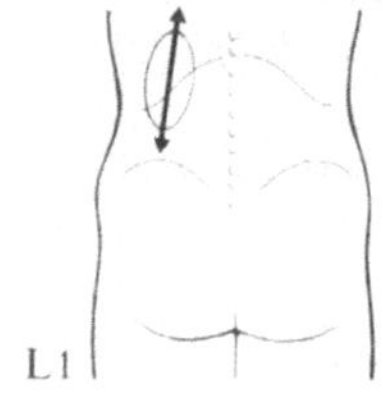

Abb. 6.29. Gibson Typ 1: Liquide (↣) und solide (→) Rf, voneinander unabhängig, in derselben Niere

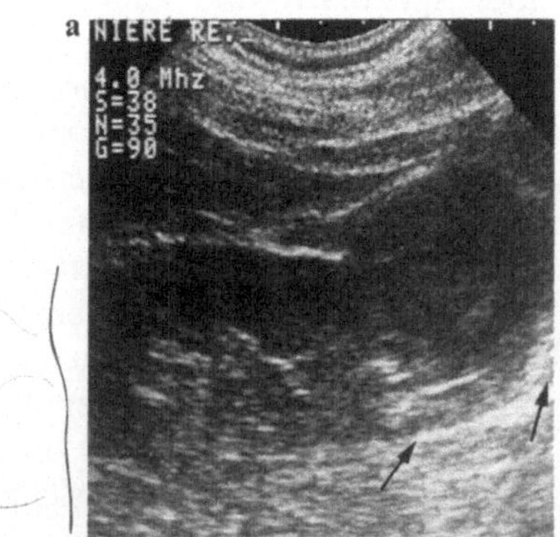

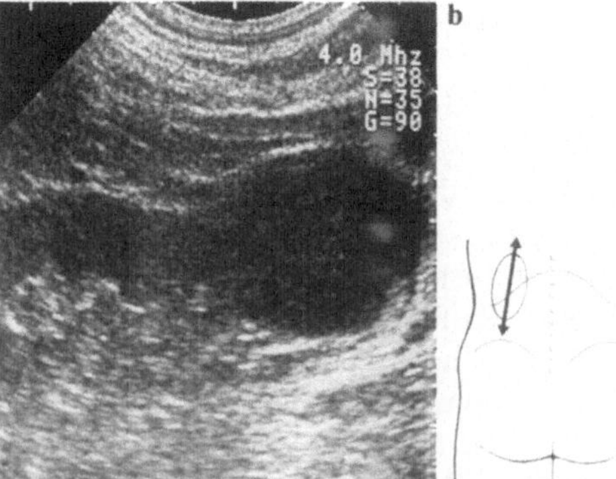

Abb. 6.30 a, b. Gibson Typ 2: Zentral zerfallener Tumor mit dickem Randwall. Dieser ist in **a** (medialer LS) inhomogener (→), in **b** (etwas lateraler) eher glatter. Aspiration von älterem Blut erfordert obligat die operative Freilegung

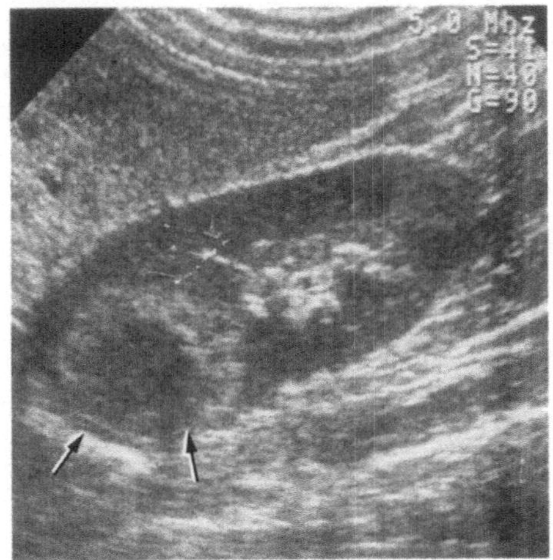

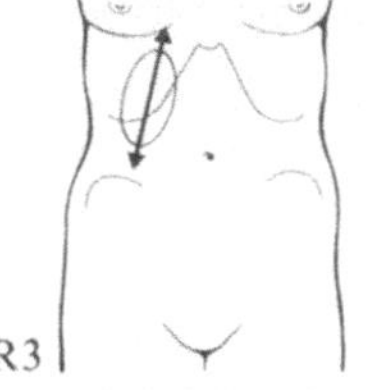

Abb. 6.31. Gibson Typ 2: Im Zentrum erweichter Tumor (→) mit dickem Randwall im oberen Polbereich der re. Niere. Die sonographische Anhiebsdiagnose wurde intraoperativ bestätigt

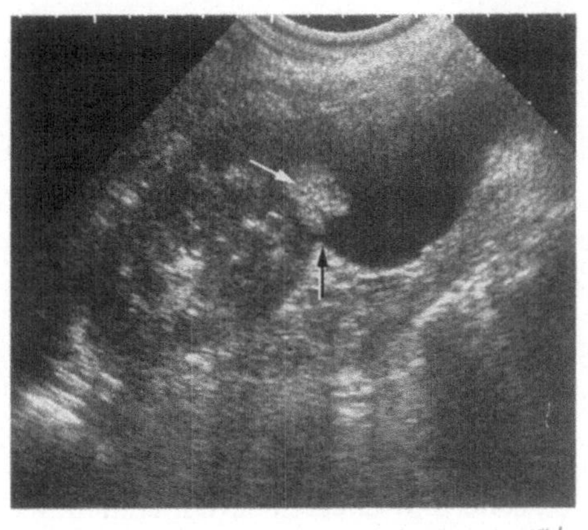

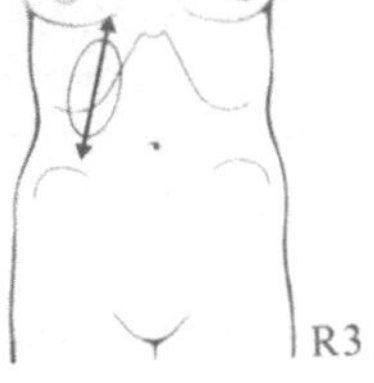

Abb. 6.32. Gibson Typ 3: Tumor (→) an oder in der Zystenwand, wobei die dichte Echostruktur des Tumors durch die umgebende Flüssigkeit bedingt wird. Typisches zystenrandständiges NZK (growth in tumor). Organerhaltung durch untere Polresektion; bislang mehr als 5 Jahre rezidivfrei

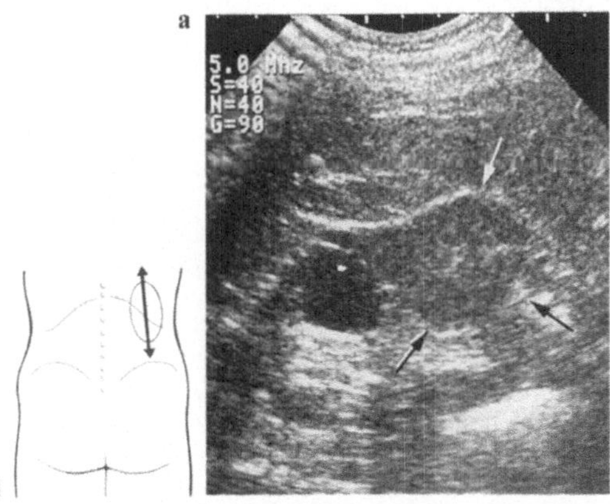

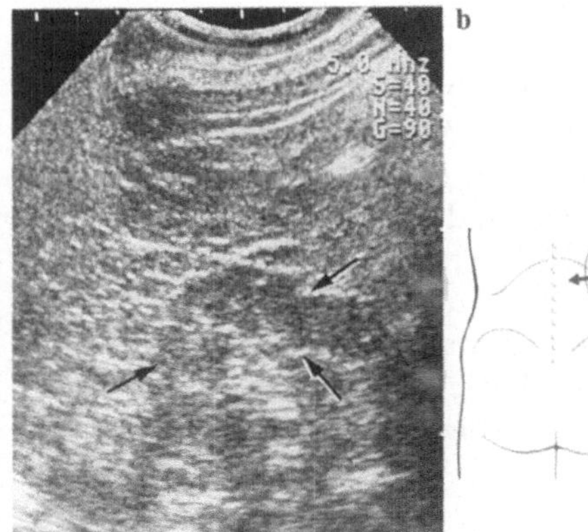

Abb. 6.33 a, b. Gibson Typ 4: Der Tumor (→) hat sich direkt neben der liquiden zystischen Rf entwickelt. Der QuS (**b**) ist nur durch den Tumor (→) gelegt; zufällige Lokalisation. Es gibt keine Hinweise dafür, daß die eine die andere Rf induziert haben könnte

Die Vorstellung, Tumoren könnten durch Zysten induziert werden, stammt noch aus der Zeit, als man Zysten schlecht diagnostizieren konnte, sie anläßlich einer Tumoroperation, eher zufällig, gleichzeitig fand und wegen der möglichen Genese spekulierte.

6.8 Zystenbehandlung

6.8.1 Minimal-invasive Verfahren

Es ist immer versucht worden, große Zysten, zumal wenn sie hilusnahe gelegen sind oder durch eine weite dorsale Ausdehnung vielleicht doch eine lumbale Mißempfindung bedingen, durch möglichst minimal-invasive Maßnahmen zur Obliteration zu bringen. Die einfache Punktion hat durch zytologische und chemische Untersuchung des Aspirats lediglich additiven diagnostischen Wert. Auch bei vollständiger Entleerung findet man nach 2 Wochen bis maximal 3 Monaten den status quo ante.

Eine Injektion von Eigenblut nach Entleerung kann möglicherweise später den gleichen Zustand bewirken wie eine Einblutung sui generis, d. h. die Ausbildung einer hyperdensen Zyste mit Septenbildung und Wandverdickung. Gerade diese Kriterien erschweren später die Diagnostik und die Differentialdiagnose gegenüber einem Nierenzellkarzinom.

Gute Verödungsergebnisse wurden nach der Entleerung durch die Injektion von 96%igem Alkohol erreicht, ein Verfahren, das sich bislang aber nicht allgemein durchsetzen konnte [13, 31].

Zahlreiche weitere Substanzen wurden im Laufe der Zeit propagiert, z. B. 2% Polidocanol u. a. [90]; jedoch gibt es nach wie vor keine anerkannt zuverlässige Möglichkeit.

6.8.2 Zystensaugdrainage

In den letzten 3 Jahren hat sich uns bei entsprechender Indikation die sog. Zystensaugdrainage bewährt. Dabei wird ultraschallgezielt ein 7-Charr-Nephrostomie-Katheter in die Zyste eingelegt und, nachdem Aspirat für die zytologische und biochemische Untersuchung entnommen wurde, eine Redonsaugflasche angeschlossen. Durch einen 3tägigen Dauersog, vielleicht auch mit Hilfe einer leichten lokalen Entzündung, erfolgt bei zuverlässiger Lage des Katheters eine Obliteration der Wände. Zusätzlich werden unmittelbar vor Entfernung des Katheters 2–4 ml Aethoxysklerol in den kapillären Spalt hineingegeben. Obwohl Spätergebnisse in größerer Zahl ausstehen, rechtfertigen die bisherigen Resultate eine Fortsetzung dieses unkomplizierten effektiven Verfahrens.

Hat, wie anfangs erwähnt, die Sonographie die einfache Zyste gelegentlich zum Problem gemacht, so kann in manchem Fall die Zystensaugdrainage, die nur mit Hilfe der Urosonographie möglich ist, in einfacher Weise dazu beitragen, dieses Problem dauerhaft zu lösen – eine exakte Indikation stets vorausgesetzt.

> Die Zystensaugdrainage stellt eine einfache Möglichkeit dar, zystische Rf zu entleeren und sie, ggf. über den Weg einer leichten Entzündung und zusätzlich einem Sklerosierungsmittel, dauerhaft zur Obliteration zu bringen. Trotz der nur minimalen Invasivität sollte die Indikation streng gestellt sein, weil Komplikationen (z. B. gefangener Abszeß) nicht ausgeschlossen erscheinen.

Abb. 6.35 a, b. Große atypische liquide Rf (→) ► nach ventral entwickelt **(a)** vor und **(b)** nach der Saugdrainage. Die sichere diagnostische Klärung durch die Aspiration oder die Drainage eines eventuellen Abszesses ist ein zusätzlicher Aspekt dieser geringfügigen Intervention

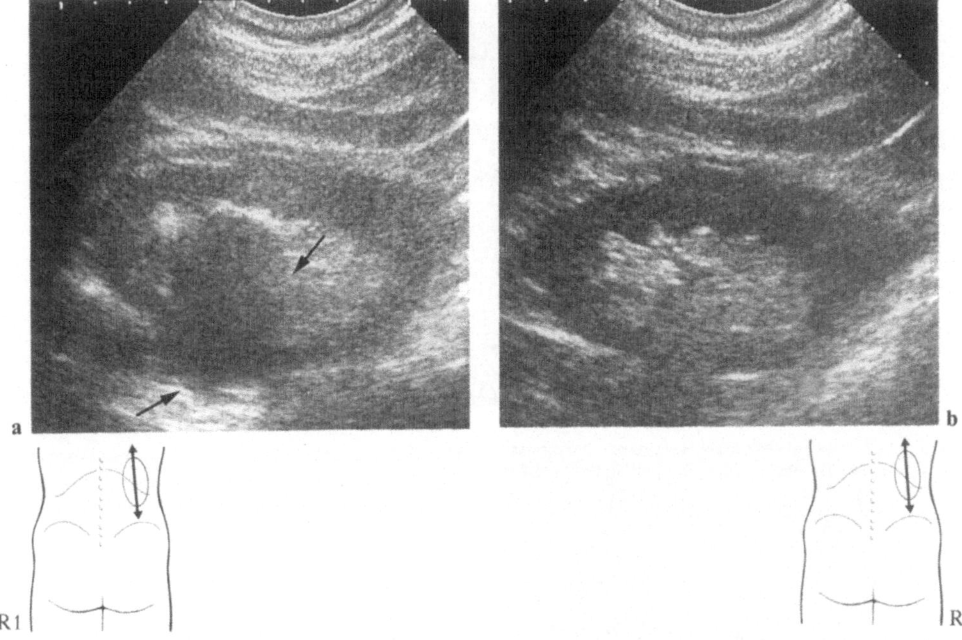

Abb. 6.34. **a** Zentrale Zyste (→) der re. Niere vor der Drainage und **b** 3 Wochen danach. Die ehemalige Zystenlokalisation ist noch angedeutet erkennbar

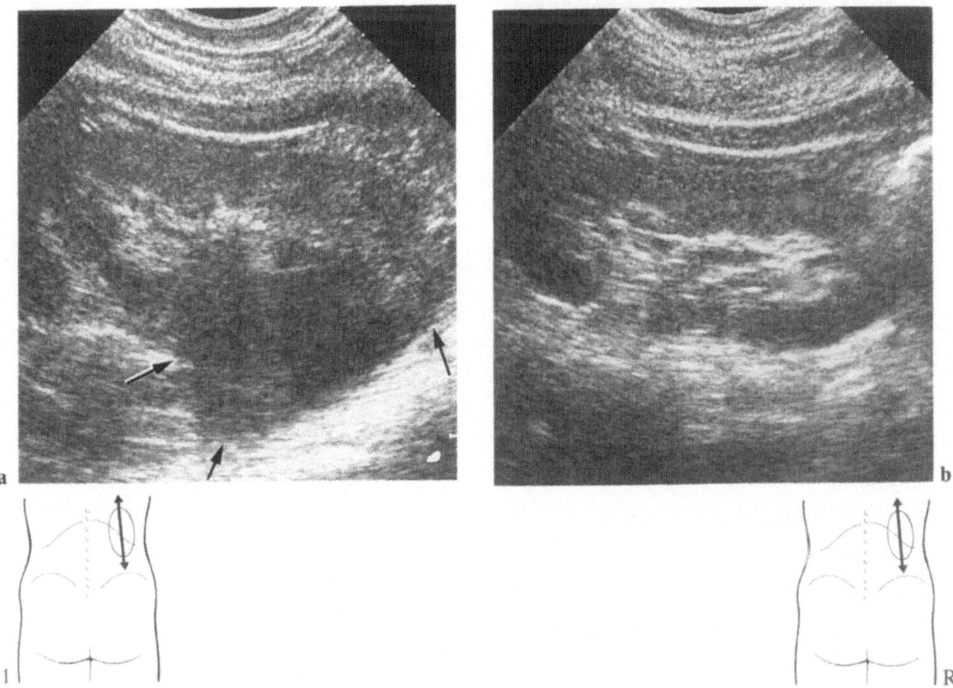

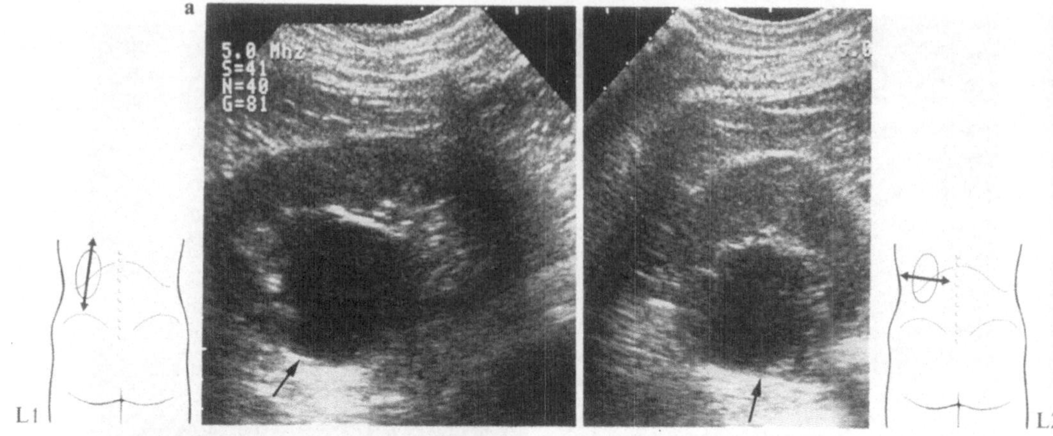

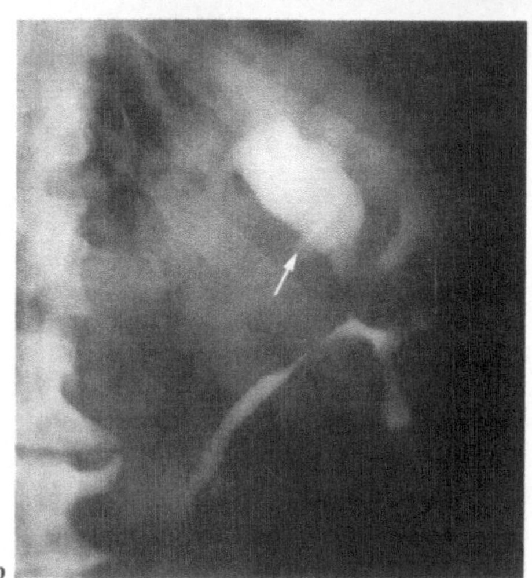

Abb. 6.36. a Große zystische Rf (→) im suprahilären Teil der li. Niere mit so hohem Binnendruck, daß ein Hydrokalix (**b**) (→) resultiert. **c, d** s. S. 133

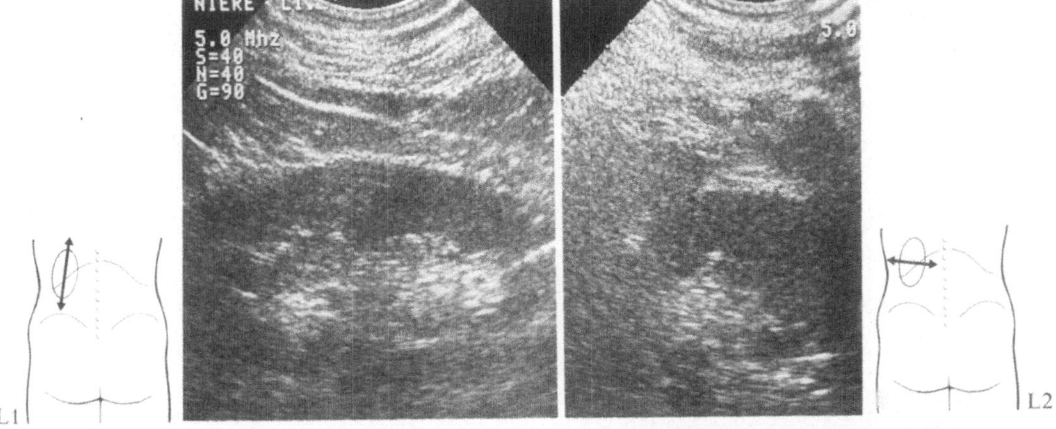

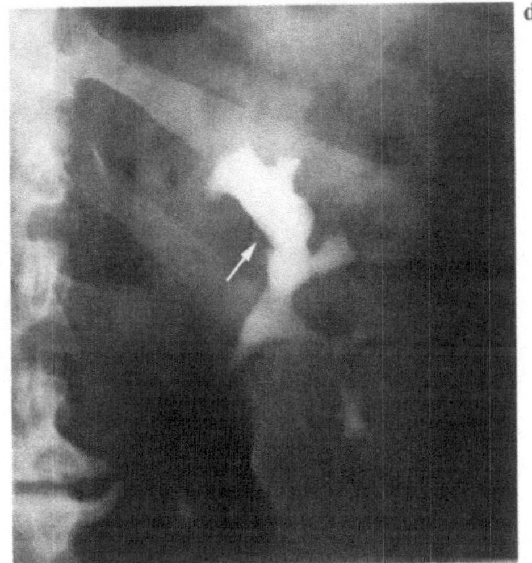

Abb. 6.36 (*Fortsetzung*). **c** Nach der Saugdrainage etwas flaue, aber unauffällige Darstellung der li. Niere im LS und QuS. **d** Der obere Kelch ist sichtbar entlastet (→)

7 Solide Raumforderungen der Niere

7.1 Allgemeines

Neben der liquiden war der Nachweis der soliden Rf der Niere von Anfang an, nämlich 1970 [7], eine Domäne der US-Diagnostik und ist es bis heute mit stark verbesserter Genauigkeit in besonderem Maße geblieben. Bei der soliden, d.h. echohaltigen, Rf handelt es sich seltener um gutartige, sondern meistens um bösartige Tumoren, von denen zahlenmäßig das Nierenzellkarzinom (NZK) die bei weitem häufigste Neoplasie ist. Mögliche Formen sind:

1. Maligne Tumoren
- Nierenzellkarzinome (NZK)
- Metastasen anderer epithelialer Tumoren (Mamma- u. Bronchialkarzinome, Melanome, gastrointestinale Karzinome, insges. 2%)
- maligne Lymphome
- Sarkome

2. Benigne Tumoren
- Adenome
- Angiomyolipome
- Onkozytome.

Das NZK macht in westlichen Ländern ca. 3% der Malignome der Erwachsenen aus und bedingt ca. 2,4% aller Todesfälle. Trotz dieser gering erscheinenden Zahl spielt dieser Tumor in der Urologie eine besondere Rolle. Die Geschichte des früher Hypernephrom genannten Tumors ist gekennzeichnet durch eine Reihe von Irrtümern und bis heute „narrt" dieser Tumor Kliniker, Pathologen und onkologische Wissenschaftler durch seine Vielfalt und Ungesetzmäßigkeiten. Gerade in den letzten 15 Jahren ist eine Fülle an immunologischem, zytogenetischem und molekularbiologischem Wissen [81] gewonnen worden, ohne daß sich dadurch prognostisch [17] für schon symptomatisch Betroffene grundsätzlich etwas geändert hätte. Man kennt eine Reihe von Risikofaktoren und Prognosekriterien, aber die wirkliche Pathogenese bleibt in den meisten Fällen unklar und der Verlauf nach einer Operation oft unsicher.

Risikofaktoren:
1. Erworbene Nierenzysten bei Dialysepatienten (ARCD),
2. polyzystische Nierendegeneration,
3. früherer Tumor in derselben oder der kontralateralen Niere,
4. Hippel-Lindau-Erkrankung in der Familie.

Prognosekriterien:
1. Stadium zum Zeitpunkt der Diagnose,
2. Gesamttumorlast,
3. nukleares Grading,
4. DNA-Gehalt,
5. Zytogenetik.

Daneben gibt es eine Liste von *Ungewöhnlichkeiten,* die nur schwer erklärbar sind, z. B.:

1. Häufigster Tumor in der Gravidität,
2. ungewöhnliche Metastasenlokalisationen (Vagina, Hoden, Tonsillen, Schilddrüse u. a.),
3. Spätmetastasen nach vielen Jahren nicht selten,
4. spontaner Wachstumsstillstand oder gar Rückbildung von Metastasen (0,4%).

Da der Tumor nicht mehr und nicht anders Raum fordert als eine Zyste, kann das NZK, je nach Wachstumsrichtung, sehr lange asymptomatisch bleiben. Nicht selten weisen erst aufgedeckte symptomatische Metastasen in Knochen, Lunge oder Lymphknoten (LK) auf ein mögliches NZK hin. Primärsymptome, wie Makrohämaturie, Rückenschmerzen und/oder auffällige Palpation sind stets Spätsymptome und als Signum malum zu werten.

Vor diesem Hintergrund kommt der Sonographie aus uroonkologischer Sicht wichtige Bedeutung zu: Das NZK entwickelt sich meistens aus Zellen des proximalen Tubulus [50, 98, 104], also peripher im dreischichtigen nephrosonographischen Schnittbild, und somit in einer makroskopisch homogen strukturierten Zone. Strukturveränderungen und vor allem Konturunregelmäßigkeiten sind dadurch früh auffällig, so daß bei sorgfältiger Untersuchungstechnik asymptomatische Tumoren vermutet und schließlich auch diagnostiziert werden können. Die Urosonographie kann makroskopische Auffälligkeiten ab einer Größe von circa 1 cm nachweisen. Dies entspricht etwa dem Auflösungsvermögen der Computertomographie, übersteigt aber bei weitem die Möglichkeiten der Urographie [47] – zumindest, was das Nierenparenchym anbetrifft. Da fast alle soliden Rf des Nierenparenchyms Tumoren sind, verbleibt für die Differentialdiagnose nur noch die Unterscheidung zwischen maligne und benigne.

Die Konsistenz einer Raumforderung kann die Sonographie konkret differenzieren, nämlich zwischen liquider und strukturierter Masse [5].

Sonographische Kriterien der soliden Raumforderung:

1. Protuberanz der glatten Kontur,
2. noduläre Änderung des Parenchymstrukturmusters = rundliche Aussparung (echoarm, echogleich, echoreich),
3. Impression oder Amputation des ZRB,
4. Verbreiterung oder Elongation des tumortragenden Nierenteils.

Die umschriebene Aufwölbung der glatten Nierenkontur gilt als wichtiges Frühzeichen. Randständig narbig eingezogenes Parenchym mit postentzündlicher Adhärenz der Fettkapsel als Prominenz kann einen ähnlichen Befund bedingen; ebenso die, allerdings seltene, persistierende Renkulierung und bei koronarer SK-Applikation ein angedeuteter „Milzbuckel“.

Die Echostruktur der Rf im Nierenparenchym korreliert nur selten mit dem Gewebeaufbau des Tumors. Am ehesten trifft dies noch für das sonographisch geschichtet-echodichte, wie ausgestanzt wirkende AML zu. Vielleicht gilt der Eindruck „echodicht = gefäßreiches“ und „echoarm = zellreiches Gewebe“ auch für das papilläre Adenokarzinom. Es ist geringer makro- und mikrovaskularisiert und wirkt im Schallbild unilokulär, rundlich, flau echostrukturiert. Dies kann aber nicht als Regel gelten, so daß an sich alle histopathologischen Rückschlüsse aus dem Echostrukturmuster unnötige Spekulationen sind. Wesentlich und wichtig ist letztlich die fast immer eindeutige Abhebung der Tumorstruktur von der des Parenchyms. Dies, zusammen mit der Konturänderung, sind sehr verläßliche Kriterien.

Je nach Wachstumsrichtung des Tumors ist das ZRB häufig mit einbezogen, nämlich entweder imprimiert oder aber ganz abgeschnitten, geradezu amputiert. Die Amputation allein würde primär eher für eine beginnend infiltrierende Urothelneoplasie sprechen (s. d.), sie wird jedoch zusammen mit der Konturänderung häufig auch beim NZK gefunden.

Fortgeschrittene große Rf treiben ähnlich wie im Urogramm den tumortragenden Nierenteil auf oder elongieren den Abstand vom ZRB zur Organgrenze bei polständiger Lokalisation.

Insgesamt ist die Variabilität eines Tumors im NS-Schnittbild in Größe, Struktur, Deformierung und Destruierung der Niere unglaublich vielgestaltig, entsprechend der auch sonstigen „Buntheit“ des NZK, das man früher deswegen auch hypernephroides Karzinom nannte; meist aber ist letztlich der Befund eindeutig, eine gute Einstellung und Untersuchungstechnik vorausgesetzt.

Die Vielfalt solider Rf der Niere in bezug auf Größe, Lage und Echostruktur ist praktisch unbegrenzt.

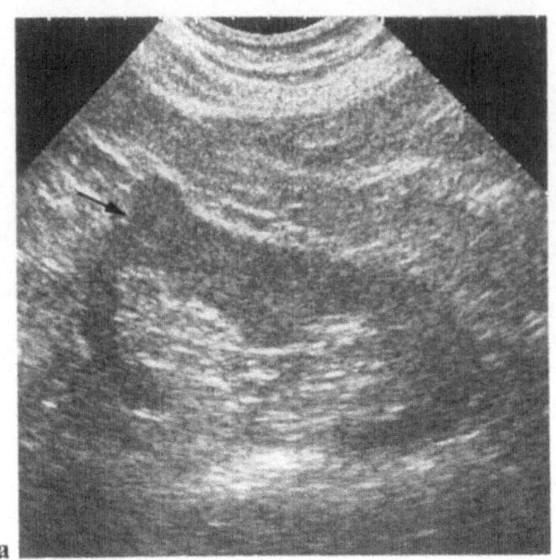

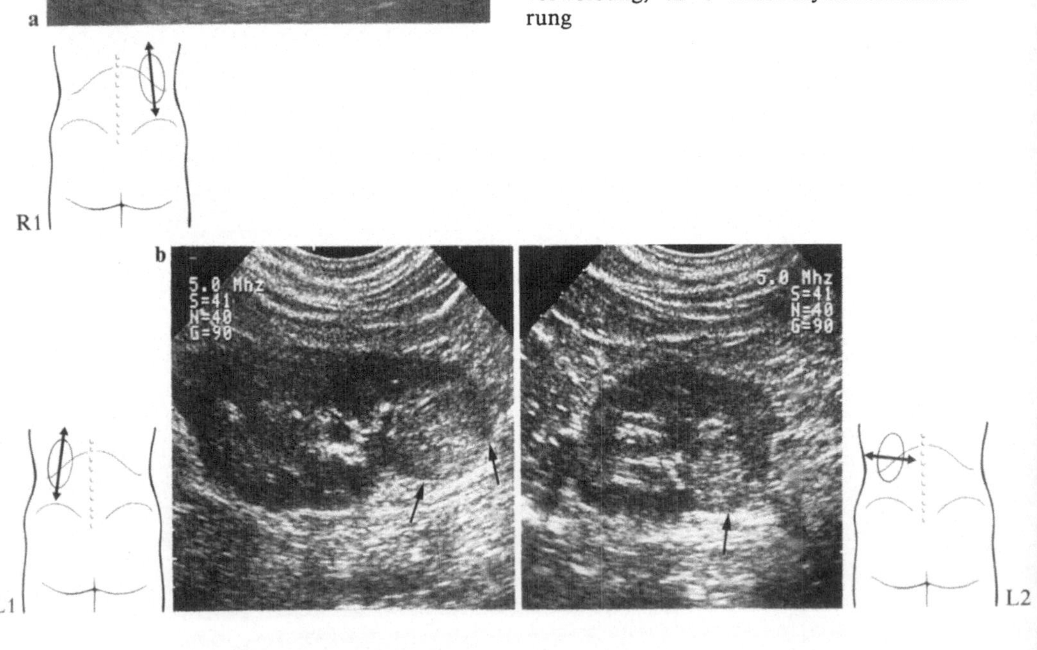

Abb. 7.1 a, b. NZK. **a** Kleine, eher echoarm wirkende Rf (→) auf der Dorsalfläche einer re. Niere im Vergleich zu (**b**) einer echodicht wirkenden Rf (→), im unteren Polbereich an der Ventralfläche einer li. Niere gelegen. Beides sind NZK. Auffälliges Kriterium in **a** Konturvorwölbung, in **b** Parenchymstrukturänderung

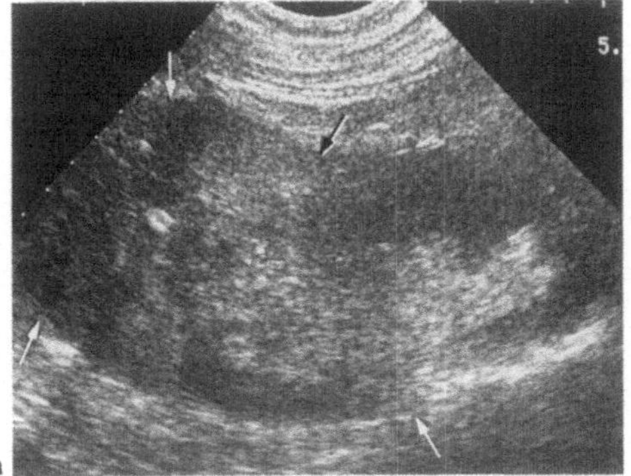

a

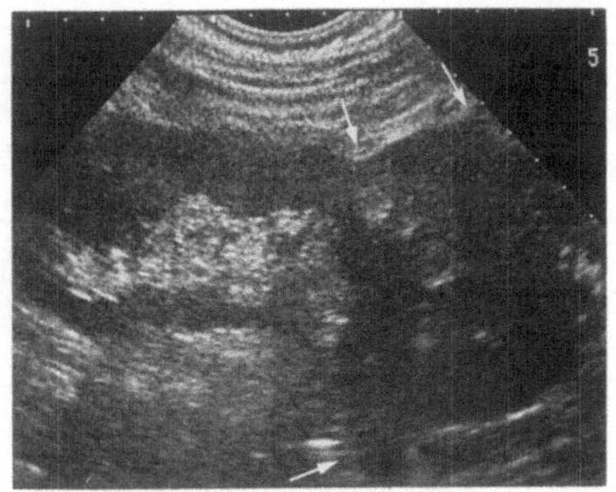

b

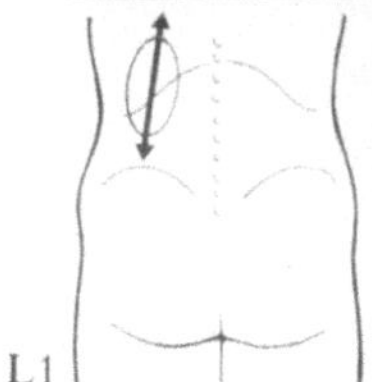

L1

L1

Abb. 7.2 a, b. NZK. **a** Riesige echodichte Rf (→), inhomogen strukturiert, die den ganzen kranialen Anteil der Niere einnimmt und das Organ insgesamt stark vergrößert im Vergleich zu **b**, einem flau echoarm wirkenden Tumor (→), der den kaudalen Anteil der Niere einnimmt und nach peripher auftreibend wächst

Man kann aus der Echotextur einer soliden Rf keine Rückschlüsse ziehen auf die Histologie eines Tumors. Einzige Ausnahme ist das AML (s. dort). Die Echostruktur der Rf erscheint ganz wahllos und different für histologisch oft gleichförmig aussehende Tumoren.

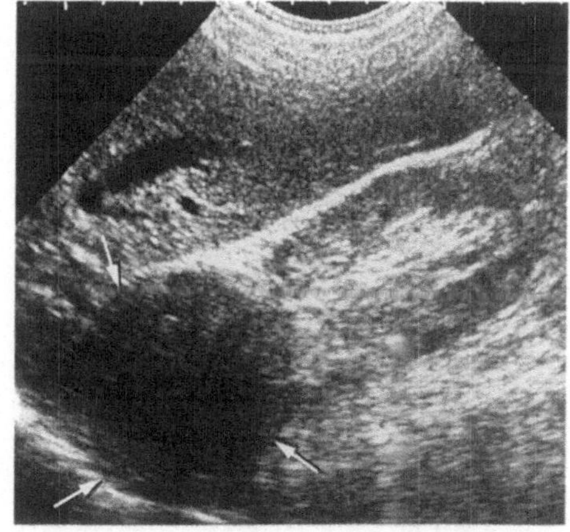

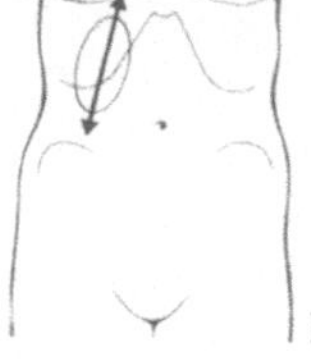

R3

Abb. 7.3. NZK. Große und im Vergleich zur übrigen Niere, vor allem im Zentrum, sehr echoflau wirkende Rf (→) am und in Verlängerung des oberen Pols der re. Niere

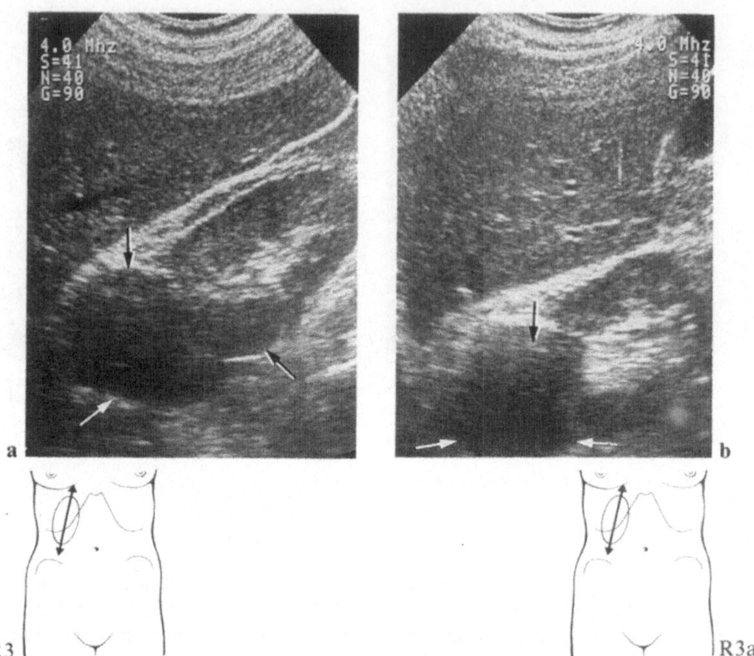

Abb. 7.4 a, b. NZK. Fast gleich lokalisierte Rf (→) wie in Abb. 7.3. Das Tumorstrukturmuster ist hier aber deutlich dichter im Vergleich zu Abb. 7.3

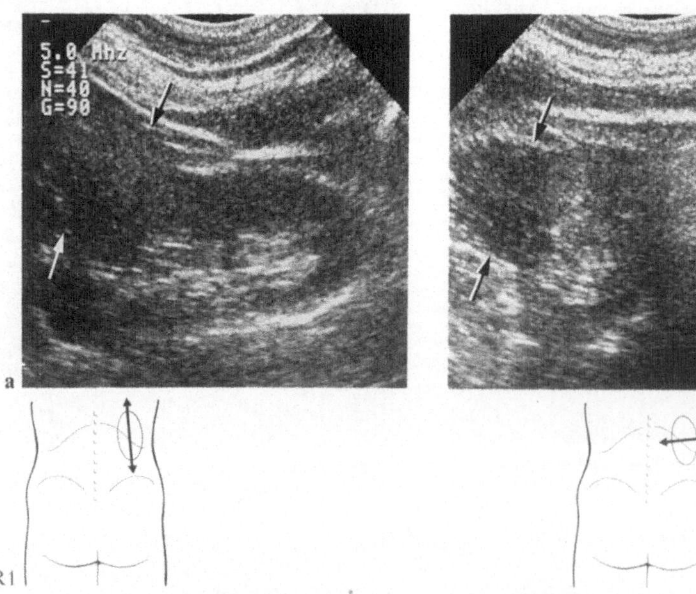

Abb. 7.5 a, b. NZK. Die zapfenartige Rf (→) entwickelt sich an der dorsomedialen Fläche des oberen Nierenpols und zeigt ein ähnliches Strukturmuster wie das Parenchym. Als Tumorkriterium dominiert die Konturvorwölbung

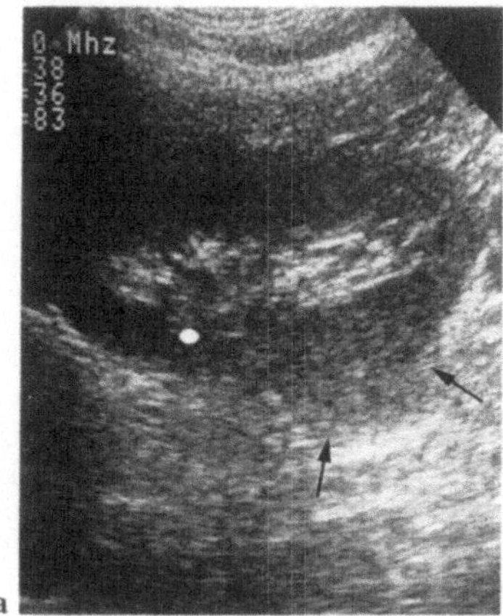

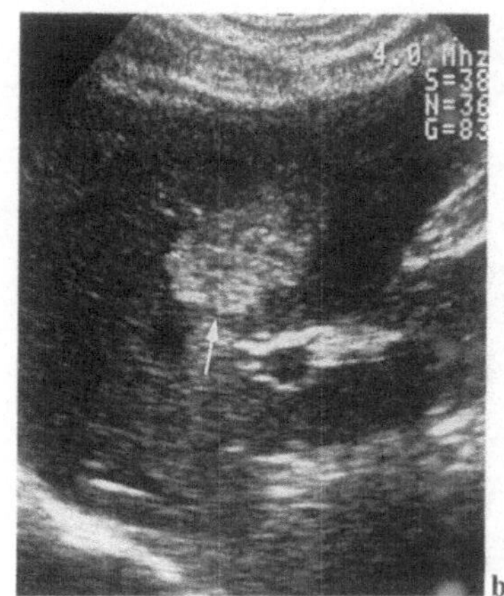

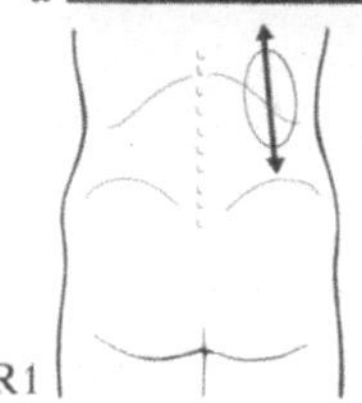

Abb. 7.6 a, b. NZK. **a** Die Tumorbildung (→) kann nur bei Dorsalapplikation des SK dargestellt werden. Das Strukturmuster ähnelt dem Parenchym des unteren Pols. Im oberen Pol ist, technisch bedingt, das Parenchym kaum strukturiert. **b** Fragliche, sehr echoreiche Metastase in der Leber. Schräger Oberbauchschnitt

Beim Vergleich des Strukturmusters einer Rf mit eventuellem Referenzgewebe muß immer eine artefizielle, technisch bedingte Veränderung berücksichtigt werden. Verschiedene Schnittebenen und SK-Applikationen sowie weitere typische Kriterien eines Tumors ergeben erst den Gesamteindruck.

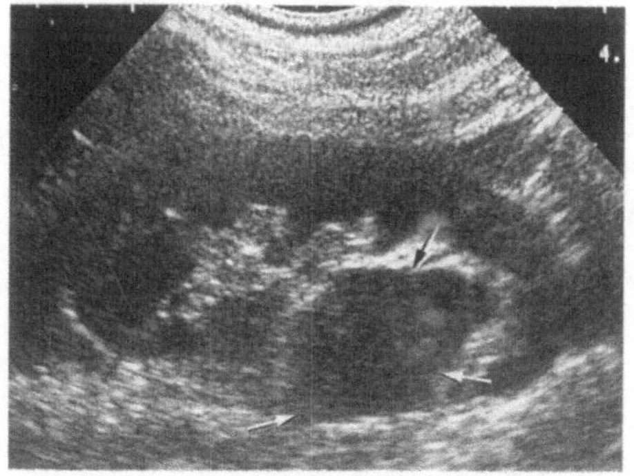

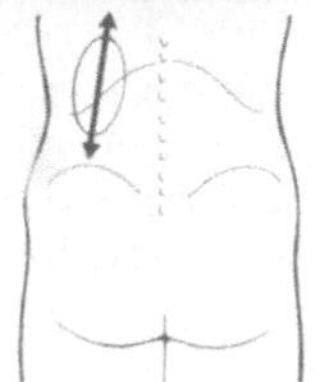

Abb. 7.7. NZK. Das Tumorstrukturmuster (→) ist gering intensiver im Vergleich zum Parenchym. Die eindeutige Aussparung und die Impression in das ZRB von ventral her sind aber unverkennbare Tumorkriterien

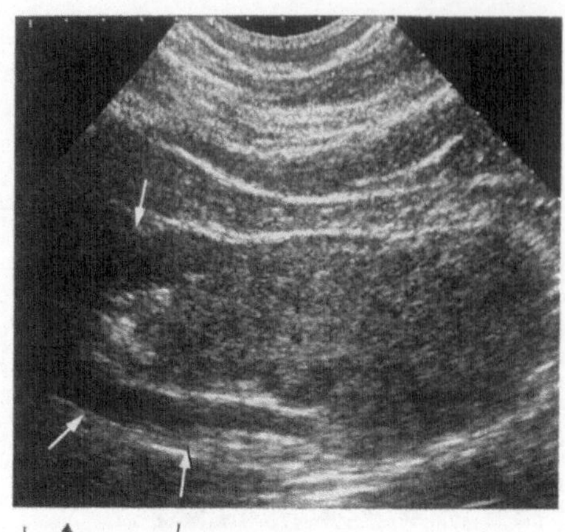

Abb. 7.8. NZK. Die Niere ist durchsetzt von homogenem Tumorgewebe, nach kaudal verlängert und aufgetrieben; nur im oberen Polbereich scheint noch ein schmaler Parenchymsaum (→) erhalten

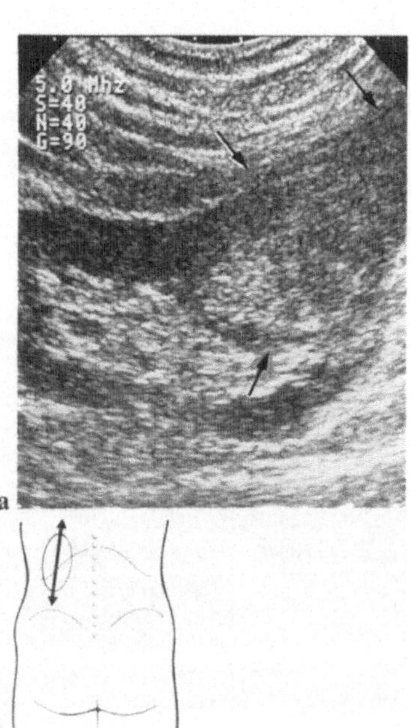

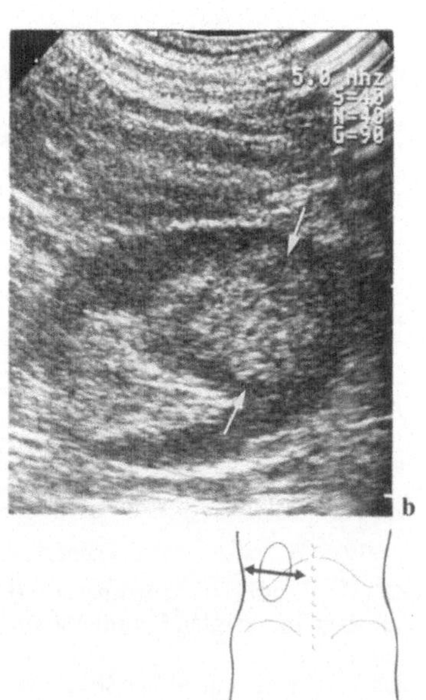

Abb. 7.9 a, b. NZK. In den unteren Polbereich, nach dorsokaudal hin, scheint eine sehr echoreiche, rundliche bis zapfenförmige Masse (→) geradezu eingelassen zu sein. Das Tumorstrukturmuster ist homogen – aber deutlich dichter und intensiver im Vergleich zum Parenchym

7.2 Untersuchungstechnik und Einstellung

Voraussetzung für die verantwortungsvolle Aufgabe, einen Tumor auszuschließen oder zu erkennen, sind genügend Untersuchungszeit und eine gute technische Ausrüstung.

Die Beurteilung erfolgt während der dynamischen Untersuchung, ähnlich wie bei der Durchleuchtung durch den Radiologen. Das Bild dient zur Dokumentation eines für wichtig gehaltenen Moments während der Untersuchung. Es genügt nicht, die Niere einmal in guter Darstellung „abfotografiert" zu haben, weil ein Schnitt nur eine ca. 3 mm dünne Scheibe des mindestens 6 cm breiten Organs erfaßt.

Die Niere sollte nach der klinischen Untersuchung in Bauchlage beiderseits von medial nach lateral und von kranial nach kaudal durchgemustert werden. Bei jeder Auffälligkeit erfolgen komplementäre Schnitte je nach Erfordernis in Rückenlage oder koronar zur Klärung. Am Ende der Untersuchung wird man so einen vollständigen Eindruck von den Nieren und deren Umgebung haben mit ggf. zusätzlichen Informationen, wenn sie von der Klinik des Patienten her gefragt sein sollten.

Besteht der Verdacht einer Rf, wird man sich bemühen, die Ausdehnung und die Beziehung zu den Nachbarorganen (große Gefäße, Leber, Milz, Pankreas) durch verschiedene SK-Applikationen zu klären. So läßt sich ein grobes Staging erreichen und sicher festlegen, ob und welche zusätzlichen bildgebenden Untersuchungsverfahren weitere für Diagnose und Therapieplanung unverzichtbare Informationen erbringen könnten.

Obwohl eine gleichbleibende Grundeinstellung des Geräts wichtig ist, kann durch eventuelle Änderung des Fokus, der Schallintensität und des Kontrastes eine Optimierung des sonographisch Möglichen in Anpassung an die Voraussetzungen des Patienten erreicht werden.

Zur Beantwortung der wichtigen Frage an die Sonographie: „Liegt eine pathologische Raumforderung vor oder nicht?", sind genügend Zeit, eine gute Ausrüstung und eine möglichst gute Untersuchungstechnik wichtige Voraussetzungen.

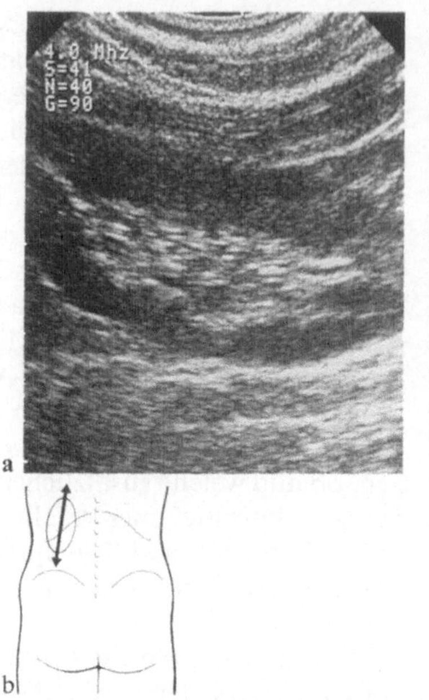

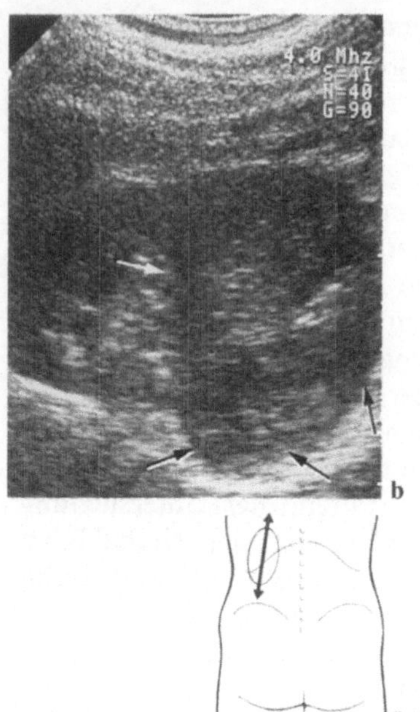

Abb. 7.10 a, b. NZK. Im medialen LS (**a**) unauffällige Niere, bei 50jährigem Mann. Wenige mm weiter lateral (**b**) stellt sich bei dorsaler SK-Applikation eine große, die Kontur weit überschreitende, Masse (→) dar

Abb. 7.11 a, b. NZK. Bei ventraler SK-Applikation unauffälliger Nierenscan (**a**). Wenige mm weiter lateral (**b**) bricht das ZRB durch eine Masse (→) ab, die den oberen Nierenpol auftreibt

▼

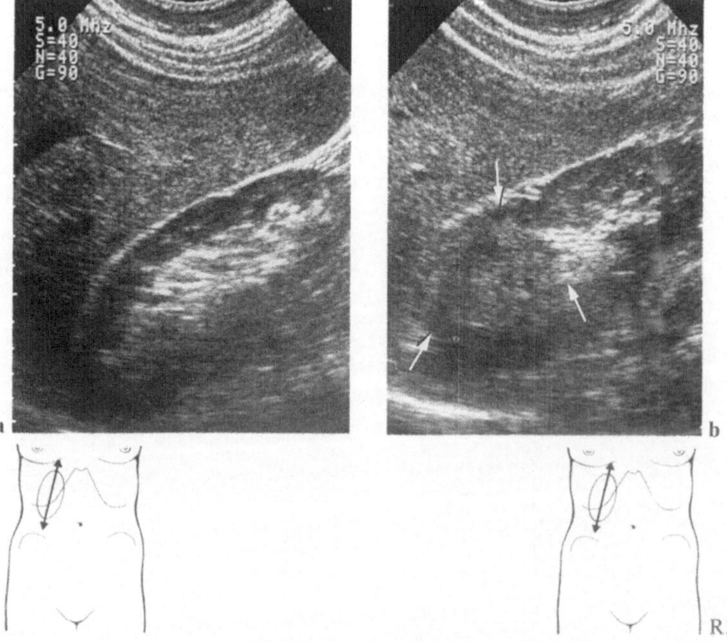

Um einen pathologischen Prozeß der Niere sonographisch wirklich ausschließen zu können, genügt es nicht, das Nierenfeld mit einem Schnitt darzustellen; vielmehr wird die Niere in allen Ebenen von medial nach lateral und von kaudal nach kranial abgefahren und eventuellen Auffälligkeiten wird mit komplementären Schnitten nachgegangen.

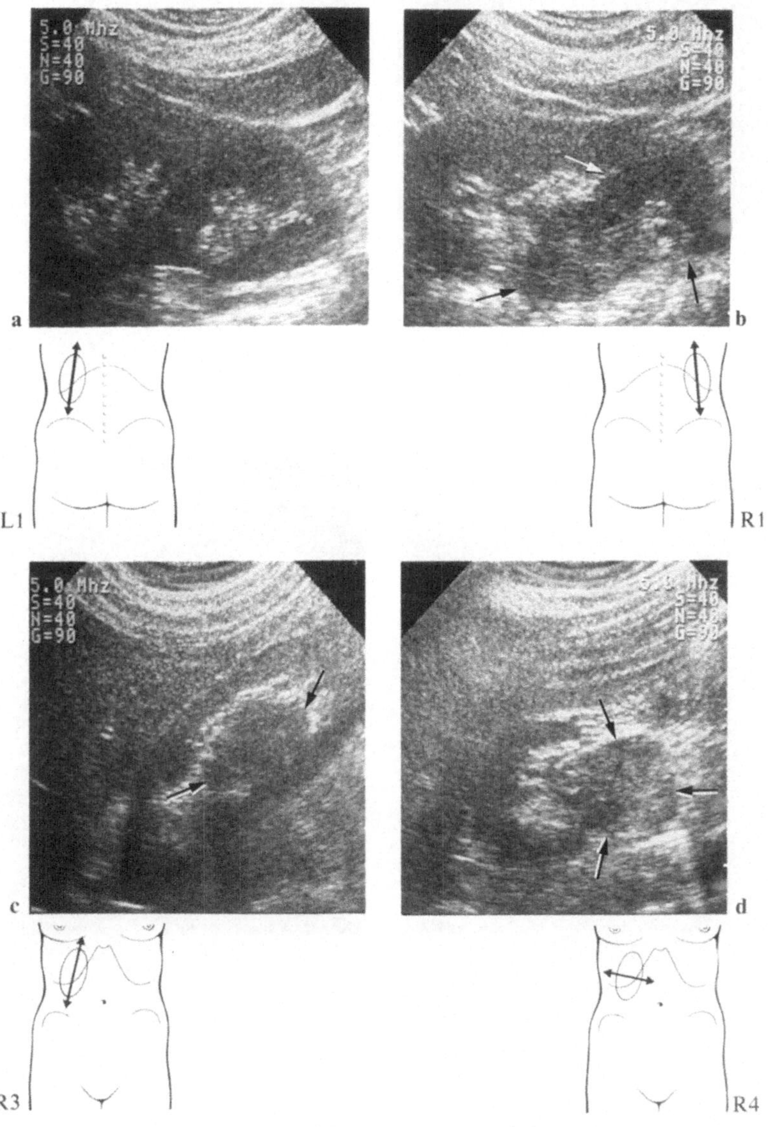

Abb. 7.12 a–d. NZK der re. Niere. **a** Li. Niere: mutmaßlich gedoppeltes Hohlsystem, erkennbar an der vollständigen senkrechten Durchtrennung des ZRB. **b** Die re. Niere zeigt im kaudalen Anteil nach ventral hin eine Rf (→). **c** Die Rf (→) projiziert sich im Ventralscan nach medial-zentral in die Nierenfigur. **d** Erst der ventrale QuS zeigt, wie sehr diese Rf die mediale Nierenkontur protuberiert

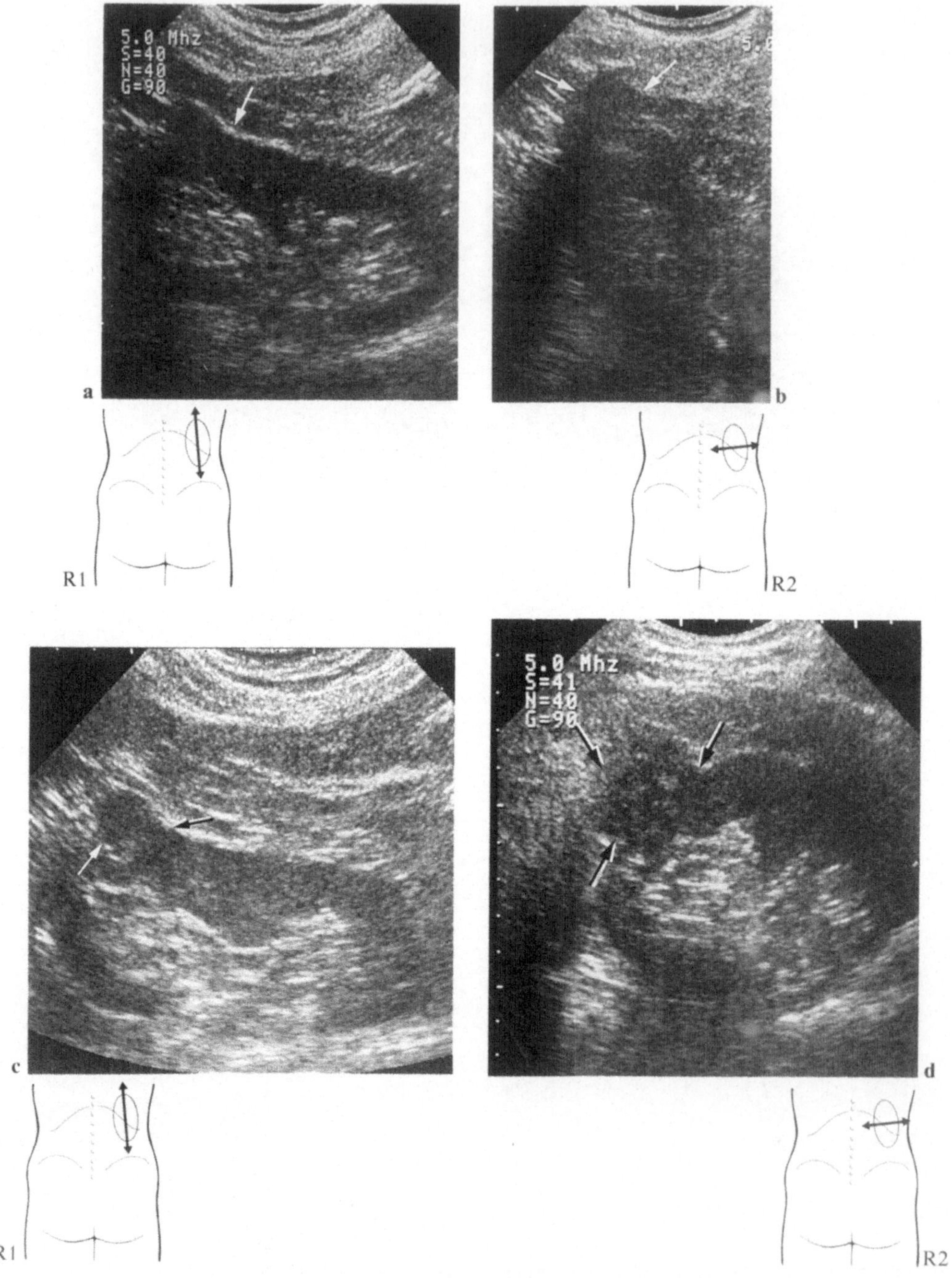
5.0 Mhz
S=40
N=40
G=90
a
b
R1
R2
c
5.0 Mhz
S=41
N=40
G=90
d
R1
R2

Möglichkeiten für die Klärung eines unsicheren Befundes können neben einer kurzfristigen Kontrolluntersuchung auch die Verwendung einer Vorlaufstrecke oder sonstige technische Varianten sein. Hilfreich und aufschlußreich zugleich kann auch die unabhängige Untersuchung durch einen anderen Arzt sein.

◂ **Abb. 7.13 a – d.** NZK. **a** Am oberen Pol der re. Niere wird die dichte Echolinie (→), die der Parenchym-Fettkapsel-Grenze entspricht, von der Niere her probulbiert. Im QuS (**b**) gut reproduzierbar (→). **c** Von einem anderen Untersucher mit anderer Technik erfolgt am Tag darauf Befundbestätigung (→). Die Zugehörigkeit zur Niere kann endgültig im Zoom (**d**) festgestellt werden (→). Zusätzliche Untersuchungen würden bei diesem sonographischen Befund keine weiteren Informationen für die Indikationsstellung zur obligaten operativen Freilegung erwarten lassen

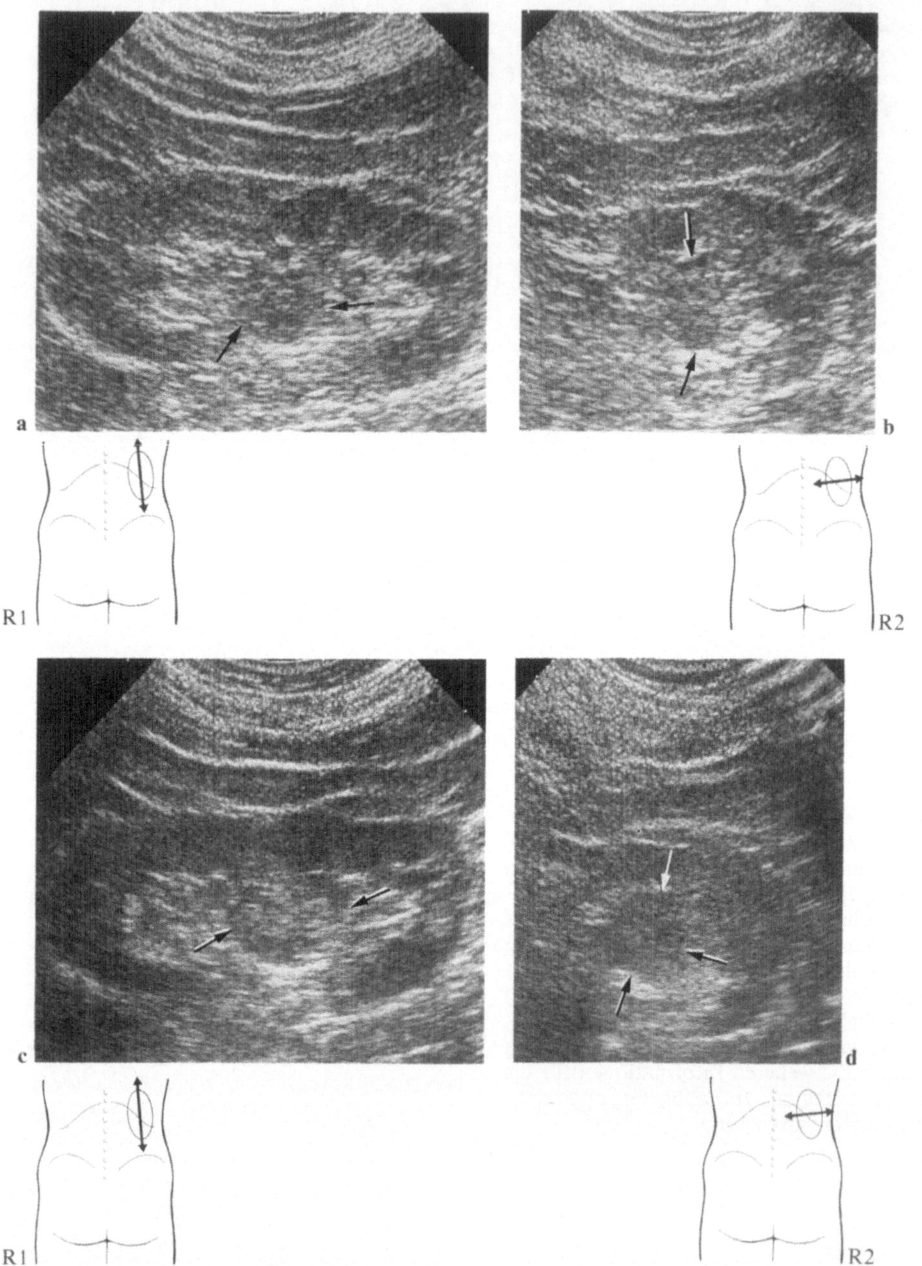

Abb. 7.14a–d. NZK. Der Mittelteil des ZRB (→) ist zwar etwas „echodünner" als die Umgebung (**a, b**). Aber erst nach Umschaltung auf 5 MHz (**c, d**) kommt eindeutig die abgrenzbare, echoärmere Rf heraus, die einem sog. zentralen NZK entspricht. Hier kommt es besonders auf die Einstellung an

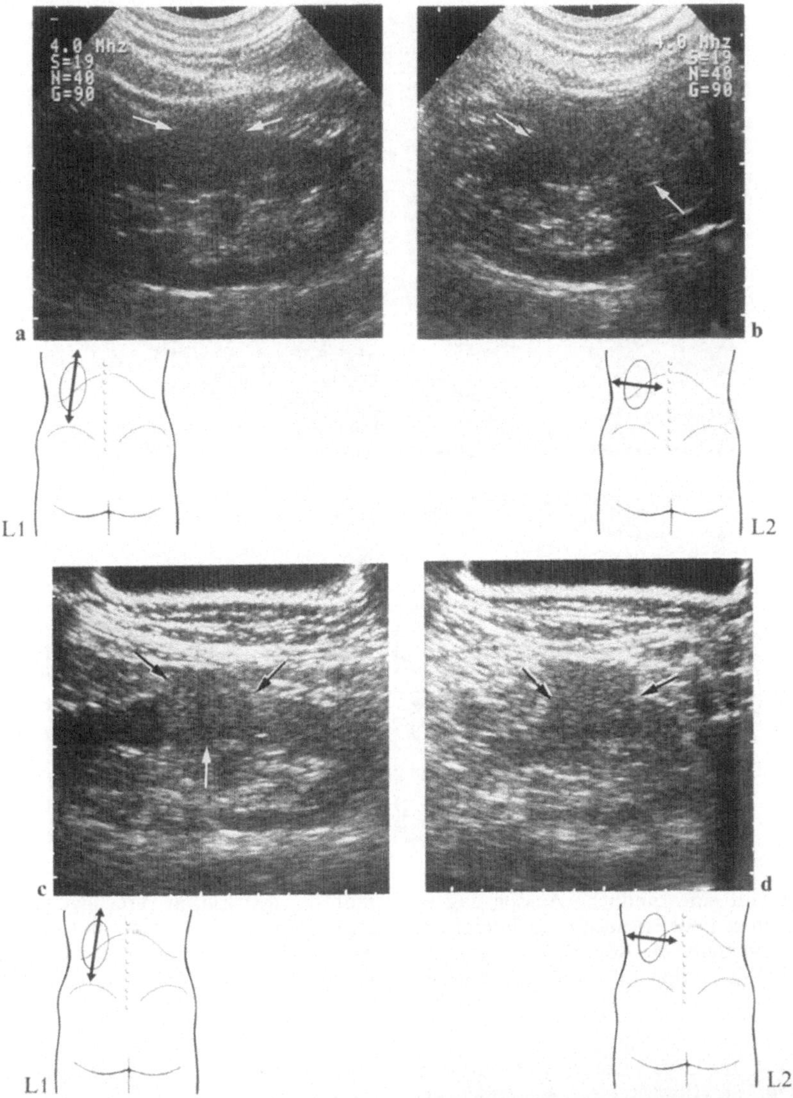

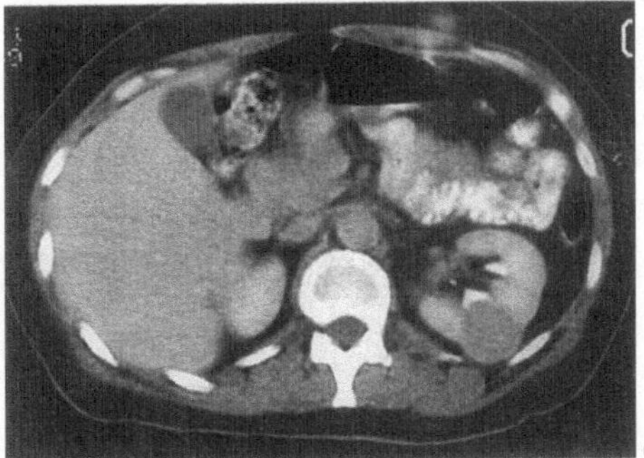

Abb. 7.15 a–g. NZK. **a** Im Dorsalscan ist die dorsale Nierenfläche nicht sicher kontinuierlich darstellbar (→). **b** Im QuS ebenfalls unsichere Kontur, evtl. leichte Abplattung des ZRB. **c, d** Durch Zuhilfenahme der Vorlaufstrecke wird bei gleicher Applikation das Nahfeld besser aufgelöst. Es kommt jetzt eine leicht kantig wirkende echoreichere Rf (→) zur Darstellung, die fast den ganzen Parenchymsaum durchsetzt. Dieser keineswegs kleine Befund wird im CT (**e**) bestätigt. Beachte auch die analoge Konturvorwölbung der Dorsalfläche im CT. **f, g** s. S. 150

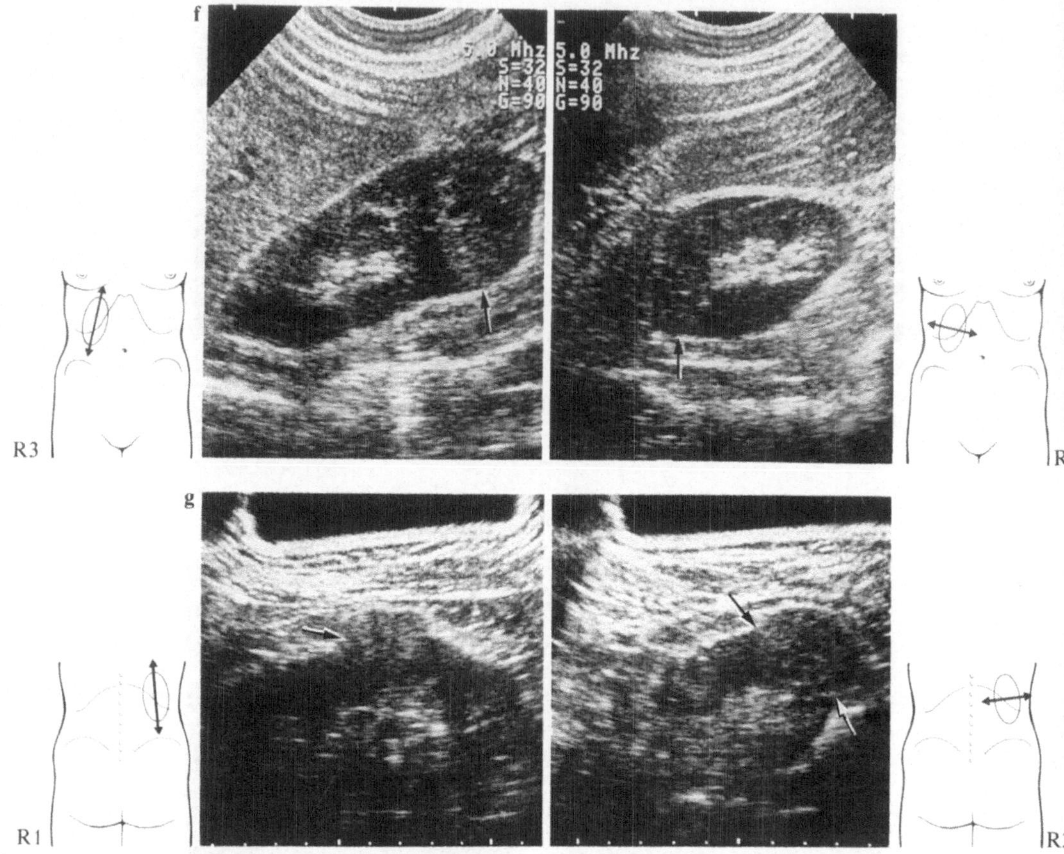

Abb. 7.15 (*Fortsetzung*). **f, g.** NZK. Im Ventralscan fällt eine rundliche Aussparung im Parenchym auf; sie ist nach dorsolateral entwickelt und treibt die Kontur leicht auf. Bei dorsaler Applikation mit Hilfe der Vorlaufstrecke (**g**) kann der echoreiche rundliche Tumor, der den ganzen Parenchymsaum durchsetzt, definitiv lokalisiert und diagnostiziert werden. Sehr ähnlicher Befund der re. Niere im Vergleich zur li. Niere in Abb. 7.15 a–e

Bei der Frage kleiner Parenchymtumoren kann das konventionelle Urogramm kaum je einen zusätzlichen Hinweis geben, auch nicht mit Schichtaufnahmen.

7.3 Anhiebsdiagnose: Solide Raumforderung in der Niere

Es gibt im Verlauf der allgemeinen oder speziellen urologischen Konsultation Augenblicke, in denen nach Anamneseerhebung und körperlicher Untersuchung mit anschließendem Aufsetzen des Ultraschallkopfes und Einstellung der Niere die Diagnose praktisch feststeht: Solide Raumforderung der Niere. Dabei können Angaben und Befund des Patienten zunächst unergiebig sein, und trotzdem gibt es an der sonographisch gestellten Diagnose praktisch keinen Zweifel mehr. Solche Augenblicke sind in vielen Praxen von Ärzten, die schwerpunktmäßig auch Urosonographie betreiben, keineswegs selten. Auf diese Weise nämlich werden aktuell 50–60% aller NZK [35, 52, 60, 88] diagnostiziert, d.h. per Zufall. Dies geschieht entweder im Rahmen einer urologischen Allgemeinuntersuchung, „die man sich einmal im Jahr gönnen sollte“, oder bei US-Untersuchungen, die primär mit ganz anderer Fragestellung erfolgen.

Die gleiche sonographische Diagnose kann natürlich gestellt werden, wenn sich aus Anamnese oder Klinik des Patienten schon Hinweise auf einen Nierentumor ergeben, wie z.B. erstmalige oder mehrfache schmerzlose Makrohämaturie, dumpfer Flankenschmerz und/oder palpable Masse, alles Symptome, die eher selten (10%) zusammenkommen.

Bei derartigem klinischen Verdacht kann die Urosonographie ihren Wert auch dadurch beweisen, daß sie einen Parenchymtumor der Niere ausschließt, was bei entsprechender Erfahrung des Untersuchers und günstigen Patientenbedingungen sicher ebenso möglich ist wie mit allen anderen Schnittbildmethoden.

Die Untersucherabhängigkeit und die Subjektivität der Interpretation sind ganz wesentliche Nachtteile der US im Vergleich zum CT und zur Kernspintomographie [12, 47, 68]; deren Untersuchungsgang ist besser standardisiert, die Befunde sind meßbar und besser reproduzierbar – allerdings zu Lasten eines viel größeren Aufwands in einer Spezialabteilung oder Praxis. Außerdem ist eine kurzfristige, engmaschige Kontrolle mit diesen Verfahren kaum sinnvoll praktikabel.

Die Anhiebsdiagnose „Solide Raumforderung der Niere“ jedoch ist kaum je subjektiv und jederzeit auch reproduzierbar. Bei derart eindeutigen sonographischen Zeichen, wie S. 136 aufgeführt und in Abb. 7.16–7.23 dargestellt, gibt es keine Zweifel. Solche eindeutigen Rf sind mit und ohne Symptomatik allermeistens NZK. Weiterhin wird man in lokal so eindeutigen Fällen an sonographisch zugänglichen Prädilektionsstellen nach eventuellen Metastasen suchen. Bei größeren Tumoren wird das sonographische Tumorstaging durch die CT ergänzt und muß ggf. korrigiert werden. In jedem Fall wird die Operationsindikation und -strategie zu klären sein.

Sonographisch faßbare Metastasenlokalisationen:

1. Im Lumen der V. renalis und V. cava inferior,
2. Lymphknoten im Nierenhilus und entlang der V. cava und Aorta,
3. Leber,
4. kontralaterale Niere,
5. Nebenniere.

Es mag verwundern, wie sicher die US bereits eine Operationsindikation zu stellen vermag. Das jedoch liegt an den geringen differentialdiagnostischen Möglichkeiten der soliden sonographischen Rf der Niere. Es können natürlich auch Benignome in Betracht kommen, aber diese sind selten und – abgesehen von den meisten AML – präoperativ mit keinem anderen Verfahren zu diagnostizieren [59].

Eine an sich leichte und meist unkomplizierte Biopsie des Tumors hat, wie auch immer sie ausfallen mag, keine andere Konsequenz als die operative Freilegung und ist deswegen auf ganz wenige Zweifelsfälle beschränkt. Bei der Vielgestaltigkeit des NZK kann der Pathologe aus einer sehr geringen Gewebeprobe nicht immer eine zuverlässige Diagnose für den ganzen Tumor stellen [22]. In solchen Fällen kann also die Biopsie nie von Nutzen sein, dagegen gibt es eine Reihe theoretischer und auch praktischer Komplikationsmöglichkeiten [5, 6, 48].

Die Anhiebsdiagnose eines Tumors auf den ersten Blick ist für den Patienten oft sehr schwer zu fassen; es wird so am Einfühlungsvermögen des Arztes liegen, diesen so einfach erstellten, aber so folgenschweren Befund dem Patienten verständnisvoll zu erläutern.

Je erfahrener im klinischen und sonographischen Bereich ein Untersucher ist, um so häufiger wird er die Anhiebsdiagnose „solide Rf der Niere" stellen können. Dabei sind die wichtigsten Kriterien: Veränderungen der Kontur, der Parenchymhomogenität, des einheitlichen ZRB und der Form des Nierenschnittbildes. Die Differenzierung zwischen benigne und maligne ist nur höchst selten möglich, die meisten soliden Rf entsprechen jedoch NZK.

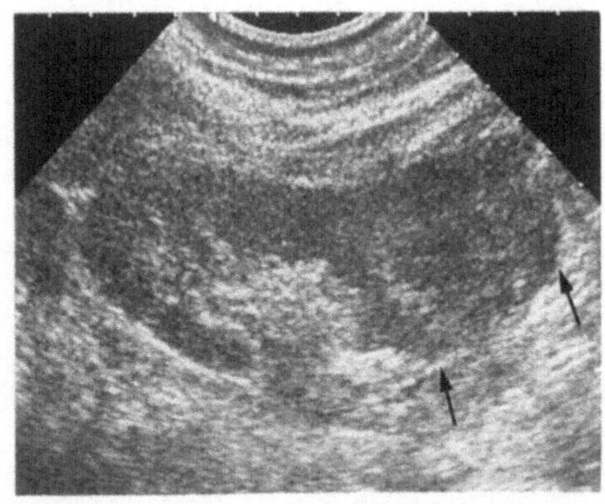

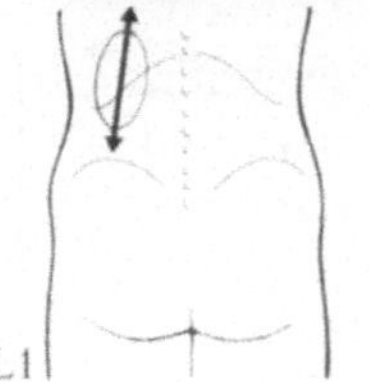

Abb. 7.16. Anhiebsdiagnose NZK. Die dorsale Nierenkontur wird monströs nach dorsokaudal vorgewölbt. Zentrale Erweichung des Tumors möglich

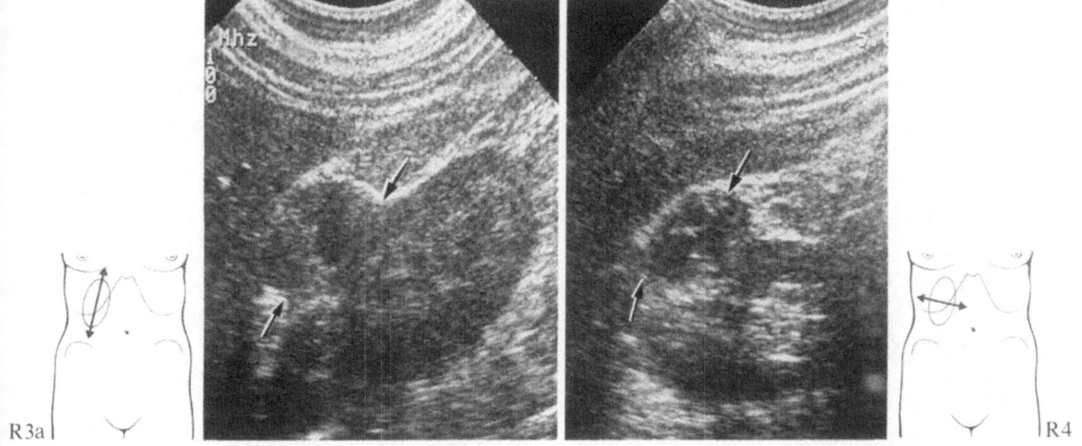

Abb. 7.17. Anhiebsdiagnose NZK. Eine Rf mit inhomogenem Muster (→) „sprengt" die ventrale Nierenkontur im lateralen LS und QuS

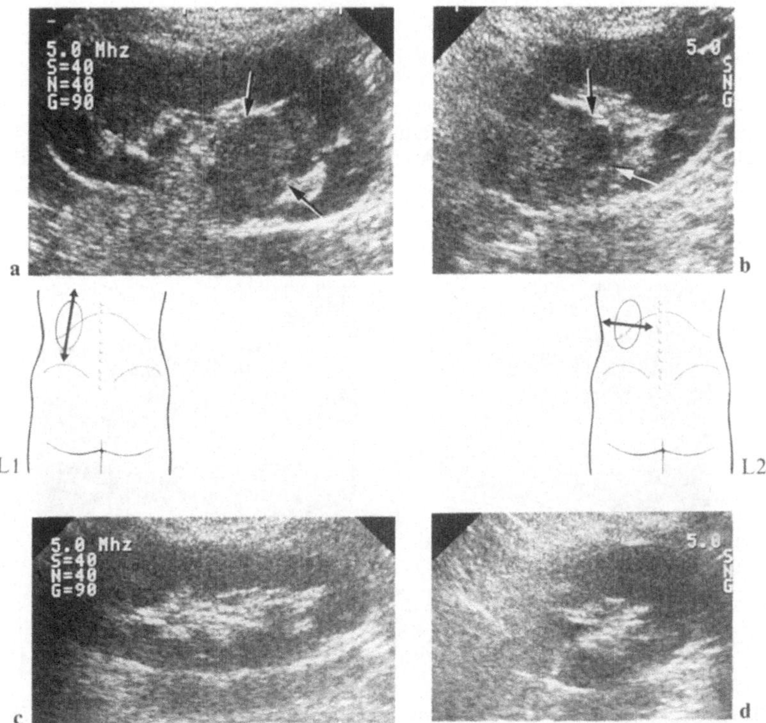

Abb. 7.18 a – d. Anhiebsdiagnose NZK der li. Niere. Eine parenchymdifferente Masse (→) drückt sich in das ZRB hinein. Der Befund im LS wird im QuS bestätigt (**a, b**). Die re. Niere (**c, d**) ist deutlich kleiner, mit jedoch normaler Sonoanatomie

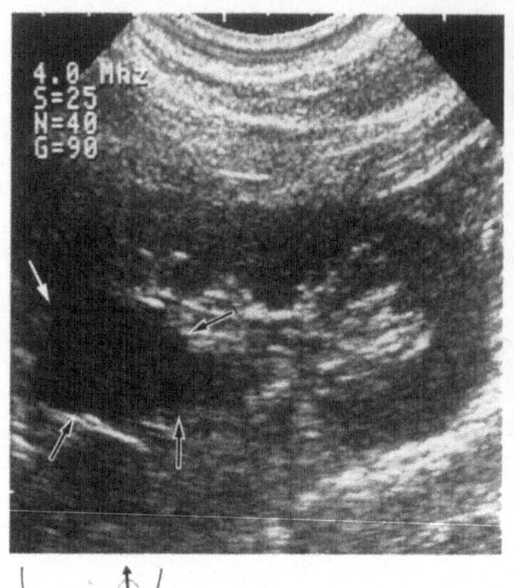

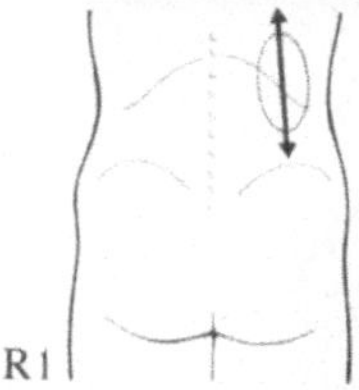

Abb. 7.19. Anhiebsdiagnose NZK. Eine flau echobesetzte Rf spart im kranioventralen Anteil das sonst einheitliche Parenchym aus

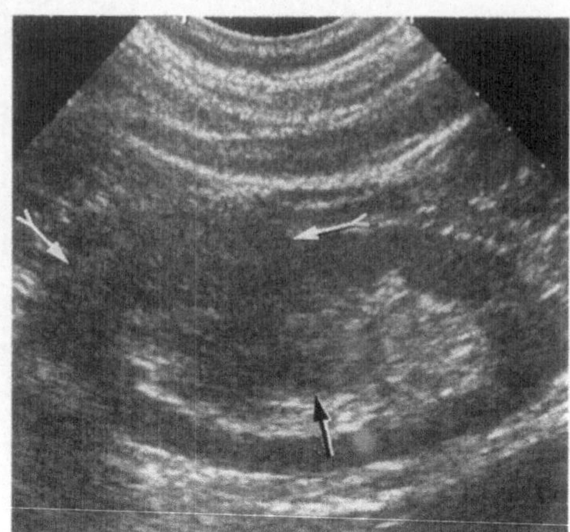

Abb. 7.21. Anhiebsdiagnose NZK. Von dorsal kranial her drängt sich eine inhomogene Masse (→) in das ZRB. Zusätzlich wird die Nierenkontur gesprengt (↣)

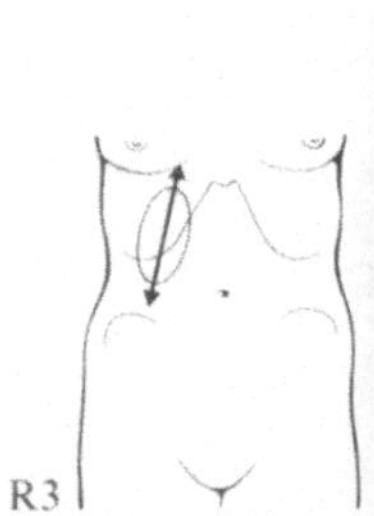

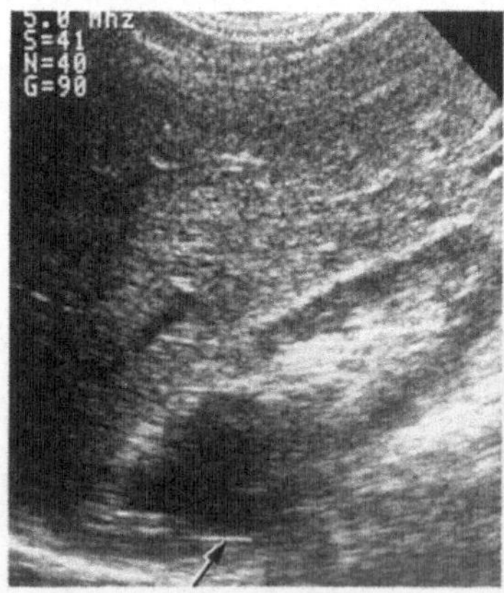

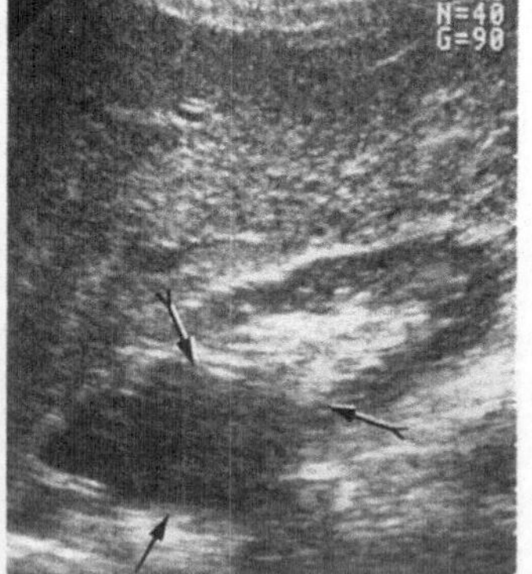

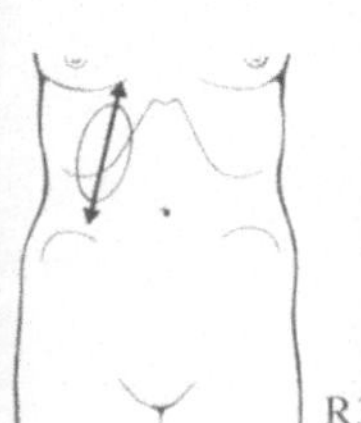

Abb. 7.20. Anhiebsdiagnose NZK. Ein ähnlicher Befund wie in Abb. 7.19. Die echoflauere Aussparung (→) im Bereich des oberen re. Nierenpols ersetzt hier den dorsalen Parenchymsaum und amputiert zusätzlich (↣) den kranialen Anteil des ZRB

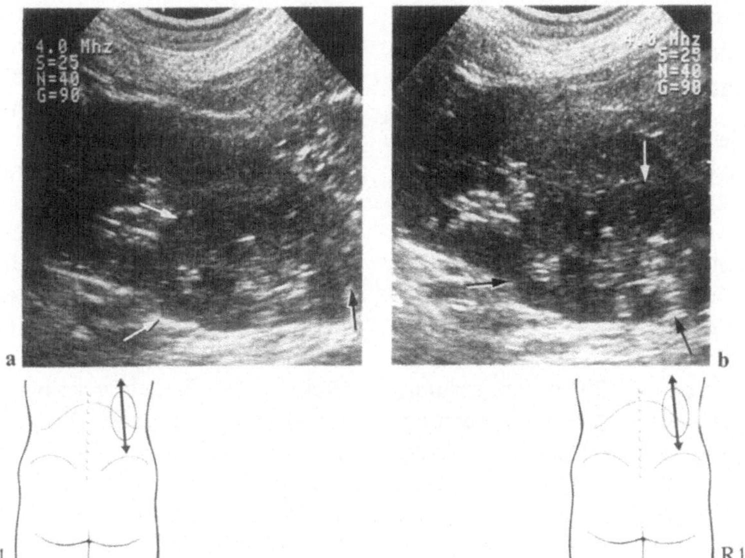

Abb. 7.22 a, b. Anhiebsdiagnose NZK. Kolbige Auftreibung des unteren Nierenpols durch eine stark unterschiedlich dichte Masse

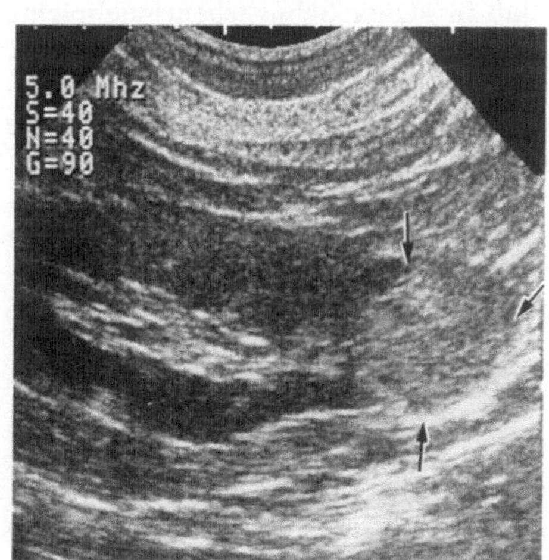

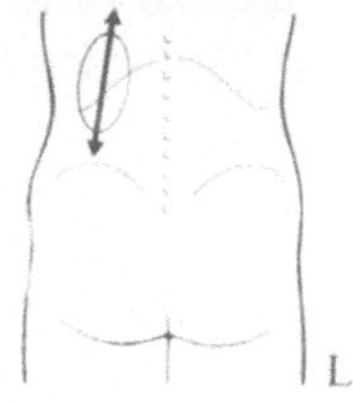

Abb. 7.23. Anhiebsdiagnose NZK. Verlängerung des unteren Pols der li. Niere durch eine echoreiche, homogene, rundliche Rf

7.4 „Gigantische" Nierentumoren und ihre Beziehung zu Nachbarorganen

Ebenso, wie sehr große Zysten, für den Untersucher immer wieder überraschend, gänzlich asymptomatisch sein können, gilt dies für solide Tumoren. Eine eventuelle Symptomatik hängt von der Wachstumsrichtung ab: Tumoren, die in den Hilusbereich infiltrieren und ins Hohlsystem einbrechen, können Schmerzen und Blutungen verursachen; solche aber, die nach peripher wachsen, haben scheinbar keine Grenzen [99] und bedingen so keine Schmerzen. Gelegentlich erscheint die Niere wie erdrückt, wenn der riesige Tumor rucksackartig aufliegt; oder der Tumor hängt nur mit recht schmaler Brücke am sonst unauffällig erscheinenden Parenchym; andererseits kann ein Tumor die Niere so durchsetzen, daß in keiner Schnittebene mehr eine Parenchymstruktur erkennbar wird. Wie erwähnt, sind auch bei diesen riesigen Rf Vermutungen zur Histologie wenig sinnvoll. Die große Tumorlast gehört zwar zu den ungünstigen Prognosekriterien, jedoch nicht obligat. Es gibt NZK von 2 cm Größe, die metastasieren und solche von 15–20 cm ohne Metastasierungshinweise [22].

In Großschnitten solcher Tumormassen fand Ulshöfer [106] in fast 80% unterschiedliche G-Stadien. Um so wichtiger ist es, sonographisch Metastasen möglichst auszuschließen oder nachzuweisen. Für die Frage nach Metastasen jedoch hat die CT große Vorteile, vor allem was LK im Hilusbereich über einer Größe von 1,5 cm und retrovasale LK-Pakete betrifft, also solche, die hinter Aorta und V. cava gelegen sind und diese geradezu ummauern können. Weiterhin sind im CT Lungenmetastasen sicherer als im konventionellen Thoraxbild zu diagnostizieren, ebenso wie Skelettmetastasen effektiv im Szintigramm.

Gefäßlumina erfaßt die Sonographie etwa gleich wie die CT, mit dem möglichen Vorteil, daß ein Flottieren eines V.-cava-Zapfens erkennbar sein kann.

In der CT-Befundung werden häufig Infiltrationen oder Penetrationen des Tumors in Nachbarorgane und in die Rücken- oder Bauchdecke beschrieben. Zur Beurteilung dieser Frage hat präoperativ die Sonographie Vorteile: Die Atemverschieblichkeit der Niere kann beliebig geprüft und dabei können in verschiedenen Schnittebenen die Grenzen zum Nachbarorgan fast immer dargestellt werden, abgesehen von der Nebenniere, die, falls nicht in den Tumor einbezogen, nur selten erkennbar wird. Letztlich ist es die Erfahrung eines jeden Operateurs, daß Kontakte des Tumors vor allem zur Milz, Leber, zum Kolon, auch Duodenum und Pankreas häufig sind, Infiltrationen dagegen ausgesprochen selten. Das Peritoneum scheint eine wichtige Grenze für den Tumor zu sein. Die CT kann offensichtlich Impression und Infiltration nicht eindeutig differenzieren [12].

Generell gilt, daß Metastasen die Prognose jedes NZK wesentlich verschlechtern, wobei intravasale Tumorzapfen günstiger zu beurteilen sind als LK-Befall [17].

Für den primären sonographischen Befund aber erscheint es wichtig, daß die Tumorgröße ohne Metastasennachweise kein obligater prognosekorrelierter Parameter ist und daß für die Abgrenzung des Tumors die Atemverschieblichkeit eine wichtige Hilfe sein kann.

Zwar ist eine große Tumorlast ein schlechtes Kriterium für die Prognose, jedoch ist keineswegs immer die Größe eines Tumors prognosekorreliert. Wichtiger für die Prognose ist die Frage nach Metastasen.

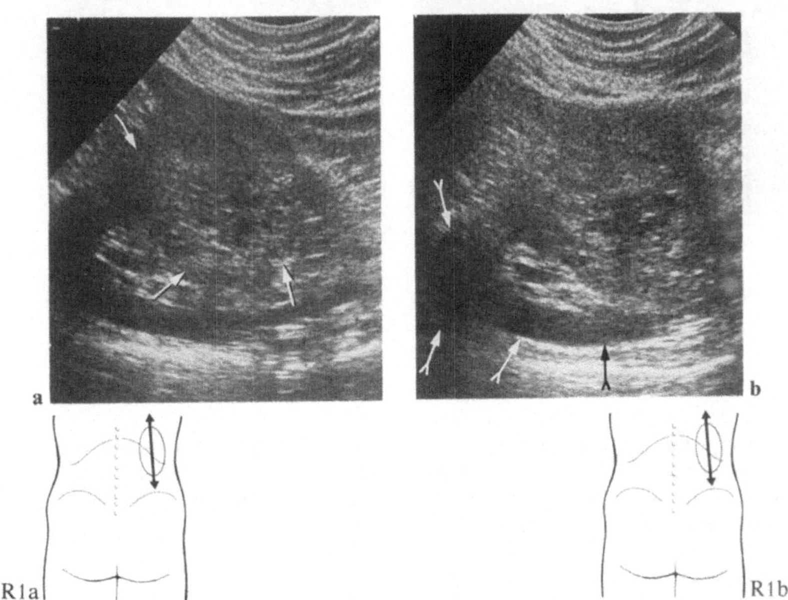

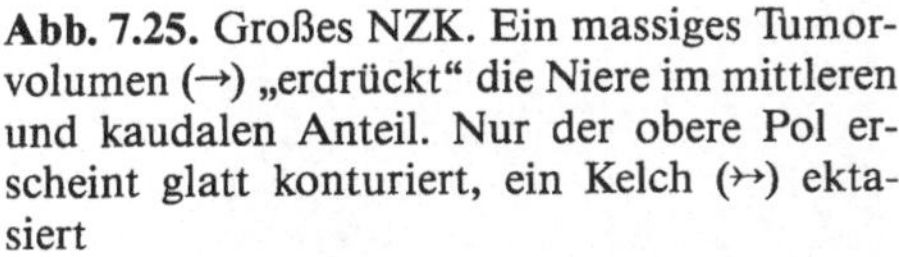

Abb. 7.24 a, b. Großes NZK. Von dorsal liegt in beiden LS eine riesige Tumormasse (→ in **a**) auf und in der Niere, deren Kontur nur noch im kranioventralen Anteil (↣ in **b**) zu umfahren ist

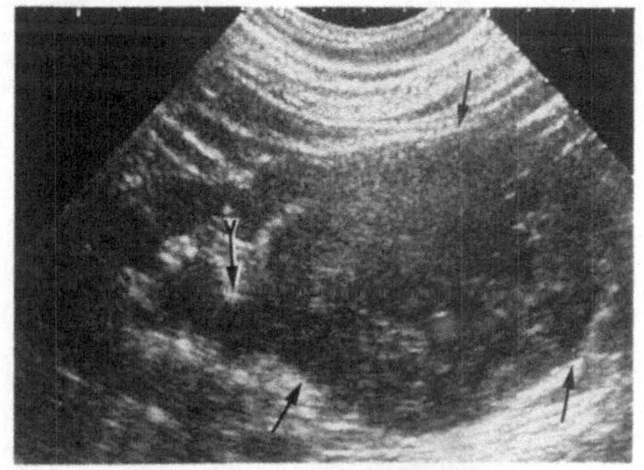

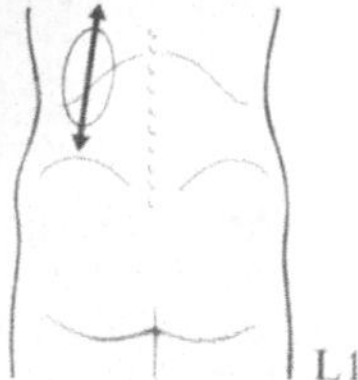

Abb. 7.25. Großes NZK. Ein massiges Tumorvolumen (→) „erdrückt“ die Niere im mittleren und kaudalen Anteil. Nur der obere Pol erscheint glatt konturiert, ein Kelch (↣) ektasiert

Auch eine gigantische Tumormasse kann sehr lange asymptomatisch für den Patienten bleiben, wenn sie nach peripher wächst, vor allem nach kaudal, wodurch die Niere und die Nachbarorgane zunächst nicht beeinträchtigt werden.

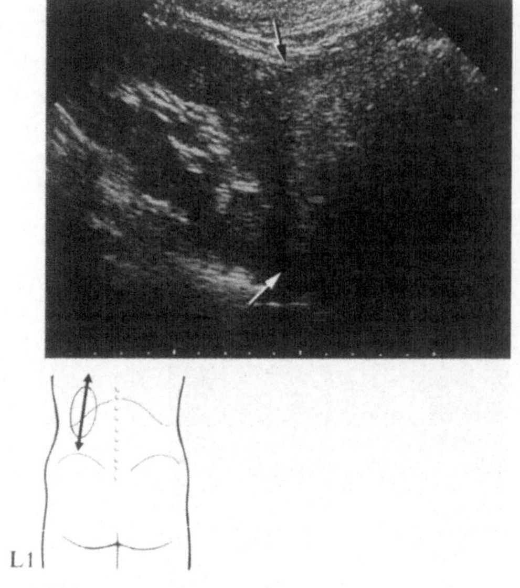

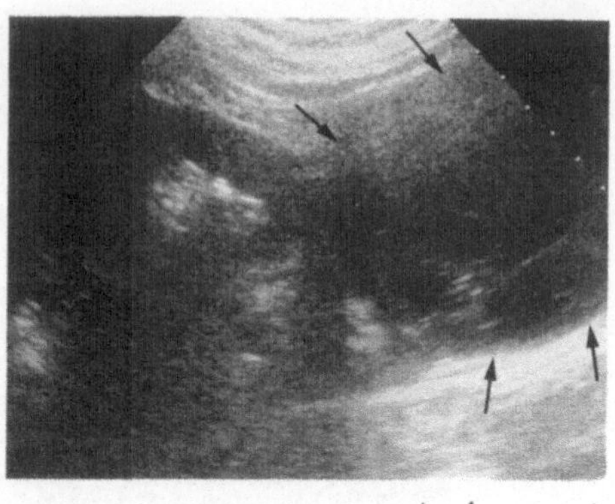

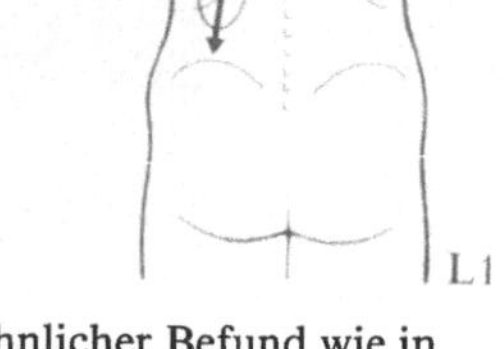

Abb. 7.26. NZK. Am unteren Pol der li. Niere hängt eine riesige Tumormasse (→). Durch das Tumorgewicht scheint die Niere aus der Längsrichtung geradezu „hochzukippen"

Abb. 7.27. NZK. Fast ähnlicher Befund wie in Abb. 7.26, jedoch ist die große Tumormasse (→) hier inhomogen und zentral fast liquide wirkend

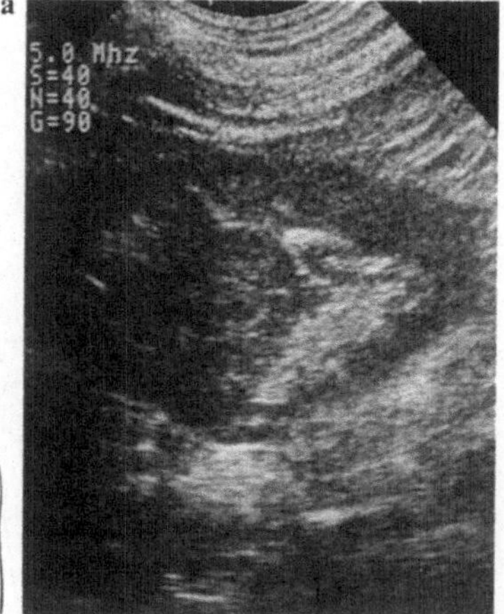

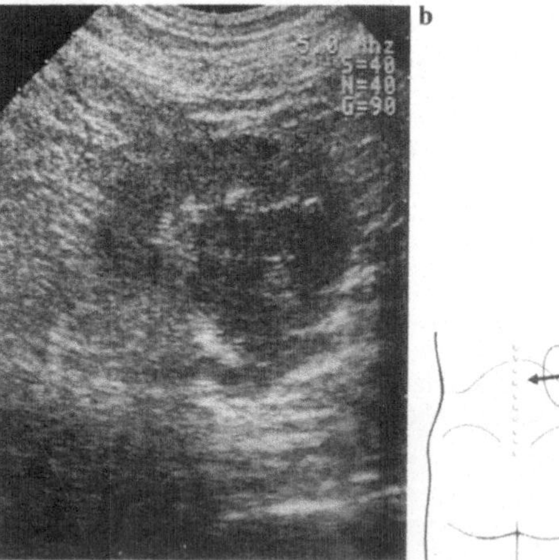

Abb. 7.28 a, b. NZK. **a** Der Tumor treibt vor allem den mittleren Teil der Niere auf, imprimiert und amputiert das ZRB. **b** Im QuS zeigt sich aber die vor allem laterale Entwicklung des Tumors. Trotz dieser zentralen Lokalisation des Tumors ist der Patient asymptomatisch; Zufallsbefund

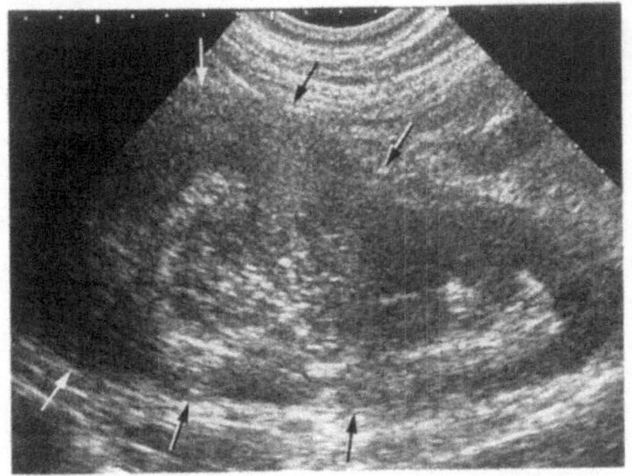

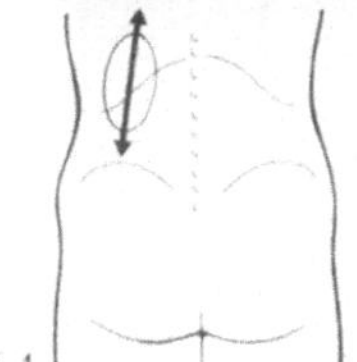

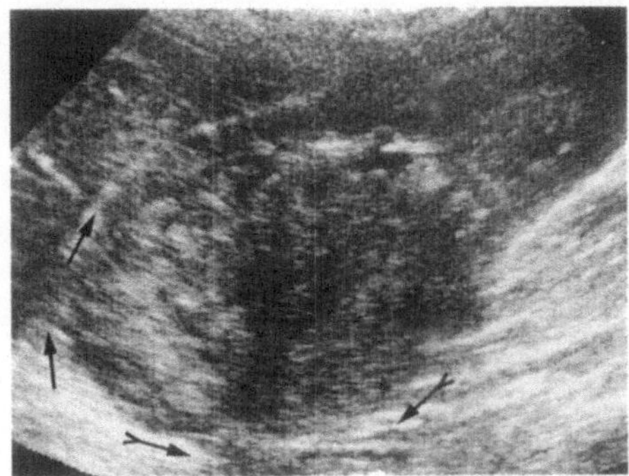

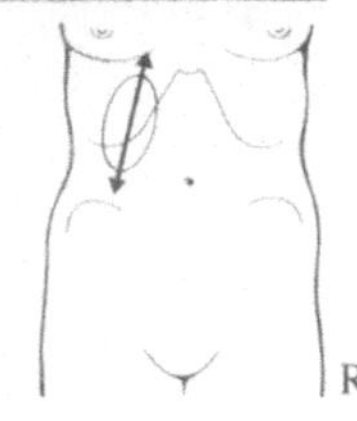

Abb. 7.29. NZK. Der kraniale Anteil der Niere wird völlig vom Tumor eingenommen. Die genauen Grenzen (→) nach kranial sind in diesem Schnitt nicht zu erkennen

Abb. 7.30. NZK. Eine große, kompakt wirkende Tumormasse entwickelt sich im kraniodorsalen Bereich der re. Niere. In diesem Schnitt infiltriert der Tumor bei gut erkennbaren Grenzen weder die Leber (→) noch die Rückendecke (↣). Die Atemverschieblichkeit der Niere ist normal

Die Infiltration von NZK per continuitatem in Nachbarorgane ist selten. Sonographisch sind diese Grenzen meist gut darzustellen, im CT dagegen nicht immer. Ein weiteres wichtiges Kriterium zur Frage der Infiltration ergibt sich aus der Atemverschieblichkeit.

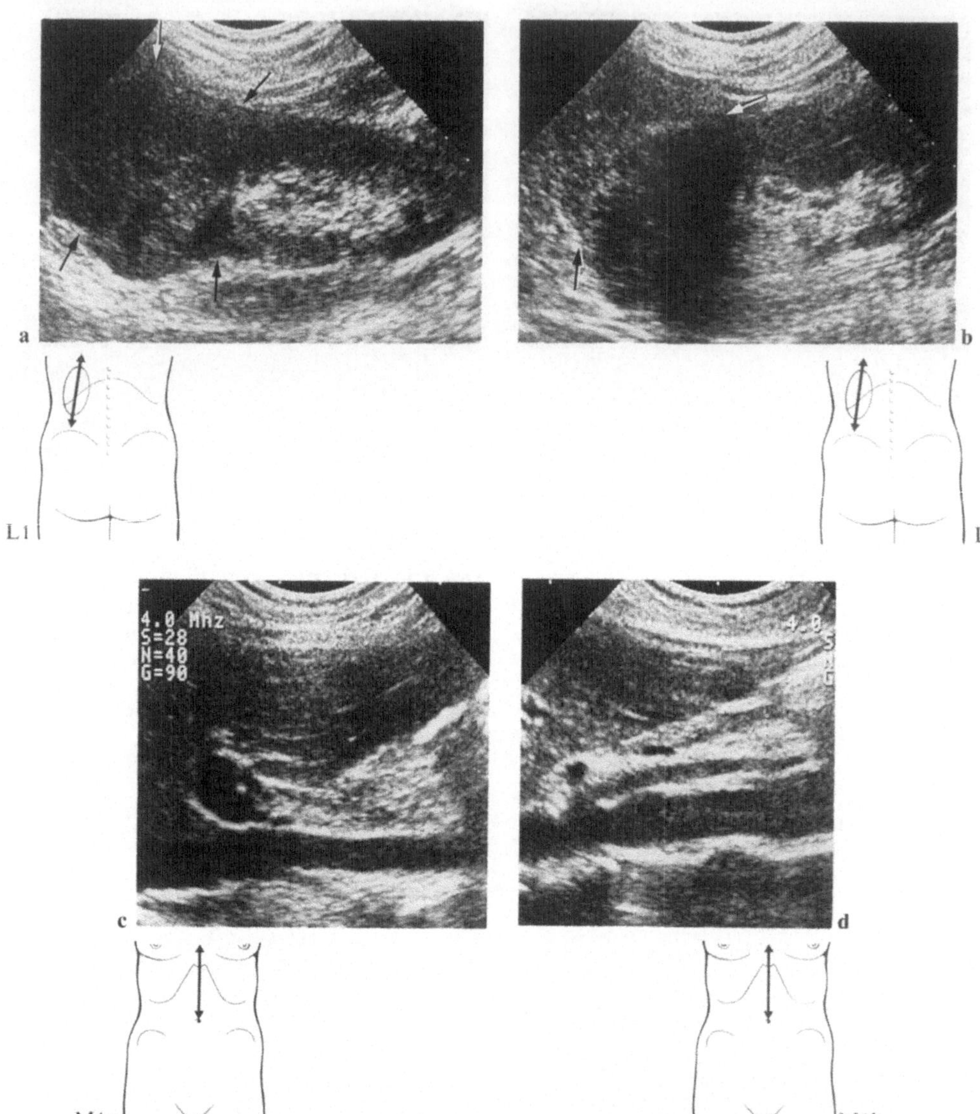

Abb. 7.31 a – d. Großes NZK. **a** Der inhomogene Tumor (→) treibt den oberen li. Nierenpol massiv auf. **b** Erst in diesem Schnitt kann eine glatte Grenzschicht des Tumors (→) gegenüber der intraperitonealen Milz dargestellt werden. **c, d** Die Gefäßverläufe von V. cava inferior und Aorta sind ohne Hinweise für eine intravasale Tumorausbreitung oder größere Lymphknotenkonglomerate

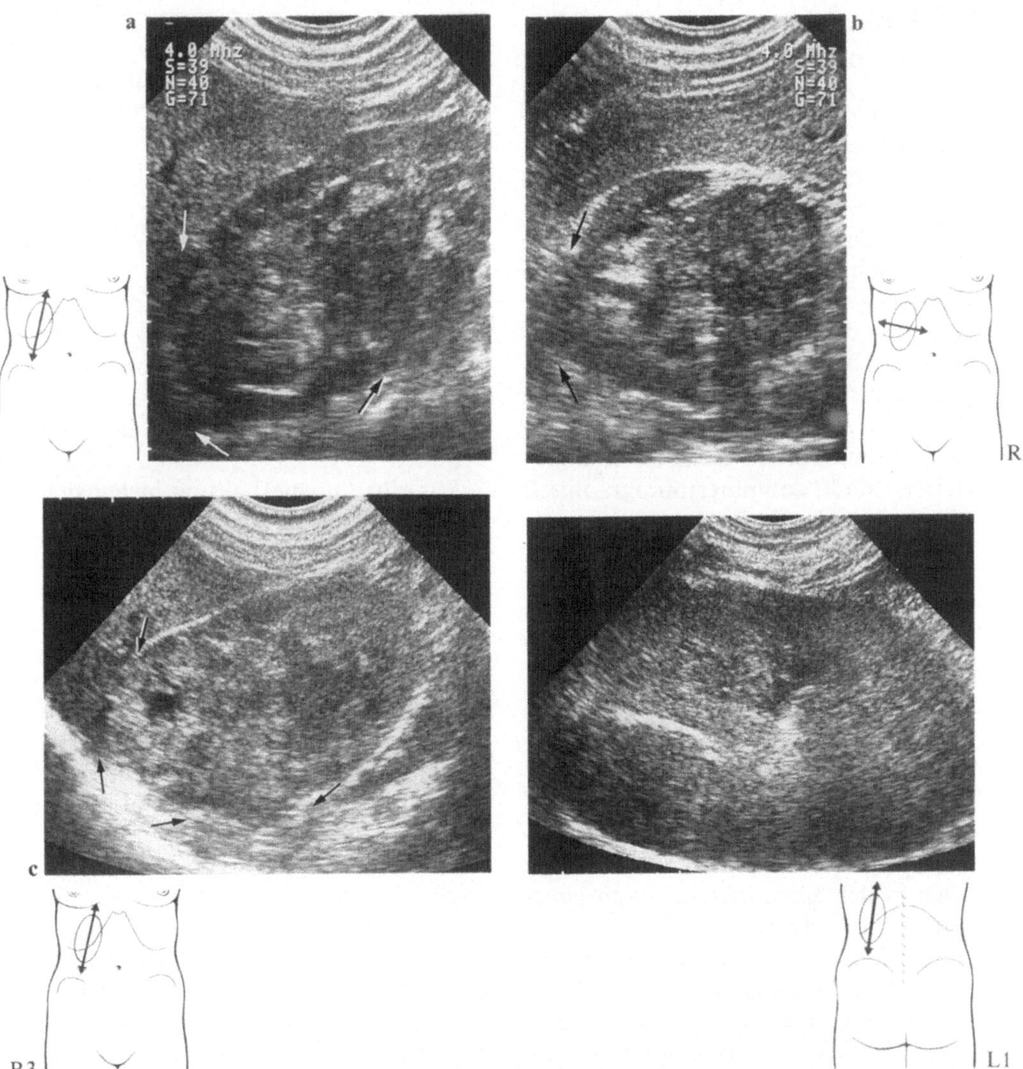

Abb. 7.32 a–c. NZK. Obwohl der Tumor die ganze re. Niere durchsetzt und aufgetrieben hat, gibt es weder im LS (**a**) noch im QuS (**b**) Hinweise für eine Infiltration der Leber, auch nicht bei noch besserer Darstellung des kranialen Teils der Tumormasse (**c**). Die Pfeile in **a–c** markieren jeweils die Grenzschicht; auch hier erhaltene Atemverschieblichkeit

Abb. 7.33. NZK. In diesem Schnitt ist die Sonoanatomie der Niere ersetzt durch eine nach allen Seiten hin gut abgrenzbare, fast homogene, strukturdichte Masse

Je größer eine Tumormasse, um so wichtiger sind für ein präoperatives Staging und damit vor allem für die Operationsstrategie weitere bildgebende Verfahren, wie CT, ggf. Gefäßdarstellungen. Nur selten läßt die Kernspintomographie (z. B. aber bei V.-cava-inf.-Befall) zusätzliche Informationen erwarten. Die Szintigraphie dagegen ist zur Frage von Knochenmetastasen wertvoll.

7.5 Frühe kleine, resektable Tumoren

Viele der zufällig entdeckten Nierentumoren sind peripher im Parenchym gewachsen mit Protuberation der fibrösen Nierenkapsel, wodurch sie erkannt werden. Die Sensibilität des CT nimmt mit abnehmender Tumorgröße ab, so daß etwa bei einem Volumen unter 2 cm nur der Dichteanstieg nach Kontrastmittelbolus hilfreich für eine Tumoridentifizierung sein kann. Eine Artdiagnose so kleiner Rf in der Größenordnung von 1 – 2 cm ist sonographisch und computertomographisch nicht möglich. Es kommen Adenome in Betracht, die unter 3 cm noch benigne sein können [39, 59]. Nach amerikanischem Verständnis aber sind diese Adenome kleine hochdifferenzierte Adenokarzinome noch ohne Metastasierung [11]. Der Pathologe findet histologisch häufiger Adenome im Nierenkortex, ohne ihnen besondere Bedeutung zuzumessen. Ob, wie im Kolon, eine ähnliche Sequenz dieser benignen Adenome zum Adenokarzinom auch in der Niere besteht, kann einstweilen nicht entschieden werden.

Inzwischen sind viele dieser primär sonographisch aufgefallenen „Inzidentalome“ [51] operiert worden. Histologisch fanden sich besonders häufig hochdifferenzierte Adenokarzinome. Daraus ergibt sich sogleich die Frage nach dem Risiko bei angestrebter Organerhaltung [35, 38, 74, 100, 102, 104], der „vornehmsten Aufgabe des Urologen“, oder, ob die Nephrektomie nach den Grundsätzen der Tumorchirurgie obligat zu sein hat.

Eine imperative Indikation zur Organerhaltung bei kleinen Nierenzellkarzinomen besteht bei [35, 38]:

1. Einzel- oder Restniere,
2. bilateralen, synchronen Tumoren,
3. pathologischer kontralateraler Niere,
4. Niereninsuffizienz verschiedener Genese.

Bei elektiver Indikation weiß man von der ipsilateralen Multizentrizität der Tumorgenese in 5% der Fälle und mehr [76], wofür papilläre Adenokarzinome offensichtlich häufiger in Betracht kommen [22].

Für eine Organerhaltung bieten sich vor allem randständige oder polständige Tumoren an, die einschließlich ihrer Pseudokapsel mit zusätzlich 3 – 5 mm komprimiertem Parenchym stumpf entfernt oder aber polreseziert werden. Verschiedene Schnellschnitte aus dem Tumorbett sollen die Entfernung im Gesunden mit einer zusätzlichen Sicherheitszone von etwa 2 mm durch die abschließende Infrarotkoagulation sichern. Die Problematik wird noch deutlicher bei Kenntnis der sehr differenten Tumorzellnachweise in der sog. Pseudokapsel solcher Tumoren. Rocca-Rosetti [94] fand in 80% seiner Fälle keine Tumorzellen mehr in der Kapsel, wenn die Tumoren kleiner als 7 cm waren. Rosenthal [96] dagegen sah in 85% seiner Fälle noch Tumorzellen in dieser Kapsel bei einer Größe unter 6 cm.

Neben sehr günstigen Verläufen bei Organerhaltung, die etwa denen von Tumornephrektomien entsprechen [38, 74], gibt es auch bedenkenswerte Zahlen [91, 92], die letztlich besagen, daß die Indikation nicht allein von der „Mentalität“ des Arztes abhängig sein darf.

Dieses „Problem“ ist ausschließlich durch die Sonographie und in den USA noch mehr durch die CT entstanden; aber es muß eigentlich nur sehr selten ein Problem sein, denn es ist real gering im Vergleich zu dem großen Wert der Urosonographie, der hier speziell in der Früherkennung der NZK liegt. Nur dadurch haben jetzt sehr viele Patienten, die zunächst die bedrückende sonographische Diagnose eines NZK erfahren mußten, beste Aussichten auf eine wirkliche Heilung durch eine oft keineswegs große oder aufwendige Operation [14, 111].

Eine Mitteilung von Smith et al. [100], die besagt, daß der Anteil von NZK unter 3 cm zwischen 1974 und 1977 nur 5,3% im Gegensatz zu 25% zwischen 1982 und 1985 betrug mit weiter stark zunehmender Tendenz, werden viele Kliniker aus ihrer eigenen jüngeren Erfahrung heraus bestätigen können. Das ist ausschließlich das Verdienst der Schnittbildverfahren und speziell der Urosonographie.

Auch kleine solide Rf sind meistens Adenokarzinome. Die noch gute Differenzierung (G 1-Karzinome) ermöglicht oft ihre organerhaltende Entfernung. Bei größeren Tumoren und imperativer Indikation werden jedoch manchmal Kompromisse nötig, will man doch eine Dialyse vermeiden. Tumorpatienten kommen für Transplantationen erst später und mit höherem Risiko in Betracht.

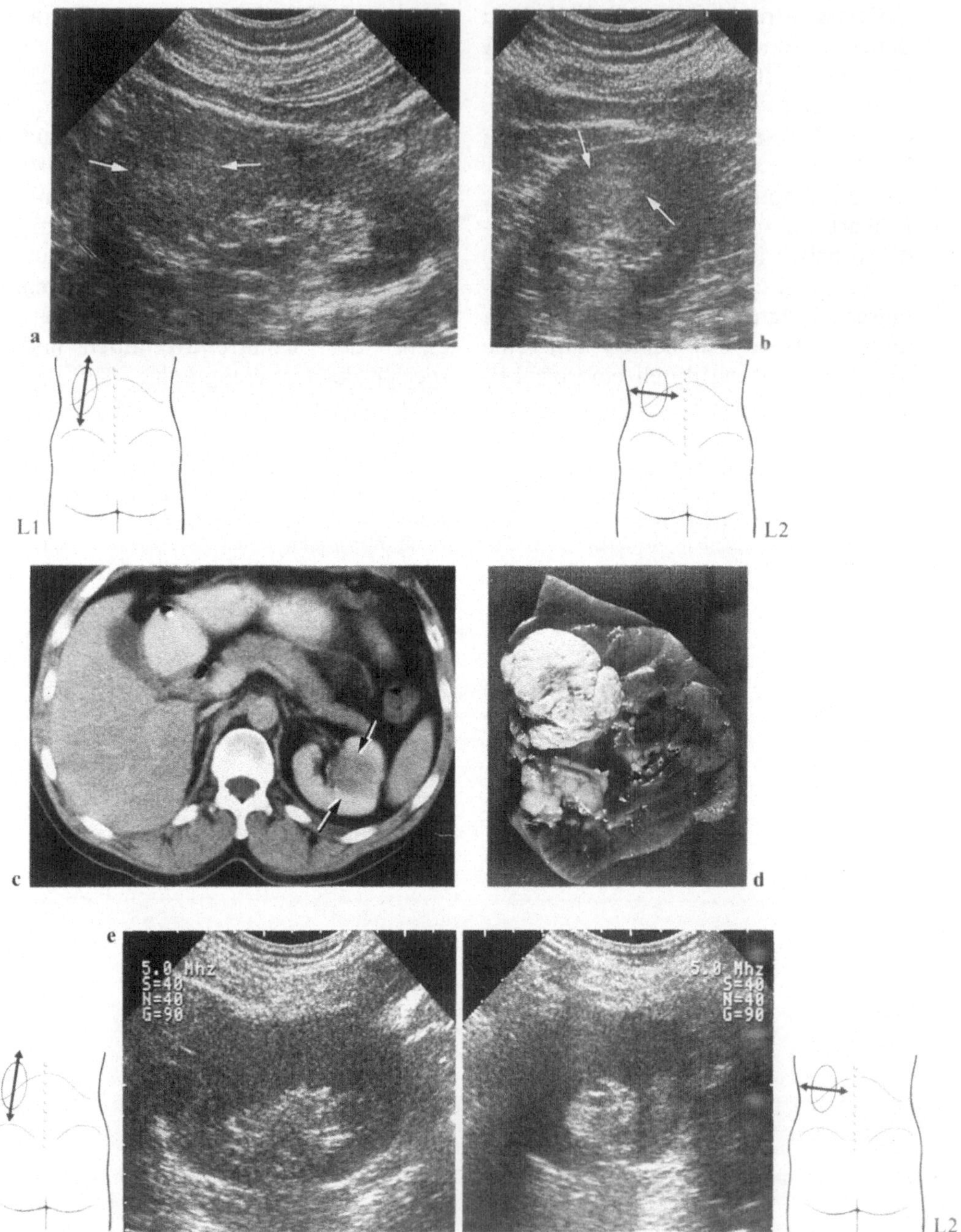

Abb. 7.34. a, b Intrarenales NZK in einer li. Restniere, erkennbar an der Strukturdifferenz zum Parenchym und am Abbruch des ZRB. Im CT **(c)** wird die sonographische Vermutung bestätigt (→). **d** Operationspräparat nach großzügiger oberer Polresektion. **e** Der Patient lebt und arbeitet seit 7 Jahren mit dieser kompensatorisch hypertrophierten Restniere

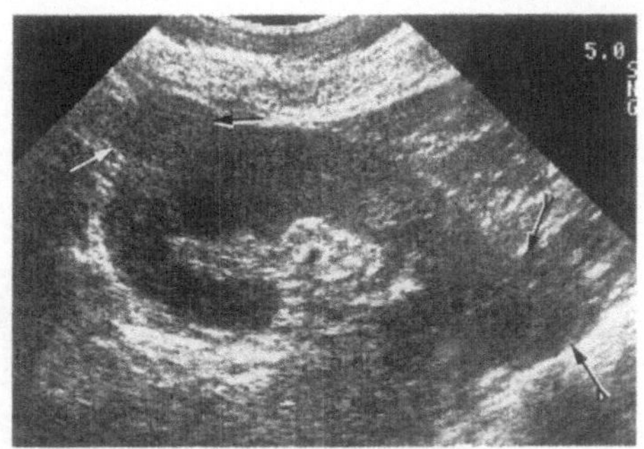

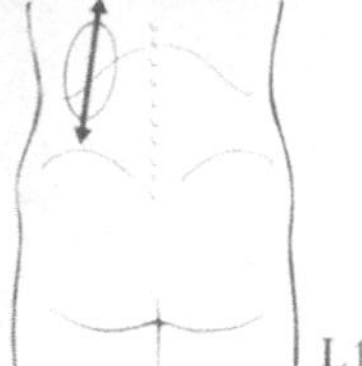

Abb. 7.35. Neuerliches NZK am oberen Pol der li. Niere nach bereits 2maliger Voroperation wegen kleinerer Tumoren in dieser Restniere. Auch dieser Tumor (→) ließ sich im Gesunden entfernen. Die Veränderung (↣) am unteren Pol entspricht einer Voroperationsfolge und nicht einem simultanen 2. Tumor

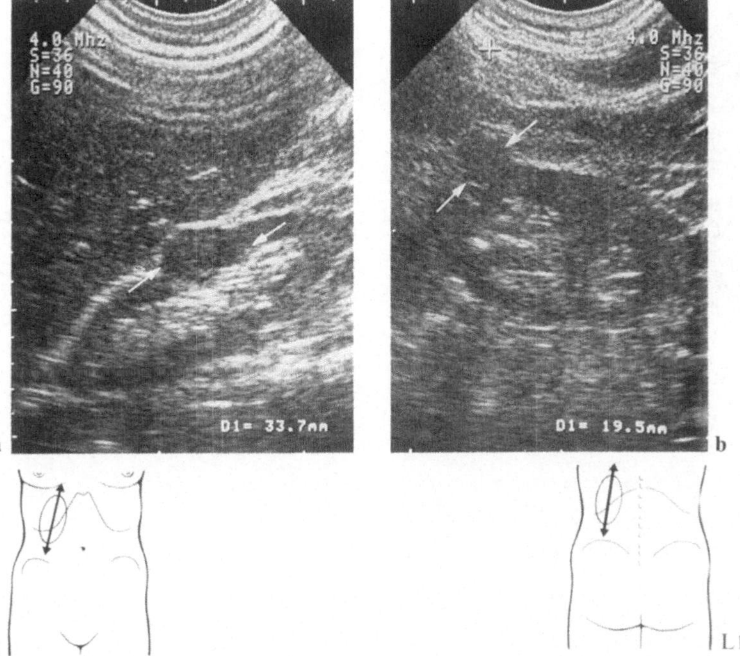

Abb. 7.36a, b. Simultane Adenokarzinome in beiden Nieren. **a** Deutlich ist die kapselvorwölbende Masse in der ventralen Kontur der re. Niere erkennbar. **b** Ähnlich strukturierte Masse (→) an der dorsokranialen Kontur der li. Niere. Organerhaltende Entfernung beider Tumoren war ohne Kompromiß an die Radikalität möglich

Auch bei kleinen Rf sagt das Strukturmuster nichts aus über die Dignität und Differenzierung eventueller Tumoren. Es gibt keine andere Möglichkeit der sicheren präoperativen Klärung.

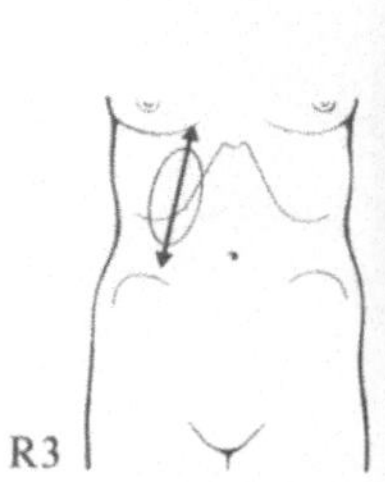

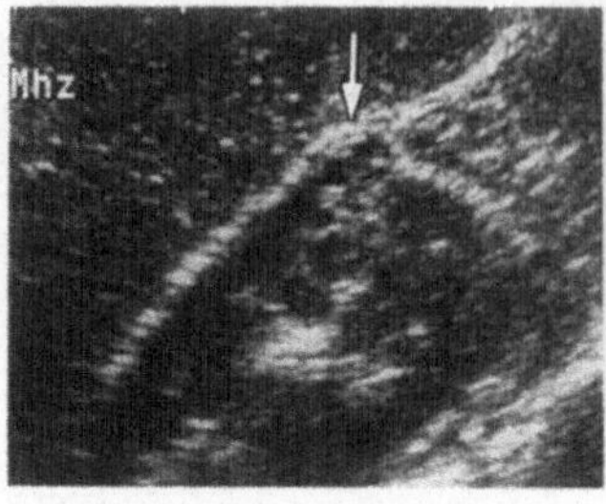

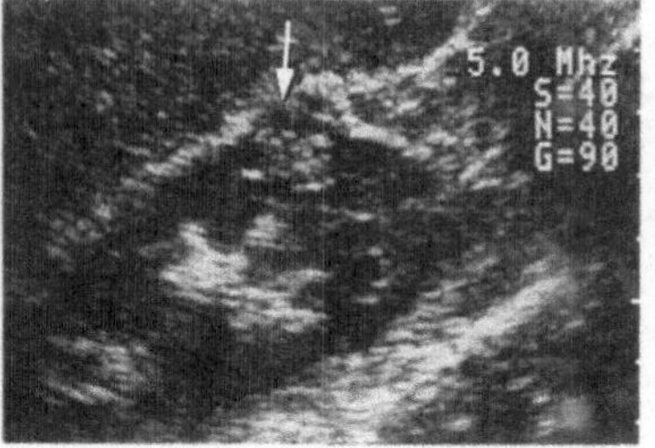

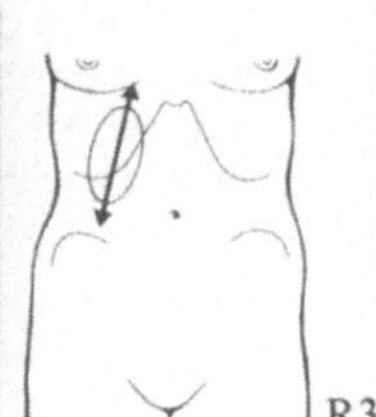

Abb. 7.37. NZK, hochdifferenziertes Adenokarzinom. Eine rundliche, echodichte noduläre Masse wölbt die echoreiche Fettkapselkontur auf

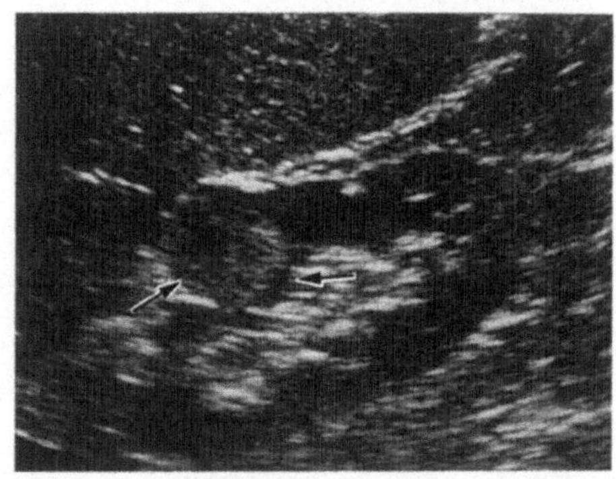

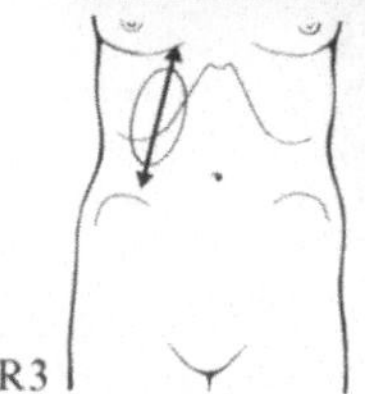

Abb. 7.38. NZK, hochdifferenziertes Adenokarzinom. Anhiebsdiagnose. Ähnlicher Befund wie in Abb. 7.37: Eine runde, echoreiche, zentral beginnend erweichende Rf (→) wölbt sich aus der Niere zur Leber hin vor

Polständige Tumoren lassen sich besonders gut, blutungsarm und großzügig im Gesunden durch Polresektion entfernen. Bei Kenntnis der Gefäßarchitektur (Renovasographie!) kann diese manchmal fast in Blutleere erfolgen.

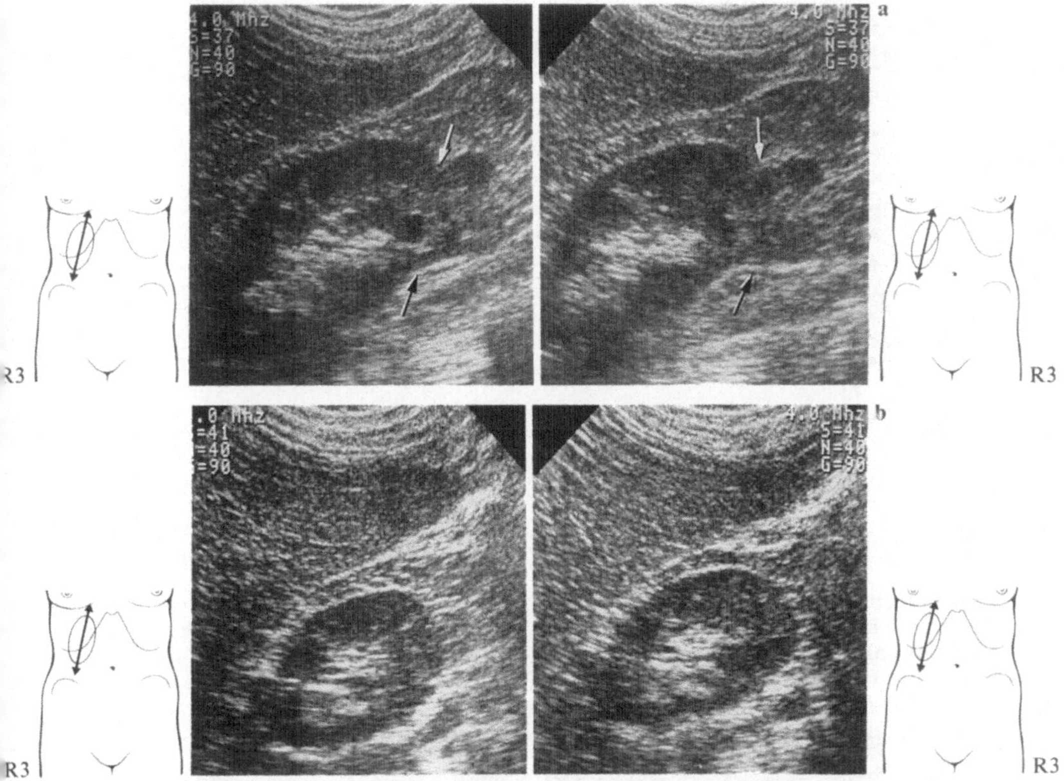

Abb. 7.39 a, b. NZK, fast exophytisch wachsender, echodichter Tumor (→) dorsokaudal am unteren Nierenpol. **b** 15 Monate nach operativer Abtragung des Tumors weit im Gesunden durch untere Polresektion. Der Patient lebt seit 5 Jahren rezidivfrei

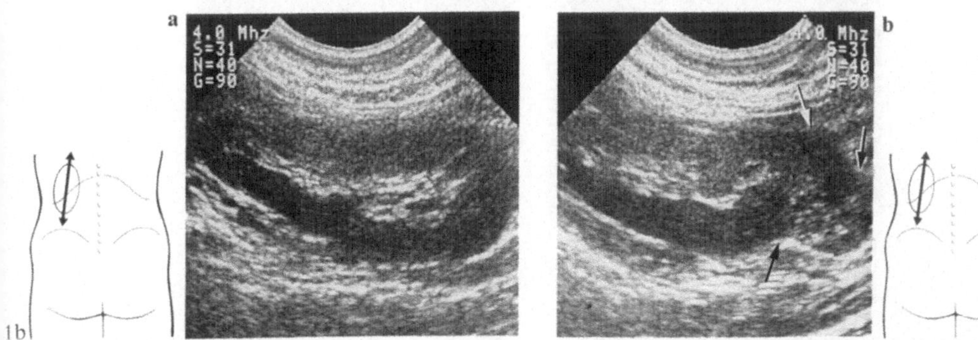

Abb. 7.40 a, b. Polständiges NZK. **a** Keine Auffälligkeit im Medialscan. **b** Anhiebsdiagnose einer soliden echoreichen Rf (→) im lateralen LS der gleichen Niere. Gute Indikation zur organerhaltenden Operation auch als elektiver Eingriff

Es gibt keine bevorzugten Lokalisationen für die Tumorentwicklung im Nierenparenchym; auch bei polständigen Tumoren ist die weitere sonographische Exploration sinnvoll, um eine multifokale Entwicklung nicht zu übersehen, sondern frühzeitig zu erkennen.

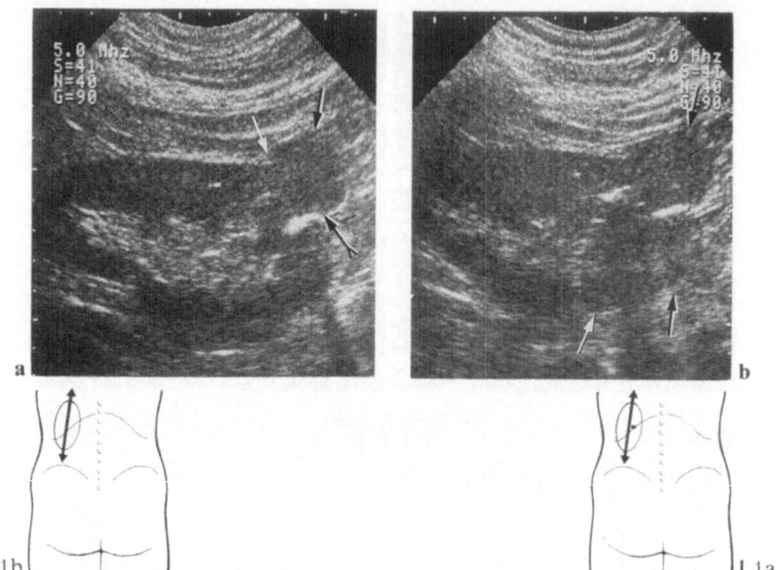

Abb. 7.41 a, b. Typisches polständiges NZK. Der laterale LS (**b**) zeigt aber, daß sich der Tumor innerhalb der Niere ausbreitet (→) und den unteren Pol unförmig auftreibt. Innerhalb des Tumors liegt eine Verkalkung vor (↣); keine primäre Indikation für eine organerhaltende Operation

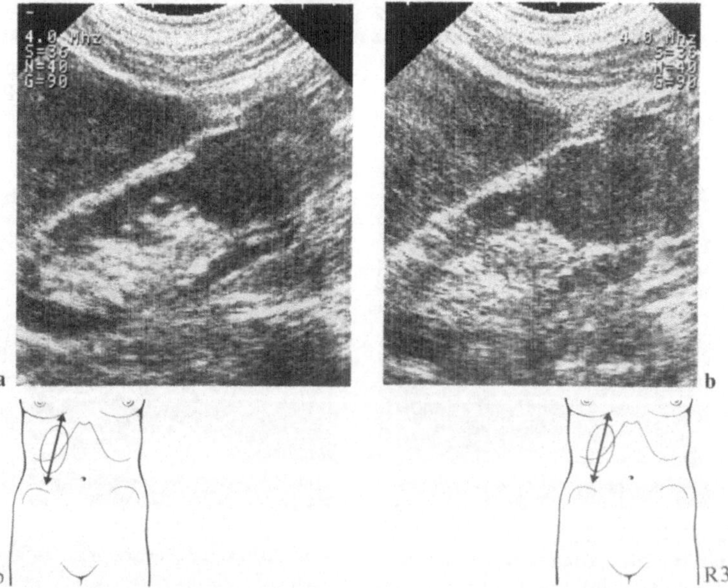

Abb. 7.42 a, b. Größerer, exophytisch wachsender Tumor, der den unteren Nierenpol einnimmt und elongiert. Der laterale LS (**b**) bestätigt das exophytische Tumorwachstum. Bei imperativer Indikation wäre hier eine Organerhaltung trotz der Tumorgröße möglich

7.6 Schwer differenzierbare Raumforderungen der Niere, Unterschiede der Schnittbildverfahren

Neben der großen Zahl eindeutig zu klärender Raumforderungen, sei es durch US allein oder mit Hilfe der CT, verbleiben eindeutige Rf, deren wirklicher Krankheitswert zunächst unklar ist. Auf das Problem der computertomographisch „hyperdensen Zyste" wird im Kapitel 6 „Zystische Raumforderungen im Nierenparenchym" eingegangen.

Im Fall sehr kleiner peripherer Rf ist die CT, wie schon erwähnt, auf die Dichteveränderung nach Kontrastmittelbolus angewiesen. Aber auch dabei können die Dichtedifferenzen so gering sein, daß keine eindeutige Festlegung möglich ist. Die Kernspintomographie kann zur Klärung solcher Differenzen nicht beitragen [118]. Ihr Wert beschränkt sich auf die recht gut mögliche Klärung einer Tumorgefäßinvasion.

So bleibt als letztes die Punktion, die allerdings bei sehr kleinen Rf eine günstige Lokalisation, eine gute Mitarbeit des Patienten und eine optimale Punktionstechnik voraussetzt. Bei Nichtdurchführbarkeit bedeutet eine engmaschige US-Kontrolle des Patienten ein vertretbares Sicherheitsrisiko. Befundänderungen im Verlauf und vor allem eine Größenzunahme werden dem Untersucher bei guter Dokumentation nicht entgehen.

Für Rf größeren Ausmaßes, die nicht durch US und CT zu klären sind, hat die Punktion – evtl. auch in Wiederholung – eine wichtige Indikation. Überraschend selten zwar wird der Zytologe eindeutig Tumorzellen finden, aber die ganz sicher nichtartefizielle Aspiration von Blut macht die operative Freilegung in jedem Fall obligat. Jede 3.–4. Blutaspiration aus einer unklaren Raumforderung ist durch einen Tumor bedingt, der oft noch klein und meist in der Wand der Rf gelegen ist. Andererseits kann der ganze Tumor durch nekrotischen Zerfall so erweicht sein, daß nur noch im schmalen Randwall histologisch ganz sicher Tumorzellgewebe identifiziert werden kann.

Letztlich aber verbleiben immer noch Befunde sonographisch solider Rf, die vom Erstuntersucher als so valide für einen Tumor angesehen werden, daß er sich nach Reproduzierbarkeit bei Kontrollen festlegt. Schließlich kann im CT ein kleiner Prozeß durch verschiedene Atemtiefen evtl. nur tangential angeschnitten und so nicht erkannt worden sein. Auch im oberen und unteren Polbereich sind wegen der routinemäßig nur transversalen CT-Schnittebenen Irrtümer bei kleinen Tumoren möglich [47, 68].

Bei derartiger Konstellation wird der für die letzte Klärung verantwortliche Arzt – wohl meist der Urologe – die Indikation für oder gegen eine Operation stellen. In diese Entscheidung werden andere Faktoren (Alter, Operationsrisiko, Umfeld u.a.) mit einfließen. Die Erfahrung lehrt, daß in diesen äußerst seltenen Fällen die Operation zumindest Sicherheit für den Patienten erreicht.

Bei Ausnutzung der intraoperativen Möglichkeiten mit Schnellschnittuntersuchungen und engem Kontakt zum Pathologen kann der Verlust einer Niere wegen nichtmaligner Raumforderung als ungewöhnlich unglückliche Rarität angesehen werden.

Mögliche Rf an den Polen können im CT übersehen werden, weil bei nur transversalen Schnittebenen lediglich eine leichte Verlängerung des Pols suggeriert werden kann. Die CT sollte nicht primäre, sondern – wenn überhaupt – Folgeuntersuchung der Nephrosonographie sein. Die Verfahren konkurrieren also nicht, sondern die CT soll sonographische Kriterien sichern oder anderweitig erklären lassen.

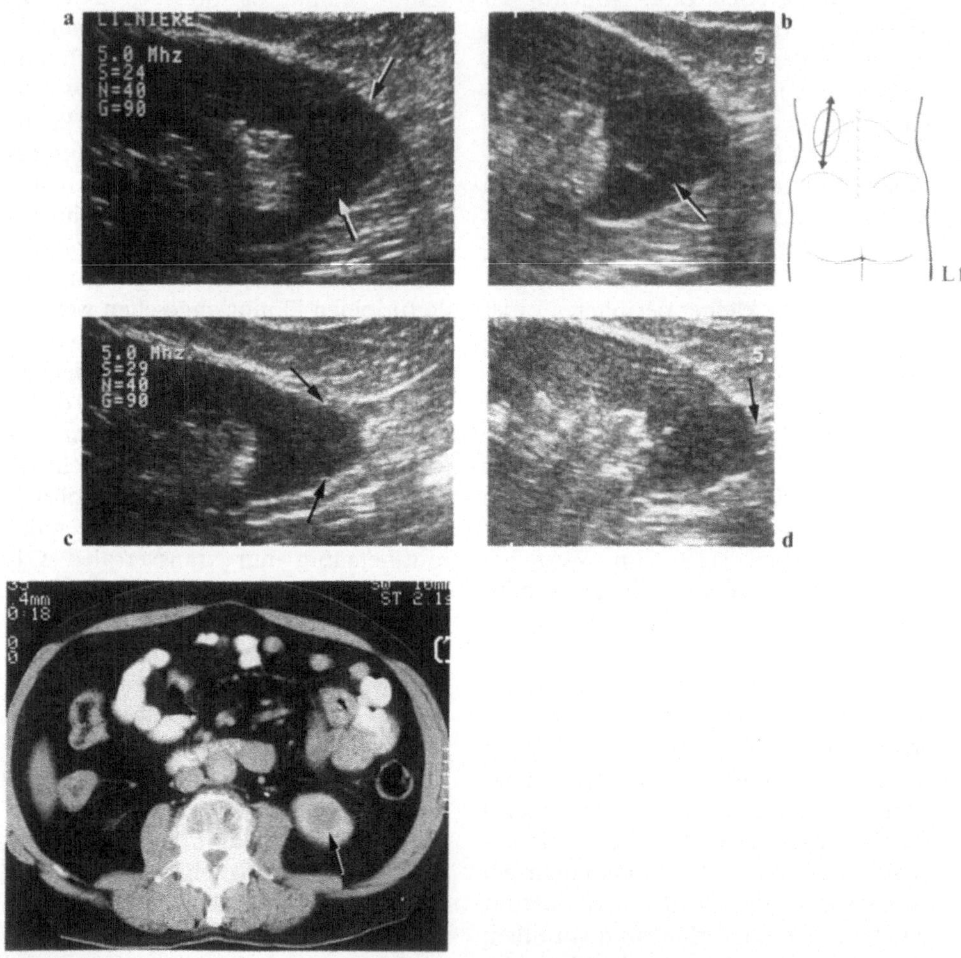

Abb. 7.43 a – e. 4 unterschiedliche LS durch den unteren Pol einer li. Niere. Es fällt eine rundliche, echoärmere Aussparung auf in **a** (→); weiterhin eine eindeutige Grenzschicht zum Parenchym in **b** (→); schließlich eine Ausziehung des Parenchyms in **c** (→) und letztlich eine unruhige Tumorkontur (**d**) (→). Die gezielte Frage an die Computertomographie bestätigt hier den Tumor. Eine eindeutige Fragestellung an die CT verbessert die Diagnostik und vermeidet Irrtümer (**e**)

Jeder Auffälligkeit im NS-Schnittbild sollte bis zur Klärung nachgegangen werden – zumal wenn es unkompliziert sonographisch möglich ist.

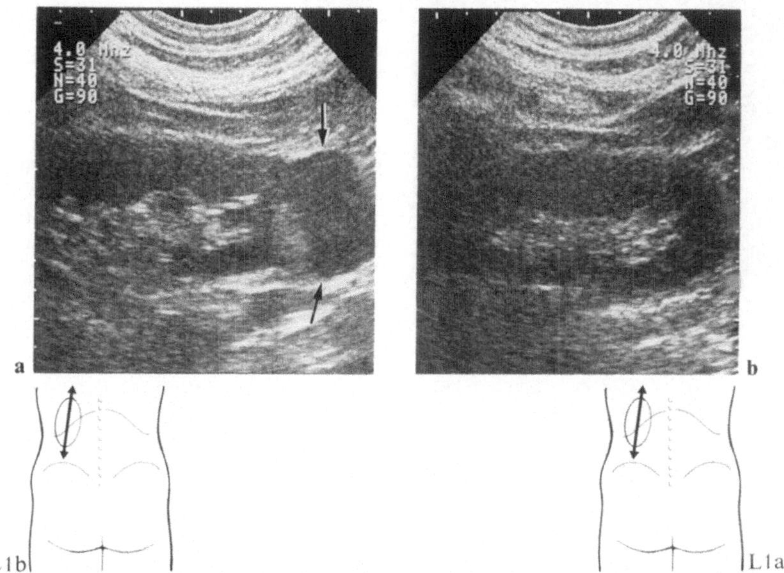

Abb. 7.44 a, b. NZK. **a** Auch recht große Tumoren (→) sind leicht zu übersehen, wenn wenige mm weiter lateral (**b**) das Schnittbild unauffällig erscheint. Dieser Tumor ist nach kaudomedial entwickelt

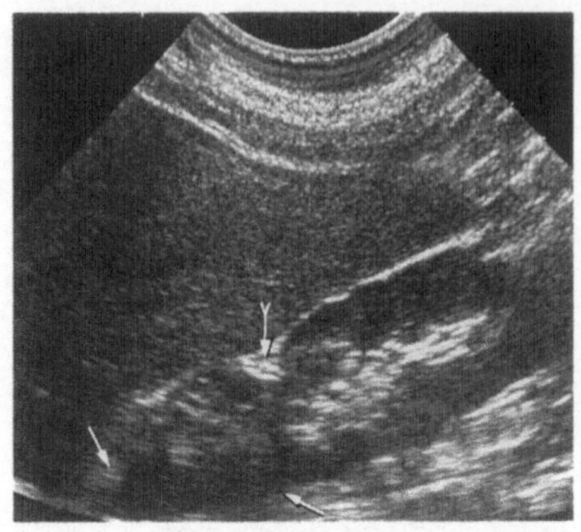

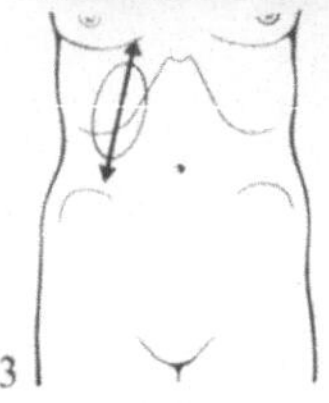

Abb. 7.45. NZK. Die Einkerbung (↣) darf nicht eine Narbe suggerieren – etwa bei einer Langniere. An den oberen re. Pol schließt sich eine unregelmäßig strukturierte Masse (→) an, die in Längsrichtung der Niere nach kranial wächst

Viele der Diskrepanzen zwischen US und CT gehören in den Bereich atypischer Zysten – etwa in die Gruppe Bosniak III oder IV (s. auch dort).

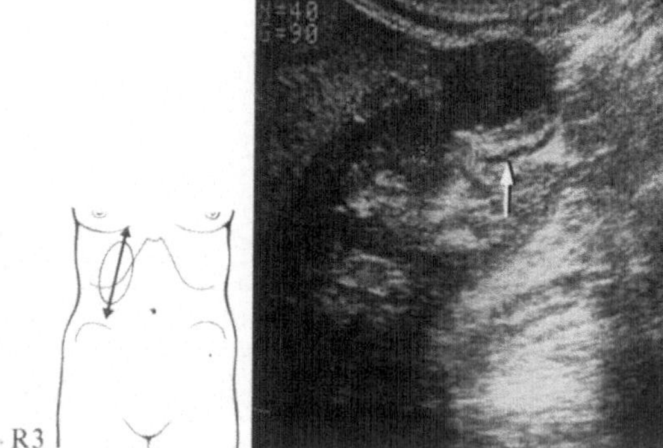

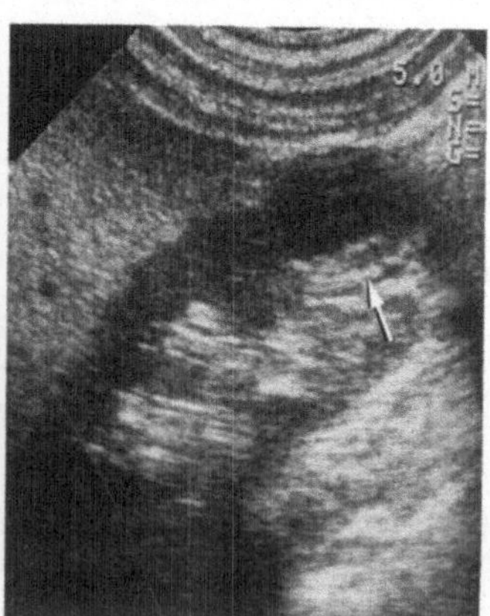

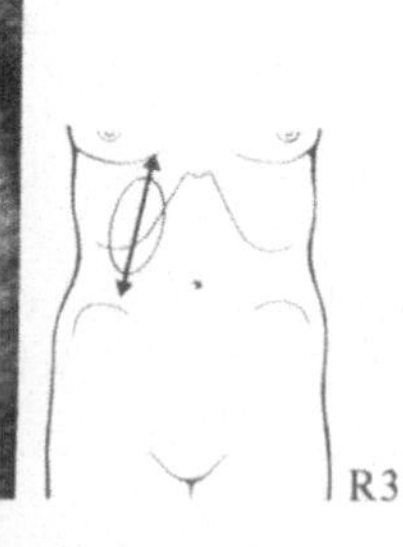

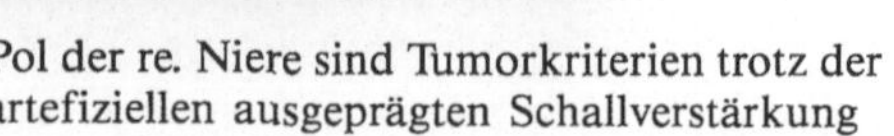

Abb. 7.46. NZK – leicht zystisch kaschiert. Die sehr flaue Echostruktur u. vor allem die verdickte dorsale Wand der Rf (→) am unteren Pol der re. Niere sind Tumorkriterien trotz der artefiziellen ausgeprägten Schallverstärkung

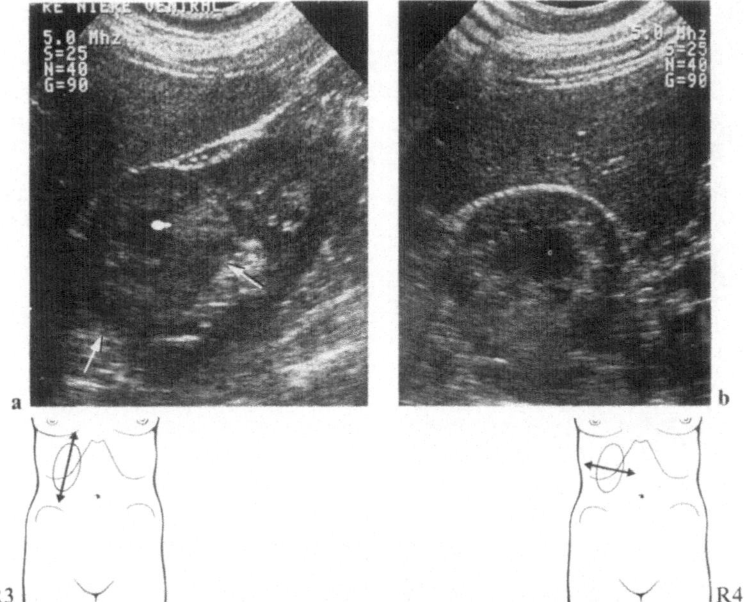

Abb. 7.47 a, b. NZK (→) der re. Niere, im Zentrum beginnender Zerfall. Aus solchen Tumoren können Pseudozysten entstehen, wenn das proliferierende Gewebe von der zentral zerfallenden weichen Masse ganz an die Peripherie gedrängt wird (s. Gibson 2 und Bosniak IV)

Kaum je ergibt sich eine Indikation zur Biopsie einer soliden Rf. Bei großen atypischen zystischen Veränderungen dagegen eher, vor allem bei älteren Patienten, wenn jede Operation eine genaue Risikoabwägung erfordert.

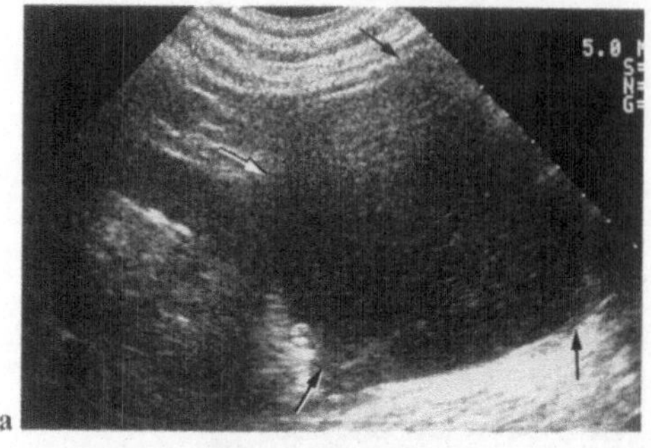

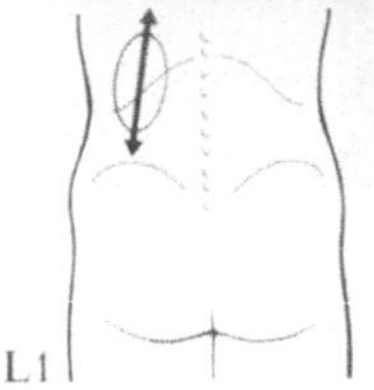

Abb. 7.48 a–c. Großes, nekrotisch zerfallendes NZK. **a** An den unteren Pol nach dorsal schließt eine liquide wirkende Masse (→) an. Flauer – vielleicht aber artefizieller – Echobesatz der Rf mit starkem Echopulseffekt. **b** Gleicher Befund im QuS des 80jährigen Patienten. **c** Anhand der Koordinaten sehr einfache, gezielte Punktion (→). Blutige Aspiration mit Tumorzellen bestätigen den Verdacht des „Gibson-2"-Befundes

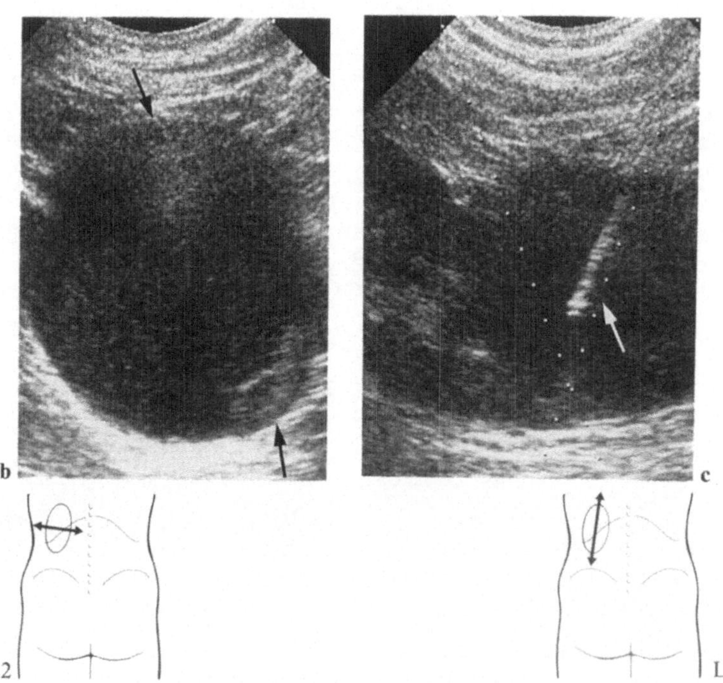

Der fehlende Nachweis von Tumorzellen im Aspirat schließt ein Malignom nicht aus. In Zweifelsfällen ist deswegen dennoch die probatorische Freilegung angezeigt.

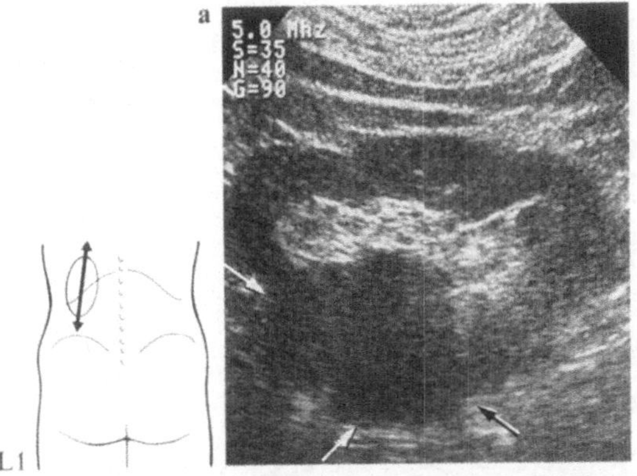

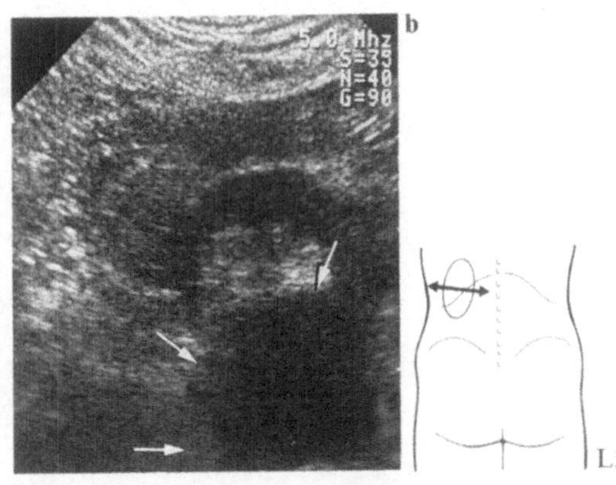

Abb. 7.49 a, b. „Gibson-2"-NZK. 3malige Blutaspiration bei Punktionen hatte trotz sonographischen Tumorverdachts keine malignen Zellen nachweisen lassen. Die Rf (→) ist unregelmäßig begrenzt, flau echobesetzt und zeigt kaum einen Echopluseffekt. Erst die Operation bestätigte den vermuteten „Gibson-2"-Tumor

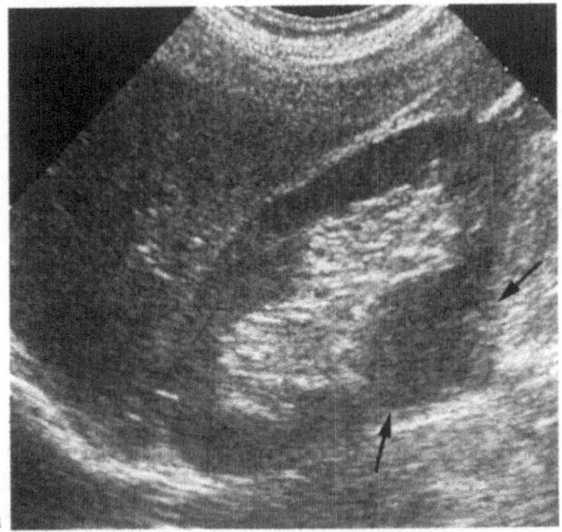

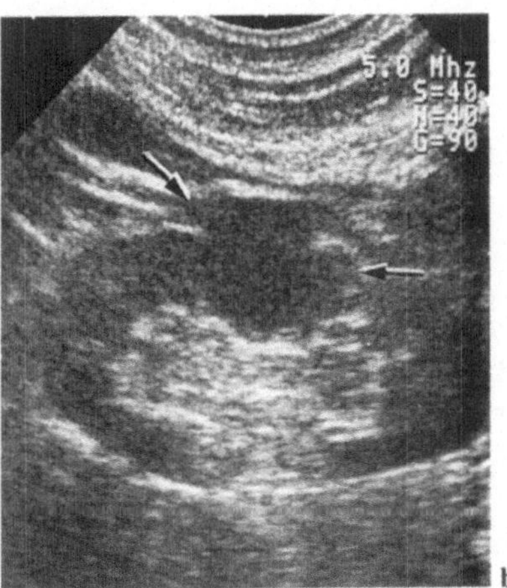

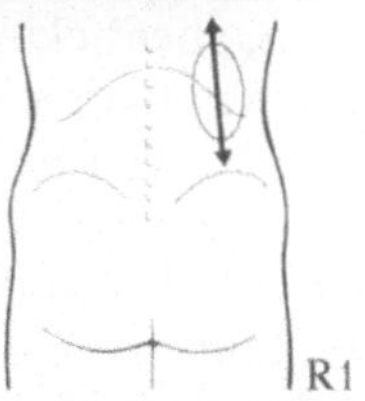

Abb. 7.50 a, b. Atypische Zyste. Die li. Niere war 5 Jahre zuvor wegen einer zystisch zerfallenen Tumors (Gibson 2) entfernt worden. **a** Die re. Restniere zeigt jetzt eine flau echobesetzte Rf (→), nach dorsal entwickelt, mit leichtem Echopluseffekt. Der Patient lehnt jede Intervention ab. **b** 1 Jahr später keine Größenzunahme der Rf. Dennoch Punktion von 15 ml bernsteinfarbener Flüssigkeit ohne Tumorzellnachweis

Befundkonstanz kann ein wichtiges Kriterium gegen ein Malignom sein. Ein gewisses Zuwarten bei zuverlässigen Patienten kann in Einzelfällen ein vertretbares Risiko darstellen. In Zweifelsfällen bei jüngeren Patienten mit dem Verdacht einer soliden Rf bedeutet Zuwarten aber Zeitverlust und unnötige Risikoerhöhung.

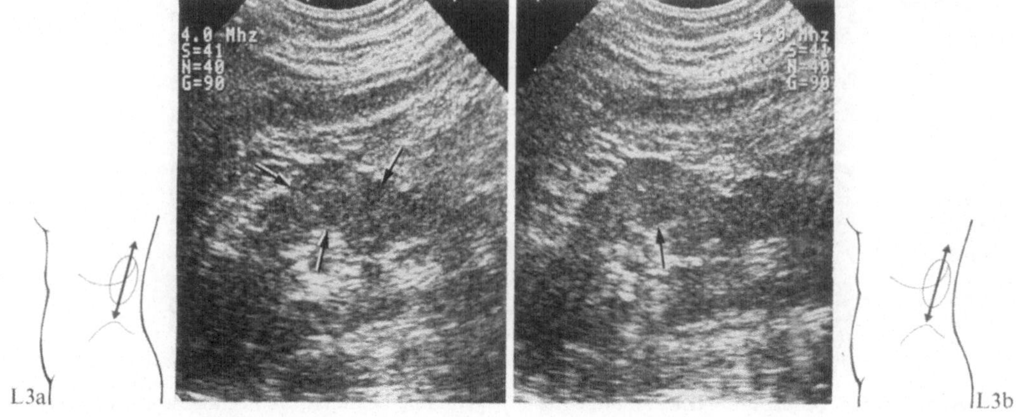

Abb. 7.51. Umschriebene, echodichte Rf (→) bei adipösem 38jährigen Patienten im Parenchym der li. Nierenkonvexität. Tumorausschluß im CT nicht sicher möglich. Freilegung: Fokale Perinephritis

7.7 Solide Raumforderungen durch gutartige Tumoren

Es gehört zu den möglichen Ungesetzmäßigkeiten von NZK, daß sie selbst oder ihre Metastasen aus unerklärlichen Gründen nicht weiterwachsen. Sie bleiben praktisch stabil und unverändert. Lungenmetastasen können sogar zurückgehen. Solche Verläufe sind sehr selten, aber bekannt [27]. Ebenfalls ohne erkennbaren Grund kann es jederzeit neuerlich zur Progredienz mit dann meist fatalem Ausgang kommen. Aus Kausalitätsgründen versucht man, dieses Tumorverhalten mit der Immunitätslage des Patienten zu erklären, jedoch liegen Details im Dunkel. Obwohl hier angeführt, gehören diese nicht zu den benignen Tumoren.

Gutartige Tumoren spielen quantitativ bei den soliden Rf der Niere eine untergeordnete Rolle. Auf Adenome [11, 22, 59] wurde unter 7.5 bereits eingegangen.

Ohne erkennbare Gründe gibt es offensichtlich eine Tumorstagnation oder gar -regression. Wegen der ungewöhnlichen Seltenheit solcher Verläufe (0,4%?) kann man sich darauf natürlich nicht verlassen.

In Betracht kommen vor allem Angiomyolipome (AML), die erst seit der sonographischen Diagnostik etwas häufiger gefunden werden, und Onkozytome, die 2–4% aller soliden Rf ausmachen. Abgesehen von beschriebenen, äußerst seltenen Metastasierungen der Onkozytome [67, 84] fehlen diesen Tumoren alle grundsätzlichen Malignitätskriterien.

Das AML war schon lange als Hamartom bei der phakomatösen Bourneville-Pringle-Erkrankung (Typ I) bekannt [34] und tritt dabei häufiger multipel, auch bilateral, in den Nieren auf. Durch die sonographische Diagnostik bedingt, findet man nun deutlich häufiger solitäre AML und etwas seltener multiple, auch ganz unabhängig von Phakomatosen. Der mesenchymale Tumor setzt sich aus Fett-, Gefäß- und Muskelgewebe in unterschiedlicher Relation zusammen. Wenn das Fettgewebe überwiegt, zeigt sich das AML im sonographischen Schnittbild so typisch, daß sogar eine Artdiagnose möglich ist: rundlich bis polygonal, echodicht-geschichtet, wie ausgestanzt wirkend. Der Fettnachweis, d. h. HE im Minusbereich, wird als sicheres artdiagnostisches Zeichen im CT angesehen [30]. Mit Kontrastmittelbolus sind Dichteerhöhungen durchaus möglich. Es wird auch beschrieben [22], daß NZK Fettgewebe enthalten können!

Das klassische AML gehört sonographisch zu den Anhiebsdiagnosen. Es kann bereits sehr klein im Parenchym erkannt werden und nimmt im Verlauf von Jahren nur sehr wenig an Größe zu. Es werden aber auch recht große AML primär sonographisch gefunden, die ebenfalls kaum lokale Progredienz erkennen lassen. Da obligat keine Operationsindikation besteht, kann man den sonographischen Befund im CT durch Fettnachweis bestätigen lassen. Beschriebene, sehr seltene Entartungen und Blutungen durch Rupturen rechtfertigen nicht die Entfernung jedes typischen AML [28]. Die Operation solcher Tumoren beschränkt sich auf große, weit über die Nierenkontur hinausragende, nicht völlig kontrollierbare AML – vor allem bei noch jüngeren Patienten.

Problematisch wird die Diagnostik von AML dann, wenn eine der anderen Gewebekomponenten überwiegt, d. h. Muskulatur oder eine starke Vaskularisierung, wobei der Übergang zu Hämangiomen fließend sein kann. Dann kann weder die US noch die CT das AML von einem NZK unterscheiden, zumal im CT eine sehr deutliche Dichteanhebung nach Kontrastmittelbolus erfolgt. Auch die MRT oder die Angiographie können im Zweifelsfall keine Klärung bringen. Solche Tumoren, die oft sehr groß sind, werden wie NZK operiert, meistens durch radikale Tumornephrektomie. Wenn präoperativ je der Verdacht eines AML aufkommen sollte, wird man ggf. intraoperativ aufgrund eindeutiger histologischer Schnellschnitte einen Teil der Niere erhalten können.

Das Onkozytom ist ebenfalls präoperativ durch kein Schnittbildverfahren oder irgendeine andere Möglichkeit zu diagnostizieren. Der epitheliale Tumor leitet sich histogenetisch von Sammelrohrepithelien ab [83, 104] und reagiert immunhistochemisch negativ mit Markern des proximalen Tubulusepithels, aus dem sich bekannterweise das NZK entwickelt. Der Tumor wirkt auf dem Schnitt rötlich-gelblich-braun, kompakt, mit manchmal zentraler Narbe. Er besteht histologisch nur aus Onkozyten, die durch vergrößerte, dicht gepackte Mitochondrien typisiert sind [22]. Wir selbst haben sonographisch bei diesem stets gut abgrenzbaren, meist großen Tumor zentrale Erweichungen, aber auch dichte narbige zentrale Komplexe nachweisen können. Es gibt also keine Möglichkeit der sonographischen Artdiagnose, etwa wie beim AML. Dennoch können eine zentrale Dichte oder eine ausgeprägte Erweichung sowie eine ganz scharfe Abgrenzung gegenüber der Niere im sonographischen Bild intraoperativ an die Möglichkeit eines Onkozytoms (2–4% aller Neoplasien der Niere) denken lassen, um vielleicht mit Hilfe histologischer Schnellschnitte die Niere doch noch zu erhalten.

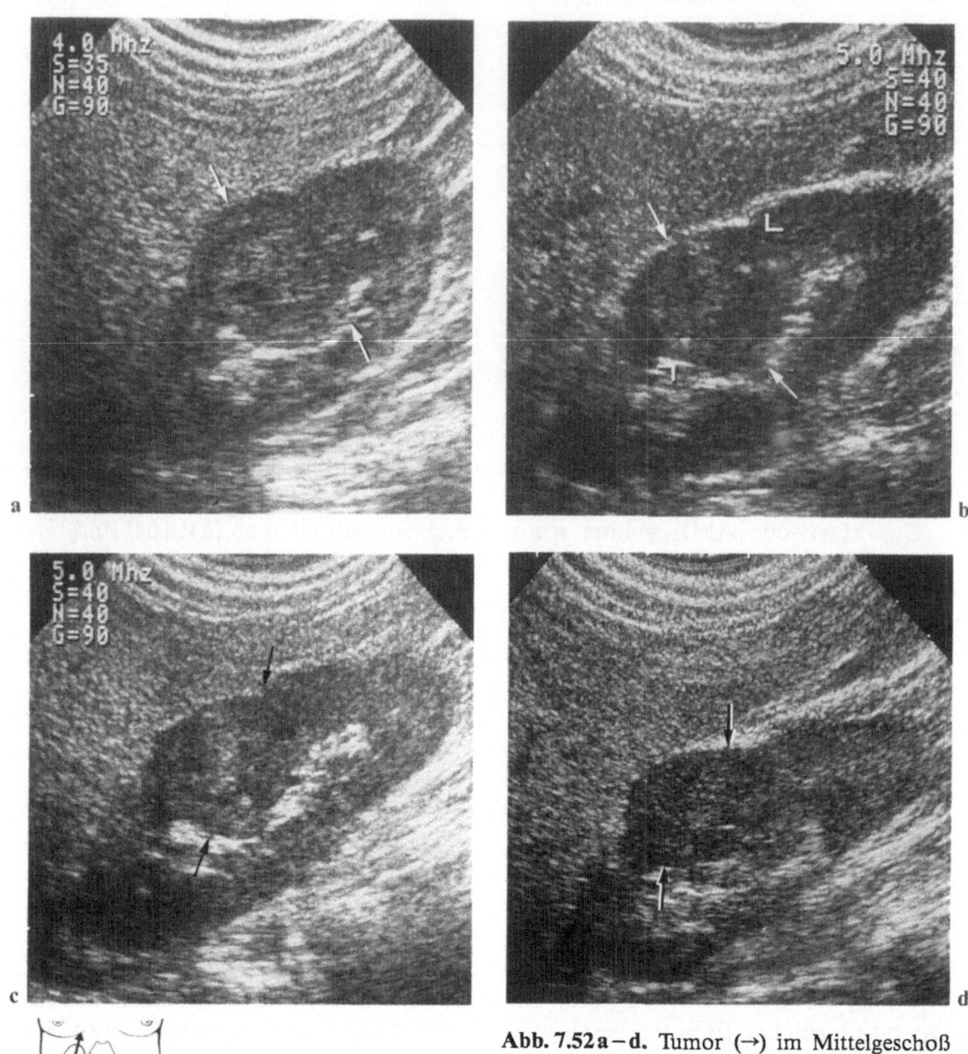

R3

Abb. 7.52 a–d. Tumor (→) im Mittelgeschoß einer re. Restniere. Die li. Niere war 9 Jahre zuvor wegen eines NZK ektomiert worden. **a** Eindeutiger Tumor 8/88. **b** Stagnation, vielleicht gar Regression 6/89. **c** Praktisch keine Veränderung 10/89. **d** Keine erkennbare Progression 8/92. Der Patient verstarb 12/92 an den Folgen eines Prostata-Karzinoms

Das Angiomyolipom (AML), als Phakomatose im Nierenparenchym entstehend, hat eher eine geringe Wachstumstendenz, kann jedoch mitunter über die Nierenkontur weit hinaus und auch in den Nierenstielbereich hinein wachsen, jedoch nicht destruierend. Multilokuläres Auftreten ist nicht selten, besonders bei Bournville-Pringle-Erkrankung.

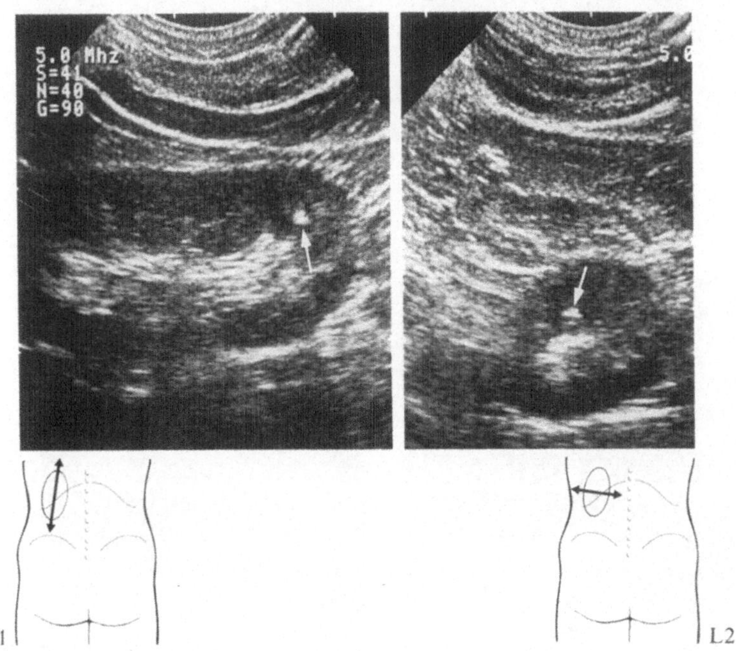

Abb. 7.53. 3 mm kleines AML (→) im Parenchym des unteren Nierenpols; die sehr dichte Echoformation setzt sich deutlich vom ZRB ab

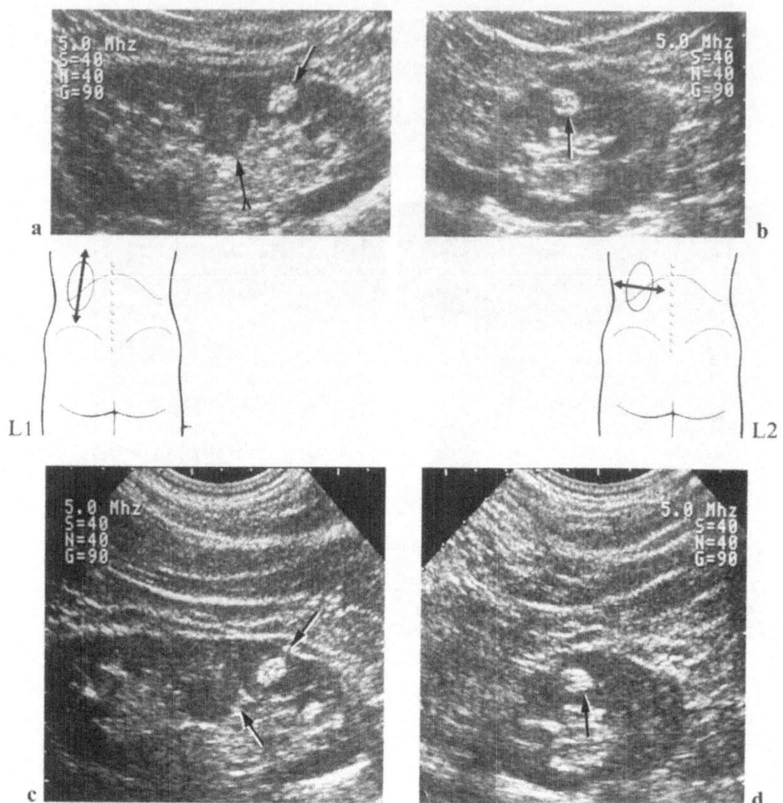

Abb. 7.54a–d. AML im Vergleich von 2 Jahren. **a, b** Unverkennbar die Schichtung der rundlichen, sehr echodichten Rf (→) im Parenchym dorsokaudal einer Kolumne (↣), die im QuS (**b**) nicht in der Ebene sein kann. **c, d** Der gleiche Befund 25 Monate später. Minimale Größenzunahme, jetzt etwa 1 cm

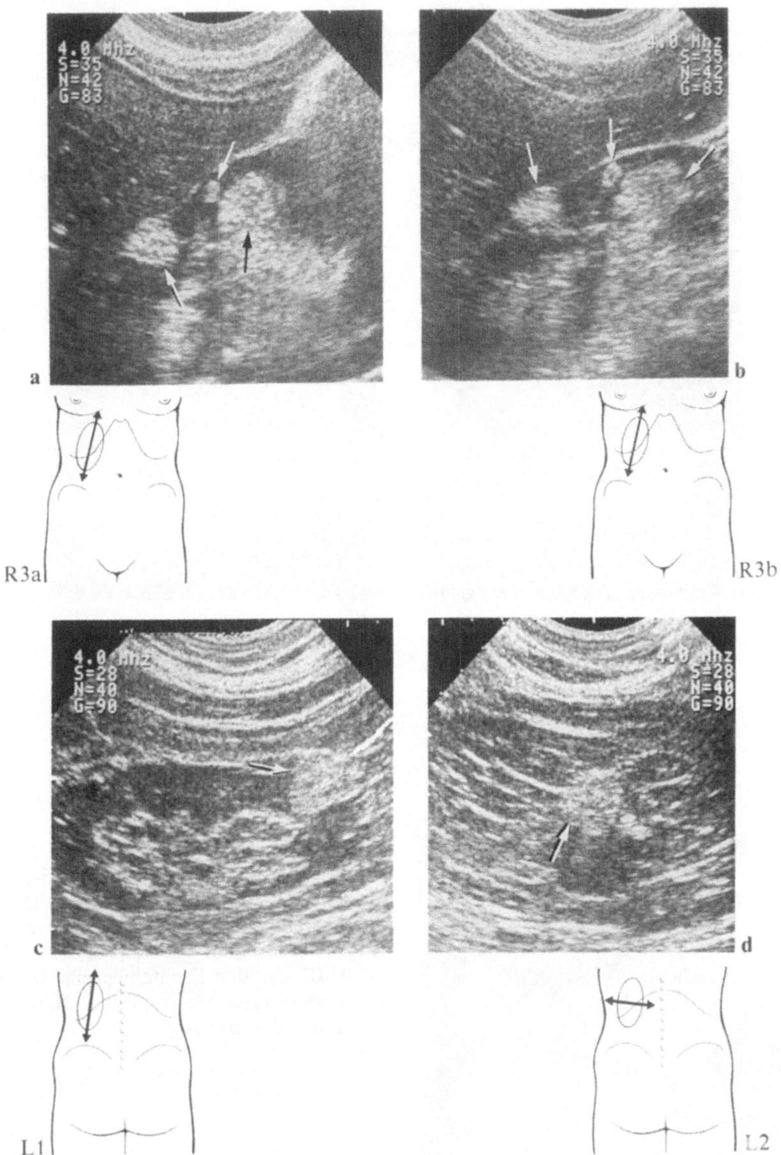

Abb. 7.55. a, b 3 AML (→) in der re. Niere. **c, d** AML im Bereich des unteren Pols der li. Niere. Durch eine sehr helle Einstellung wird das AML zunächst leicht kaschiert. Dann erkennt man jedoch, wie es keilartig über die Nierenkontur (→) hinauswächst

Eine zusätzliche Bestätigung der sonographischen Diagnose des AML stellt der Nachweis von Fett im CT mit meist hohen Minus-HE-Werten dar.

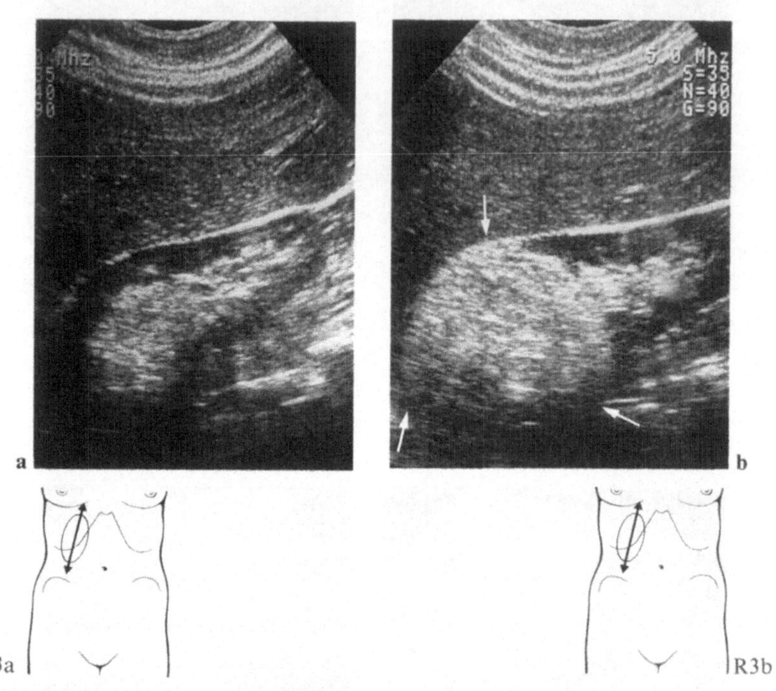

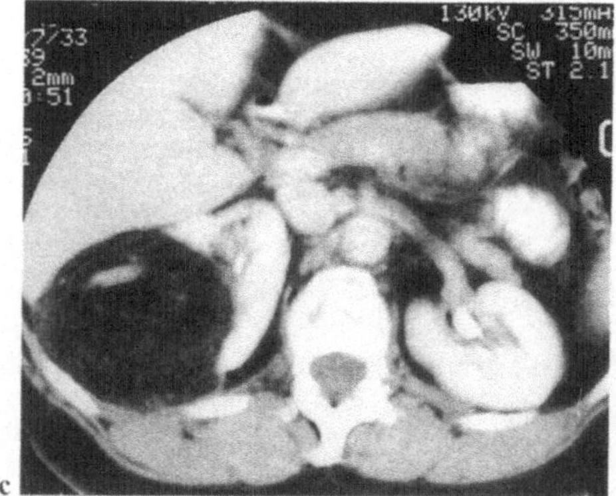

Abb. 7.56 a – c. Großes AML. Im lateralen LS nur angedeutet (**a**), im medialen LS (**b**) jedoch eindeutiges, weit über die Kontur der kranialen Nierenhälfte ausladendes und in die zentrale Nierenregion vorwachsendes AML (→). −70 HE bei der Dichtemessung (**c**) im CT. Der sonographisch typische Befund wird durch die CT bestätigt

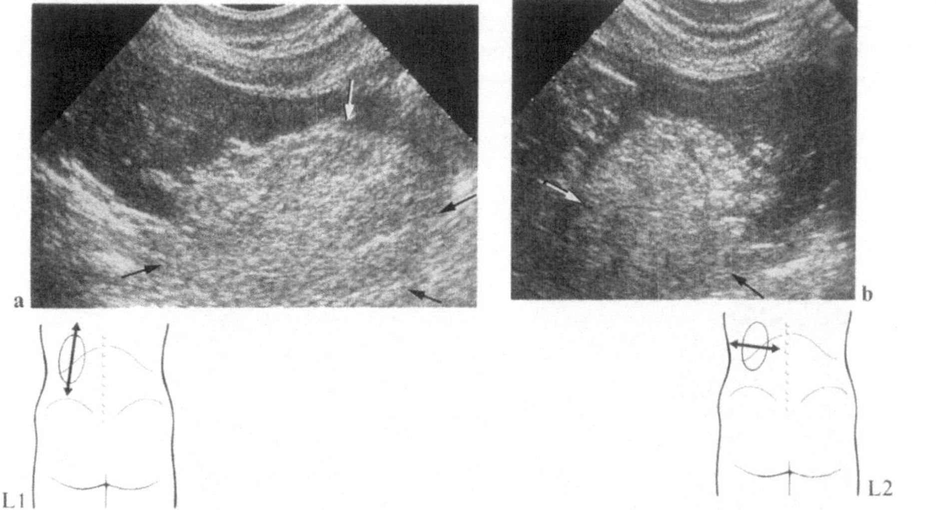

Abb. 7.57 a, b. Riesiges AML (→). Ähnlicher Befund wie Abb. 7.56, nur hier im kaudalen Anteil der li. Niere. Eine Überlagerung des kaudalen Nierenschnittbildes durch eine monströse Fettkapsel kommt bei diesem Tumorausmaß auch theoretisch nicht in Betracht

Auch große und sehr große AML sind Zufallsbefunde und für den Patienten asymptomatisch. Wegen der Rupturgefahr mit Blutungen und der eher theoretischen Möglichkeit einer Entartung zum Liposarkom ist die Operation und, je nach Tumorgröße, auch die Nephrektomie manchmal doch angezeigt.

Onkozytome sind scharf, manchmal abrupt abgegrenzte, fast immer gutartige Tumoren – aber durch keine bildgebende oder andere Maßnahme präoperativ zu diagnostizieren, so daß sich die Diagnose nur histologisch ergibt. Eine strahlige zentrale Verdichtung kann genauso auffallen wie eine zentrale Erweichung (s. Gibson 2).

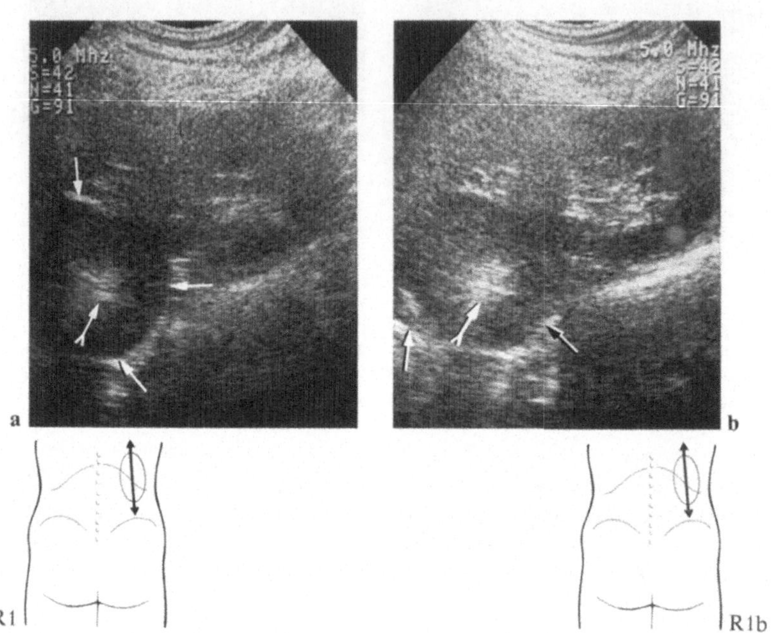

Abb. 7.58 a, b. Onkozytom (→) am kranioventralen Teil der re. Niere. Auffällig sind die zentrale Echoverdichtung (↣) und die ganz scharfe Abgrenzung. Bei dieser Konstellation kann man präoperativ an ein Onkozytom denken und evtl., abhängig von der histologischen Schnellschnittuntersuchung, organerhaltend operieren

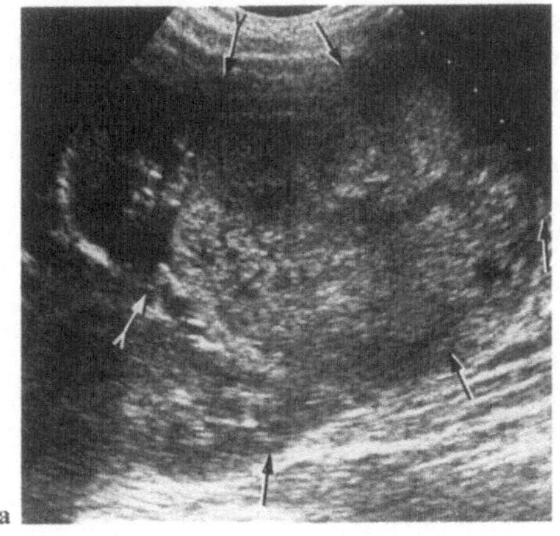

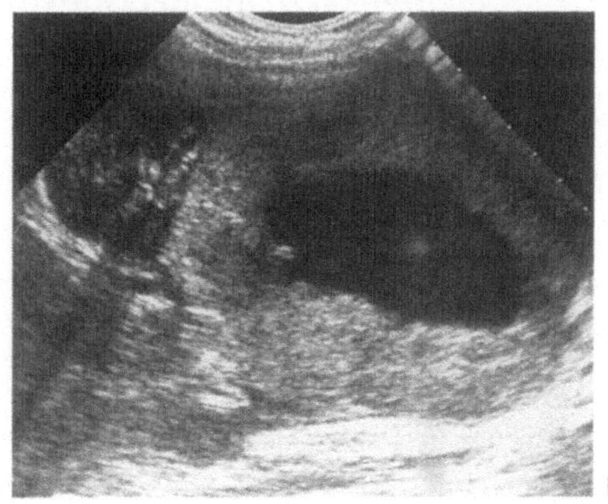

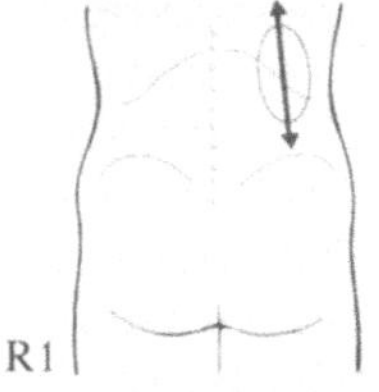

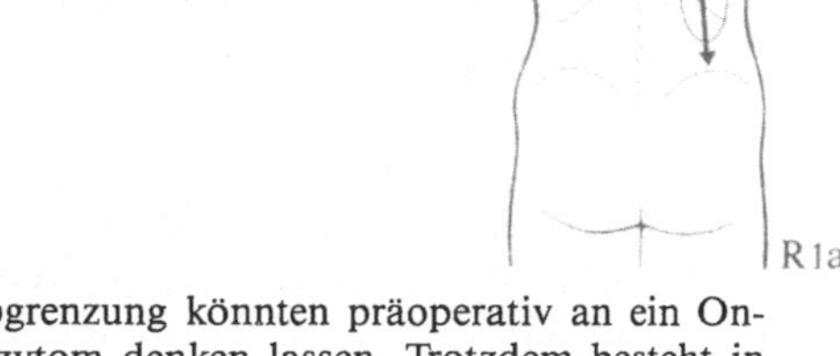

Abb. 7.59a, b. Onkozytom. Riesiger, höchst inhomogener Tumor (**a**,→), der mehr als 2/3 der Niere einnimmt, aber ganz scharf (↣), fast abrupt kranial abbricht. Im lateralen LS zeigt der gleiche Tumor eine große zentrale, völlig liquide Erweichung. Diese und die scharfe Abgrenzung könnten präoperativ an ein Onkozytom denken lassen. Trotzdem besteht in diesem Fall wegen der Größe der Raumforderung die eindeutige Indikation zur Tumornephrektomie

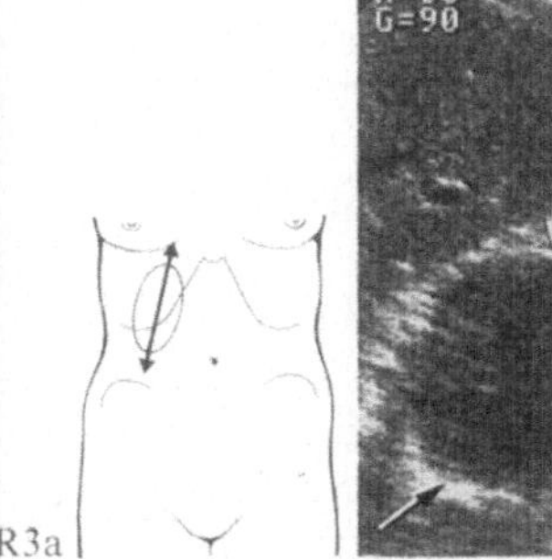

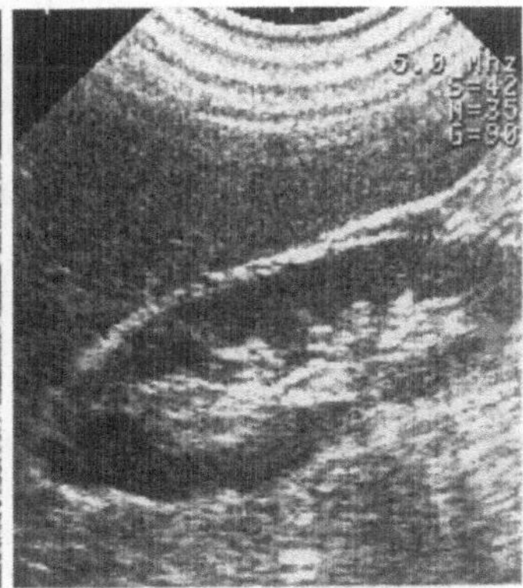

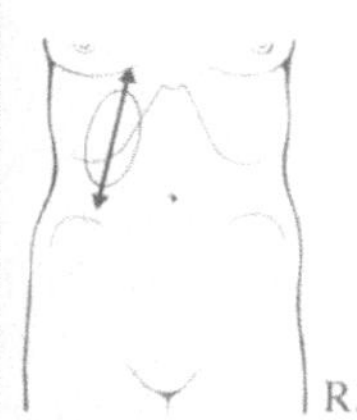

Abb. 7.60. Onkozytom. Diese Rf (→) am lateralen Anteil des oberen re. Nierenpols, der dadurch verlängert wird, hat keines der genannten Onkozytomzeichen. Die Abgrenzung nach dorsal erscheint eher etwas unregelmäßig (↣). Dieser Befund bestätigt die Aussage, daß letztlich nur die Histologie die Diagnose stellen kann

7.8 Sonographischer Nachweis von Nierenzellkarzinommetastasen

Wie in 7.3 ausgeführt, wird man unmittelbar nach Feststellung einer soliden Raumforderung der Niere mit dem häufig gleichbedeutenden Verdacht eines NZK sonographisch nach Metastasen suchen. Zwei wesentliche Lokalisationen dafür, nämlich die Lunge und das Skelett, scheiden zugunsten radiologischer und szintigraphischer Verfahren für die Sonographie aus. Sonographisch möglich dagegen sind Nachweise in Lymphknoten, Gefäßlumina, Leber, kontralateraler Niere und Nebenniere.

Hilus-LK imponieren als echoarme Aussparungen innerhalb des ZRB in ganz medialen Schnitten oder besser im Querscan im Bereich der Gefäße [23, 53]. Die Unterscheidung gegenüber Lymphangiektasien oder Hilusfettveränderungen ist nur möglich, wenn Gefäßkompressionen nachweisbar sind. Größere LK-Konglomerate entlang der Aorta und der V. cava inferior sind regelmäßig erkennbar; jedoch sind sie nicht spezifisch für das NZK. Häufig findet man dagegen solch' paravasale Tumoren im Rahmen systemischer Hämoblastosen.

Tumorthromben in der V. renalis können bei deren Weitstellung erkannt werden, sicher dagegen solche in der V. cava inferior. Gelegentlich kann auch die Wandadhärenz solcher Absiedlung im Gefäßlumen beurteilt werden. Genauso wichtig für die eventuelle Operationsstrategie ist aber der sonographisch gut mögliche und zuverlässige Ausschluß eines intravasalen Tumorzapfens, besonders bei großen NZK.

Die orientierende Durchmusterung der Leber wird in dieser sehr homogenen, großflächigen Struktur schnell echoärmere, echoreichere oder auch echogleiche Aussparungen nachweisen lassen. Die Metastasierung kann solitär oder multipel sein, ohne Prädilektion einer bestimmten Leberregion. Ein spezielles Metastasenmuster für NZK gibt es nicht. Der sonographische Metastasenausschluß in der Leber ist, soweit verfahrenstechnisch möglich, von eminenter Bedeutung. Die CT, die vor allem auch für größere solide Rf der Niere zum Staging erforderlich ist, liefert die Information über mögliche Metastasen in der Leber zusätzlich ohne Mehraufwand und kann ebenfalls als sehr zuverlässig für diese Frage gelten.

Seltener als früher aufgrund inniger Lymph- und Blutgefäßverbindungen angenommen, sind die Nebennieren von NZK-Metastasen betroffen, nämlich in etwa 0–18% [71, 110, 116, 122]. Da die Darstellung der normalen Nebennieren oft schwierig oder gar nicht möglich ist, wird man eine auffällige Struktur im mutmaßlichen Bereich, nämlich leicht kranio-kaudomedial des oberen Nierenpols als Metastase ansprechen. Es kann sich aber ebenso um ein suprahiläres LK-Paket handeln, so daß die Aussage einer Nebennierenmetastase im CT-Bild deutlich zuverlässiger ist. Bei oberen Poltumoren oder großen NZK kann die Nebenniere mit in die Gesamttumormasse einbezogen sein.

Neben diesen häufigen Lokalisationen kann das NZK letztlich überall metastasieren; atypische Regionen, wie Tonsillen, Ovar, Hoden, Schilddrüse oder Scheide, kommen dafür auch als Spätmetastasen häufiger als bei anderen Karzinomen in Betracht.

Metastasierungen anderer Malignome in die Nieren sind für viele Karzinome denkbar – aber im Krankengut urologischer Kliniken eher selten. Sie sind sonographisch nicht vom primären NZK zu unterscheiden, abgesehen von auch bilateral möglichen multilokulären Manifestationen im Rahmen der systemischen Hämoblastosen [69]. Es ist besonders wichtig, auch daran zu denken, um operative Maßnahmen oder gar Nephrektomien bei systemischen Erkrankungen zu vermeiden. Nach entsprechender Chemo- und/ oder Strahlentherapie normalisieren sich mit zunehmender verfolgbarer Regression der Konglomerate die sonographischen Befunde gelegentlich völlig.

Bei sonographischem Verdacht auf einen Nierentumor ist es sinnvoll, nach der Tumorabgrenzung im gleichen Untersuchungsgang nach möglichen Metastasen zu suchen. Dazu bieten sich vor allem die Leber und die großen Gefäße an, in deren Verlauf auch die ersten LK-Stationen lokalisiert sind.

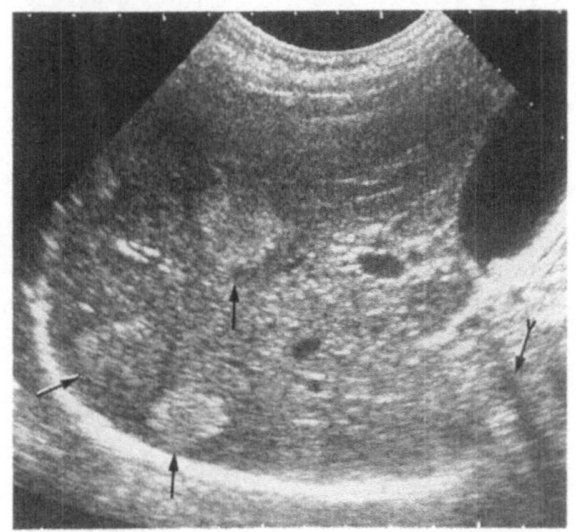

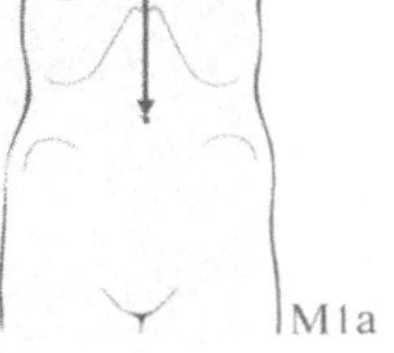

Abb. 7.61. Mehrere echodichtere metastatische Rf (→) im Leberparenchym bei li. NZK. Ein solcher Befund ist auf Anhieb im Zusammenhang mit einer NZK-Diagnostik zu erbringen. Re. oben im Bild die gefüllte Gallenblase mit Abträufphänomen (↣) der ellipsoiden Form

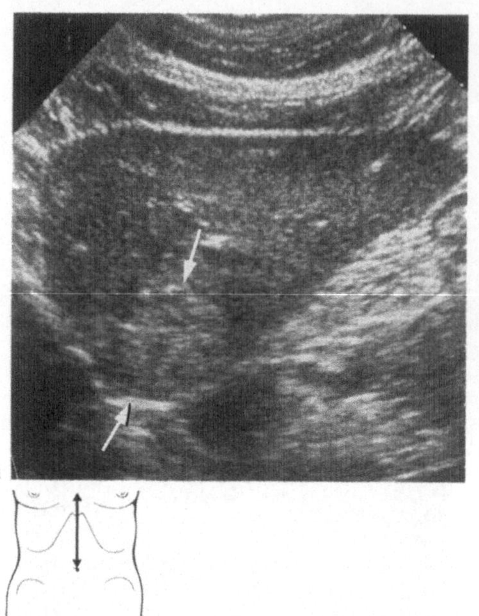

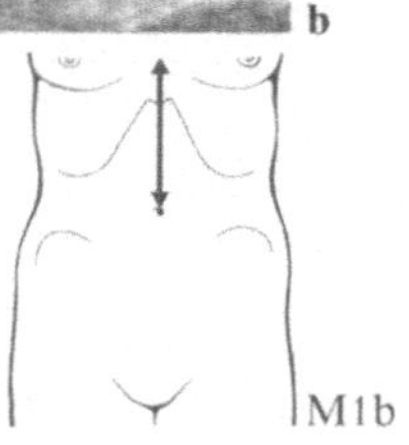

Abb. 7.62. a Metastase (→) eines re. NZK im li. Leberlappen. **b** Nur leichte Größenzunahme im Verlauf eines Jahres (→)

Der Nachweis intravasaler Tumorausdehnung – etwa im Lumen der V. cava inferior – entscheidet nicht obligat die Prognose; er ist aber besonders wichtig für die Operationsstrategie.

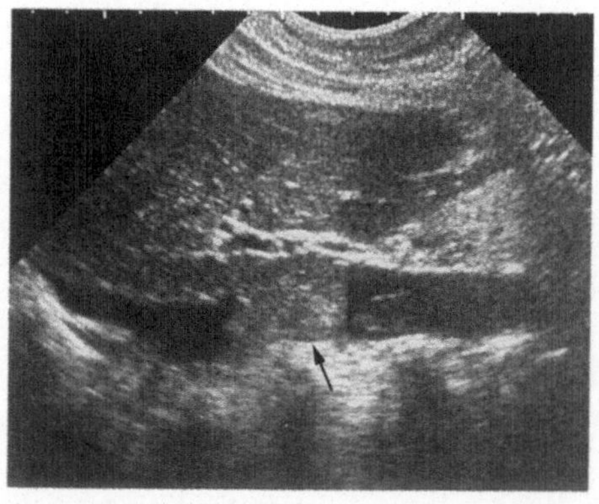

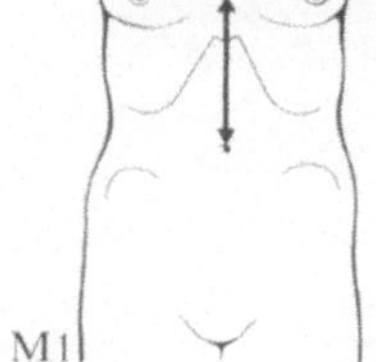

Abb. 7.63. Tumorthrombus (→) in der V. cava inferior, der partiell das Lumen obturiert und erkennbar flottiert, also nur scheinbar ganz wandadhärent ist; re. NZK ohne sonstige Metastasierung

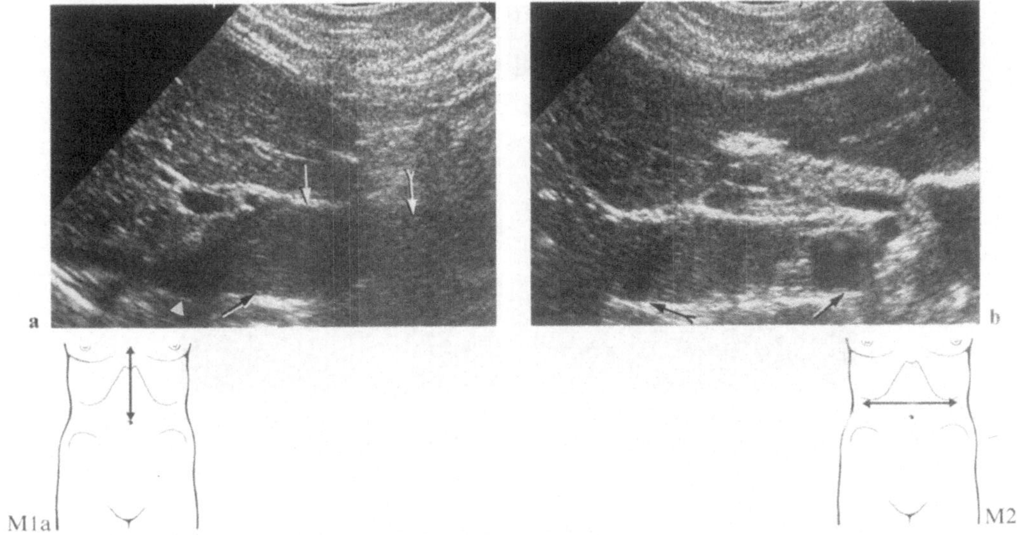

Abb. 7.64 a, b. LS durch die V. cava inferior (**a**), QuS durch V. cava inferior und Aorta (**b**). **a** Tumorthrombus (→), der die V. cava inferior auftreibt. Kaudal ist das Lumen der Vene nur andeutungsweise erkennbar (↣), kranial dagegen dünnlumig (Dreieck) als Zeichen nur geringen Durchflusses. **b** Im QuS erkennt man links der Aorta (→) nur ein kleines Restlumen (↣) der sonst völlig obturierten V. cava inferior

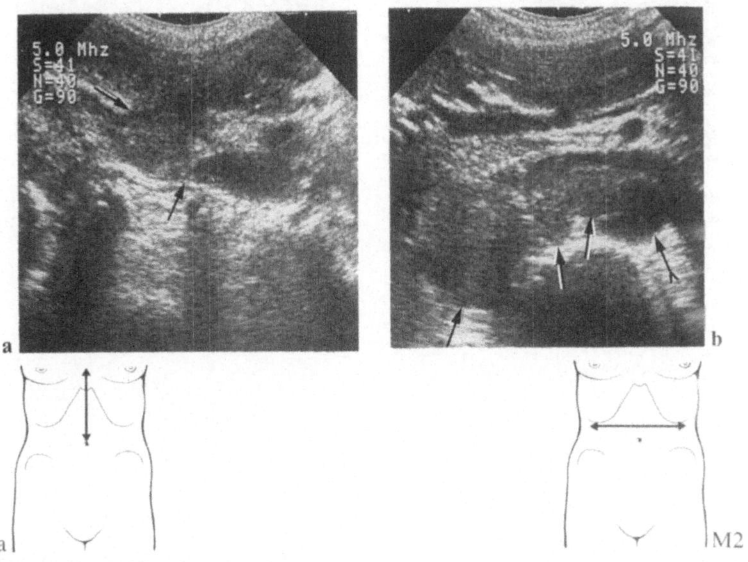

Abb. 7.65. a LS durch die V. cava inferior, die durch eine NZK-Metastase von ventral komprimiert (→) wird. **b** QuS. Das Lumen der kaum kompressiblen Aorta (↣) ist offen. Im Bereich der V. cava inferior knollige Tumormassen (→). Ventral davon die li. V. renalis

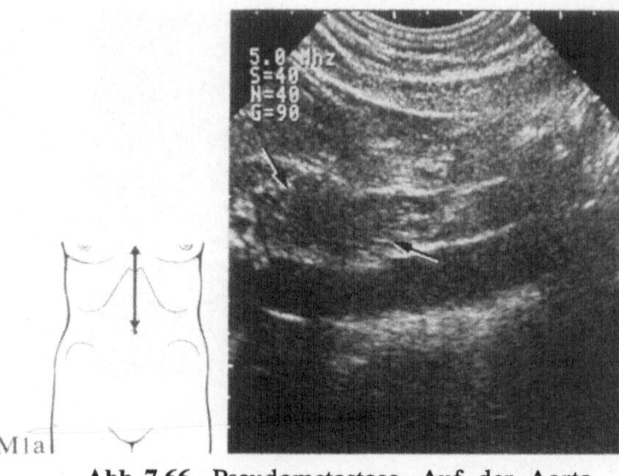

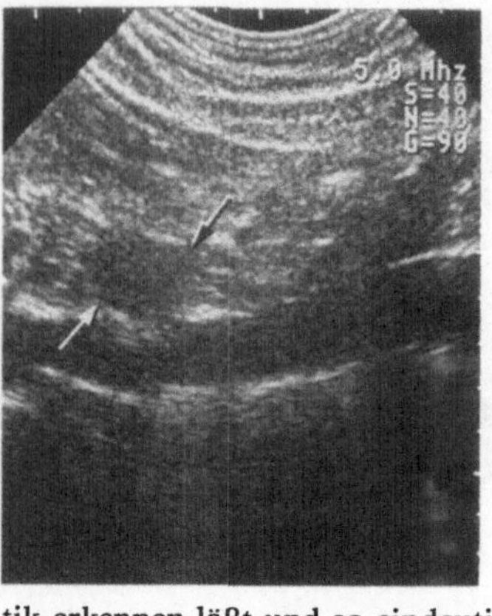

M1b

Abb. 7.66. Pseudometastase. Auf der Aorta liegt „eine rundliche Masse" (→), die Peristaltik erkennen läßt und so eindeutig als Darmanschnitt zu identifizieren ist

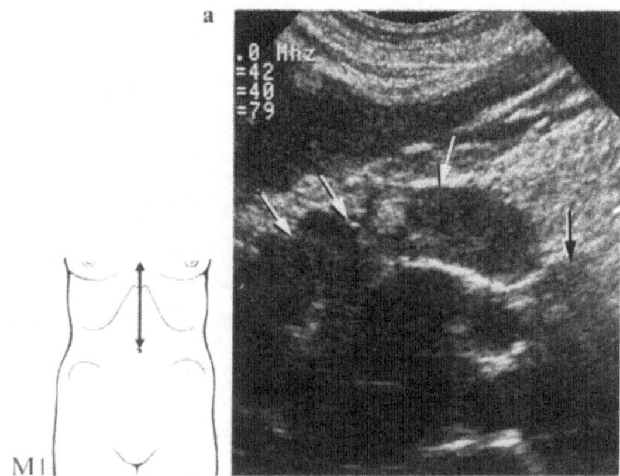

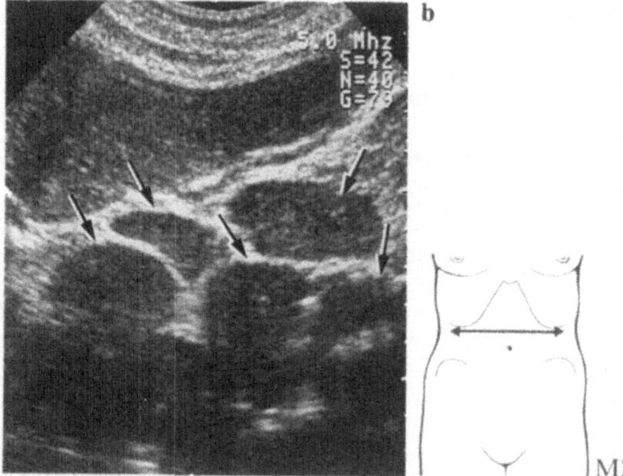

Abb. 7.67 a, b. LS und QuS durch den mittleren Oberbauch. Große knollige Tumorknoten (→) unterhalb des Leberanschnitts. Die Knoten sind in sich gleich homogen strukturiert. Re. NZK im Zustand nach Teilnephrektomie 2 Jahre zuvor bei re. Restniere

Abb. 7.69. Lokales Tumorrezidiv in der li. Nierenloge in mehreren Schnitten. Zentral zerfallene Tumormasse unterhalb der Milz 6 Monate nach palliativer Nephroureterektomie wegen eines fortgeschrittenen Urothelkarzinoms des li. Hohlsystems ▶

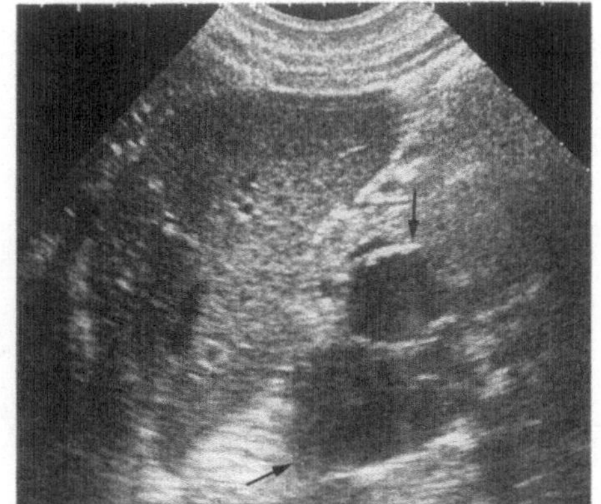

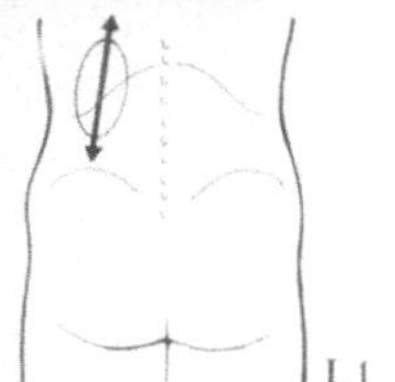

Abb. 7.68. Solide Tumormasse (→) unterhalb der Milz nach li. Nephrektomie 1 Jahr zuvor

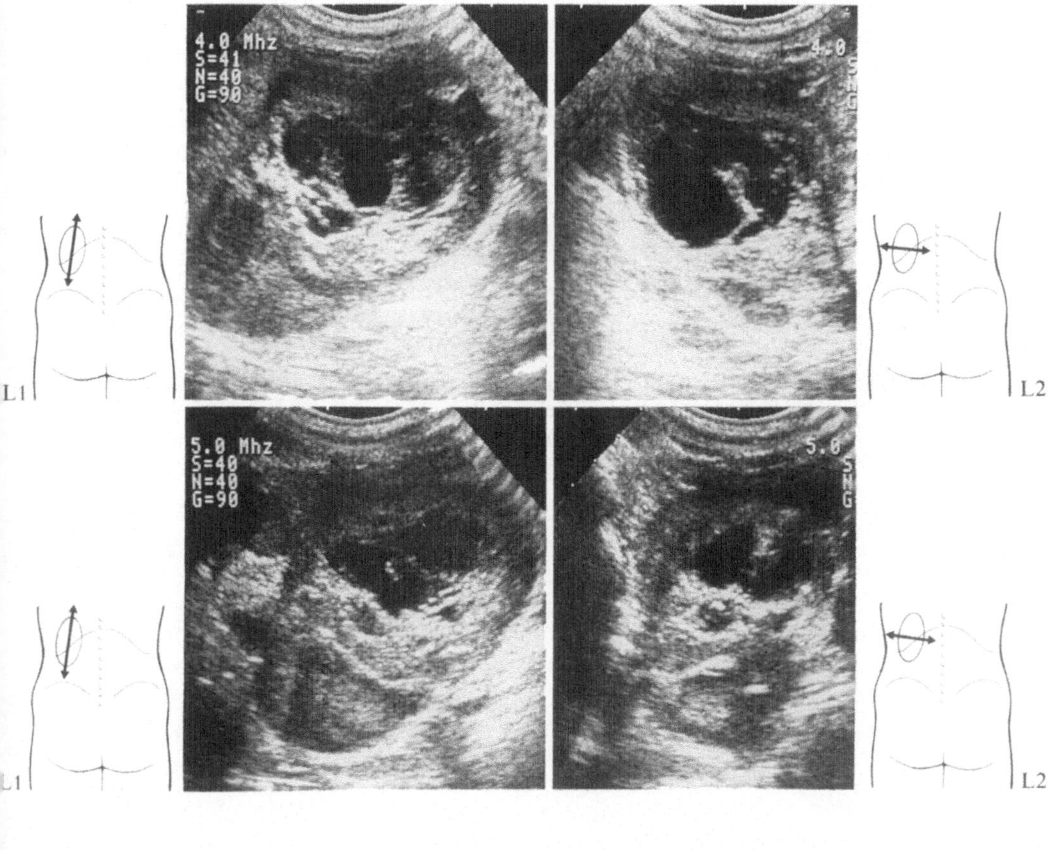

4.0 Mhz
S=41
N=40
G=90

4.0

L1

L2

5.0 Mhz
S=40
N=40
G=90

5.0

L1

L2

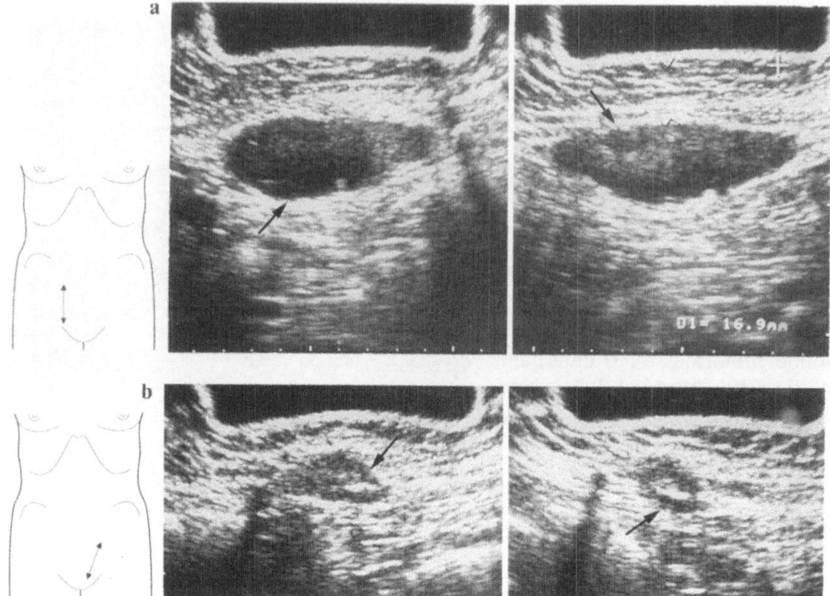

Abb. 7.70 a, b. Ein größerer (**a**) und ein kleinerer (**b**) palpabler Knoten (→) in der Unterbauchdecke, die Metastasen entsprechen. Sie sind im Nahfeld mit Hilfe der Vorlaufstrecke gut darstell- und abgrenzbar

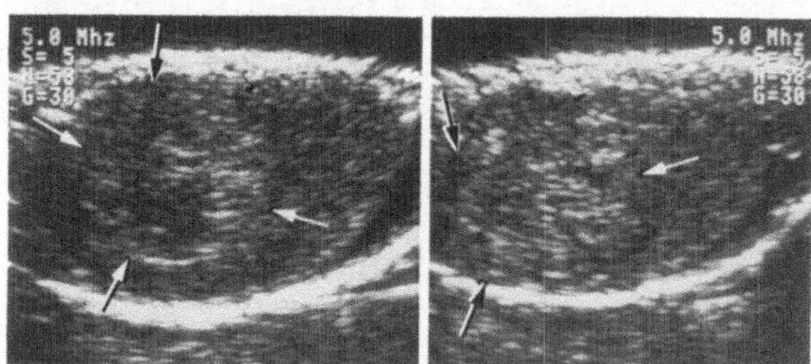

Abb. 7.71. Solitäre NZK-Metastase im re. Hoden, 2 Jahre nach Tumornephrektomie bei 60jährigem Patienten, der nach erfolgter Ablatio testis bislang 4 Jahre ohne weiteren Metastasenhinweis ist

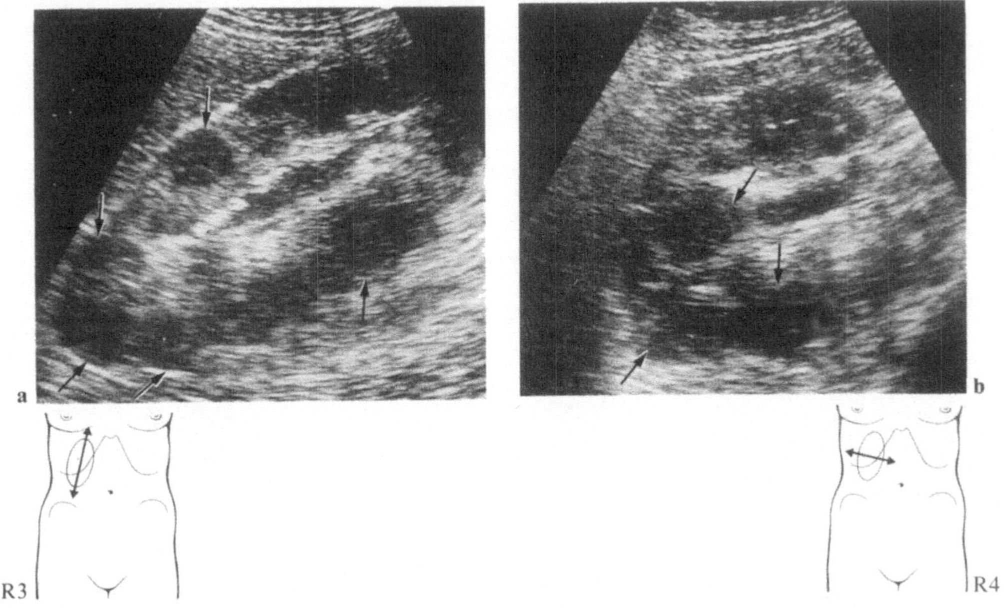

Abb. 7.72 a, b. Renale Manifestation einer lymphatischen Leukämie in der vergrößerten Niere. Mehrere rundliche größere und kleinere echoärmere Aussparungen (→) über das gesamte Parenchym verteilt. Überall, wo es lymphoretikuläres Gewebe gibt, kann eine derartige Manifestation der LL erfolgen

8 Peri- und pararenale Raumforderungen

8.1 Allgemeines

Unter peri- und pararenal sind die Strukturen zu verstehen, die unmittelbar oder mittelbar an die Niere heranreichen. Jeder Operateur weiß, wie variabel dieser Bereich sein kann.

Jenseits der höchst unterschiedlich ausgebildeten Capsula adiposa mit der Gerota-Faszie können zahlreiche Oberbauchorgane an die Niere grenzen: rechts die Leber, die Gallenblase, das Colon ascendens, das Duodenum und seltener der Pankreaskopf; links die Milz, das Colon descendens und gelegentlich der Pankreasschwanz. Unabhängig davon liegen die großen Gefäße, rechts die V. cava inferior, links die Aorta, ganz nahe an den Medialflächen der jeweiligen Nieren. Im kraniomedio-ventralen Bereich der Niere kontaktieren beiderseits die Nebennieren, während die Dorsalflächen der Nieren an der Iliopsoasmuskulatur anliegen. Der Sonographie als dynamischer Untersuchung kommt für die Differenzierung von interponierenden Rf die Atemverschieblichkeit der Organe und die kurzfristige Kontrollmöglichkeit unter veränderten Funktionszuständen, z. B. von Darm und Gallenblase, besonders zugute. Dennoch sind Fehleinschätzungen mit der Folge meist aufwendiger Zusatzuntersuchungen nicht selten.

8.2 Pseudotumoren

Die Fettkapsel der Niere als zwar aufgelockerte, aber besonders echoreiche Formation ist kaum je ganz zirkulär im urosonographischen Schnittbild darzustellen. Bei dorsaler SK-Applikation wirkt sie zudem ventral der Niere komprimiert und wesentlich flauer durch den Intensitätsverlust der Schallwellen bei der Transmission der Niere. Das Fett um die Niere kann an verschiedenen Stellen agglomeriert sein, ohne daß solchem Befund pathologische Bedeutung zukäme. Veränderungen innerhalb der normalen Fettkapsel gehören der Niere selbst an, wie z. B. ein eventuell pathologischer Anteil einer Doppelanlage als liquide Rf, die besonders kranial bestehen kann.

Außerhalb der Niere am häufigsten sind jedoch pararenal unterschiedlich gefüllte Anteile des Kolons zu differenzieren. Reichlich Luft im Darm verhindert den Durchblick in diesem Raum völlig. Sie ist leicht zu identifizieren, besonders im unteren Polbereich rechts, etwa der Kolonflexur entsprechend. Da sich links häufig ein Anteil des Colon descendens zwischen den unteren Nierenpol und die Rückenwand schieben kann, findet man hier, vom unteren Nierenpol durch eine schmale echoreiche Schicht getrennt, Anschnitte eines unterschiedlich gefüllten Kolons in sehr variabler Form. Während der Untersuchung nachweisbare Peristaltik sowie ein ganz anderes Bild nach erfolgter Darmentleerung beweist diese „Rf“ als Darmanschnitt. Die echoreiche schmale Schicht, die der hier komprimierten Nierenfettkapsel entspricht, ist zwingend für eine derartige Interpretation; fehlt sie, kann es sich nur um exophytisches Wachstum aus der Niere handeln, das die Fettkapsel vor sich herschiebt. Ausnahme davon kann ein postoperativer Zustand sein, wenn Darm unmittelbar der fibrösen Nierenkapsel adhärent ist.

Äußerst vielfältig kann der Kontakt der ebenfalls höchst different geformten Gallenblase zur Nierenkontur sein. Auch zwischen ihr und der Niere findet man immer diese schmale echoreiche Trennungsschicht der komprimierten Fettkapsel. Die Form der Gallenblase wechselt individuell stark. Manchmal sind verschiedene Schnitte in Rücken- und Bauchlage des Patienten zu ihrer Identifikation hilfreich, zumal dann, wenn der Inhalt der Gallenblase ein flaues Strukturmuster zu haben scheint. Formveränderungen oder gänzliche Entleerung nach einer Mahlzeit können den Befund meistens klären.

Nicht weniger variabel berührt die ebenfalls atemverschiebliche Milz den oberen lateralen Teil der linken Niere. Bei dorsaler Applikation kann die Niere mit ihrem oberen Pol an der Milz „hängen“ oder ihr verschieden weitflächig aufliegen und daher abgeflacht wirken. Immer aber besteht auch hier die Interposition der komprimierten Fettkapsel. Das normalerweise etwas schwächere Strukturmuster der Milz gegenüber dem Nierenparenchym ist kein zuverlässiges Kriterium, denn es variiert in weiten Grenzen. Im Zweifelsfall, bei unsicherem Anschnitt der Milz, wird man sie sich durch laterale Schrägschnitte in Längsrichtung darstellen und kann sich danach an den fraglichen Teil herantasten. Strukturmusterunterschiede innerhalb der Milz sind durch verschiedene Abschwächungen der Schallintensität bedingt.

Neben den genannten kann es eine weitere Reihe von Auffälligkeiten geben, die nicht sofort klärbar scheinen. Bei unauffälliger Klinik solcher Patienten sollten weitere Maßnahmen, z. B. andere Schnittbildverfahren, erst bei Reproduzierbarkeit des fraglichen Befundes anläßlich einer kurzfristigen Kontrolluntersuchung in Betracht gezogen werden.

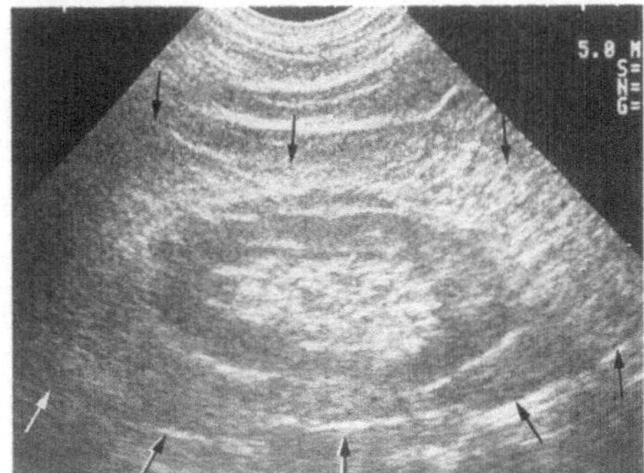

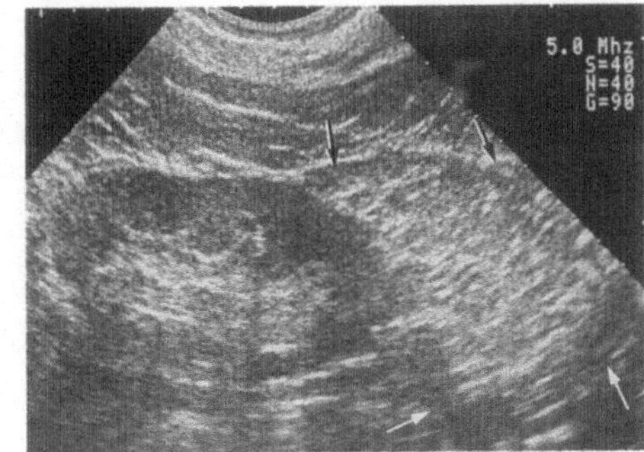

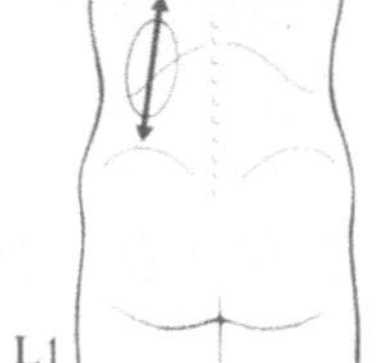

L1

Abb. 8.1. Capsula adiposa (→), zirkulär um die li. Niere dargestellt. Sie ist ventral etwas abgeplattet wegen der Bauchlage des Patienten und dorsal durch die Kompression des SK. Die homogene Echostruktur der dorsalen Fettkapsel ist ventral schwächer durch die sich in der Tiefe verringernde Schallintensität

Abb. 8.2. Pseudotumor durch Fettagglomeration (→) kaudal des unteren Pols der li. Niere. Das kompressible Kapselfett wird z. T. durch den Druck des Schallkopfes, z. T. durch die Bauchlage des Patienten zusätzlich an die Pole gedrängt

Die Fettkapsel der Niere variiert stark und korreliert nur begrenzt mit dem Körpergewicht. Das Fett ist gut kompressibel und läßt sich mit dem Schallkopf verdrängen. Es bedingt als echoreiche homogene Schicht oder Linie die gute Impedanz zur flüssigkeitsreichen Niere.

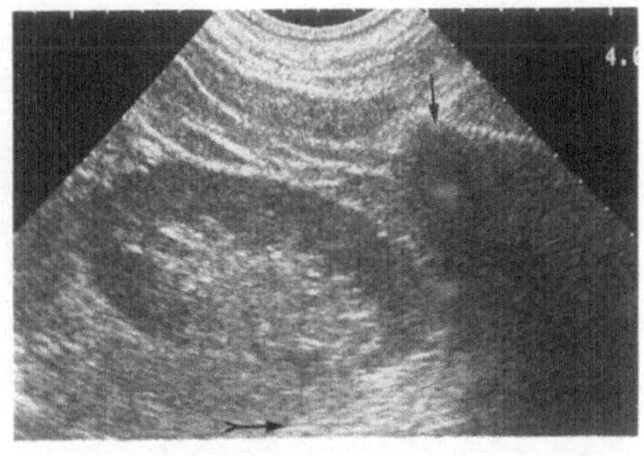

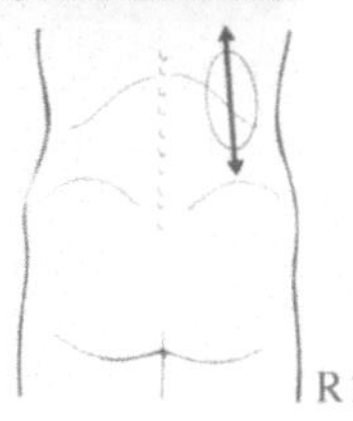

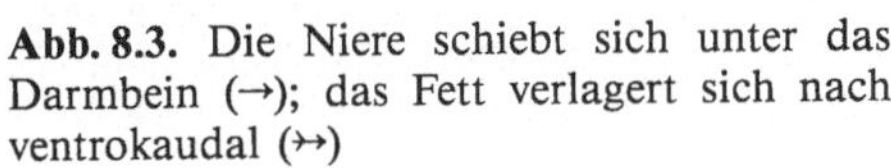

Abb. 8.3. Die Niere schiebt sich unter das Darmbein (→); das Fett verlagert sich nach ventrokaudal (↣)

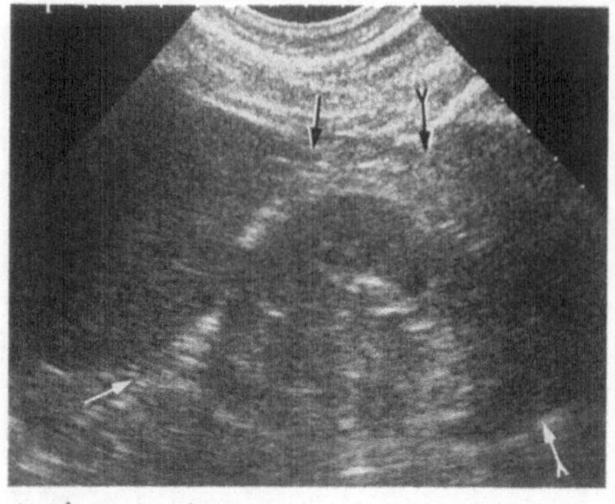

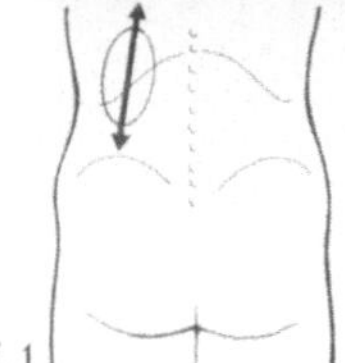

Abb. 8.4. Im schmalen Fenster zwischen Milz (→) und Darmbein (↣) wirkt die Niere „gestaucht" und nach kaudal gedrängt; keine pararenale Pathologie. Die echoreiche Linie zur Milz hin entspricht der komprimierten Fettkapsel der Niere

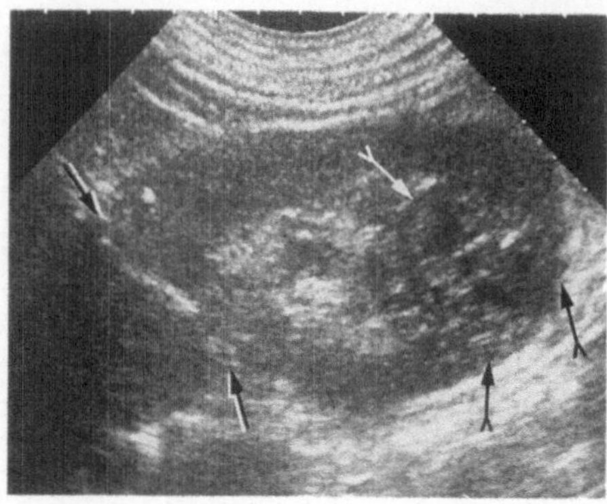

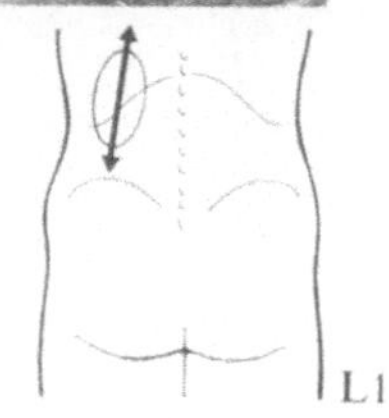

Abb. 8.5. Durch Lage auf dem unteren Milzpol plattet sich der obere Nierenpol ab. Beachte die Fettkapsellinie (→). Im unteren Nierenpol erkennt man auf den 2. Blick eine sich separierende Rf (↣), die einem NZK entspricht!

Der „Kontakt" der Milz zur Niere variiert stark. Stets jedoch findet sich ein echoreiches „Interponat", das der komprimierten Nierenfettkapsel entspricht.

Ein auffälliger Befund darf nicht den Blick für eine 2., vielleicht noch wichtigere, Pathologie verstellen.

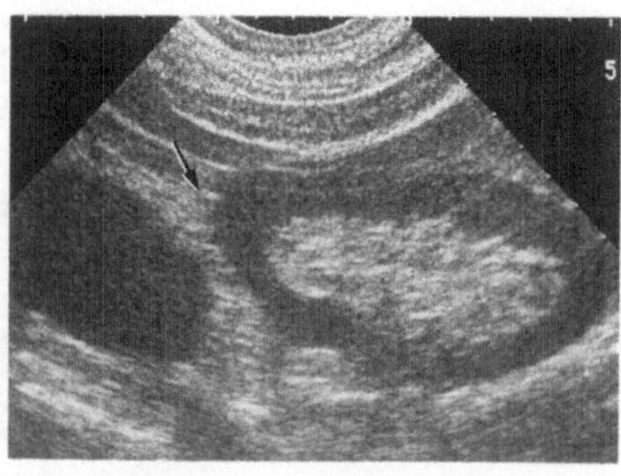

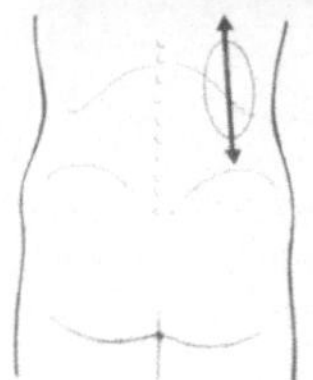

Abb. 8.6. Die re. Niere liegt mit Fettkapselinterponat (→) der Leberunterfläche nahe an. Leber- und Milzgewebe sind sonographisch oft ähnlich strukturiert

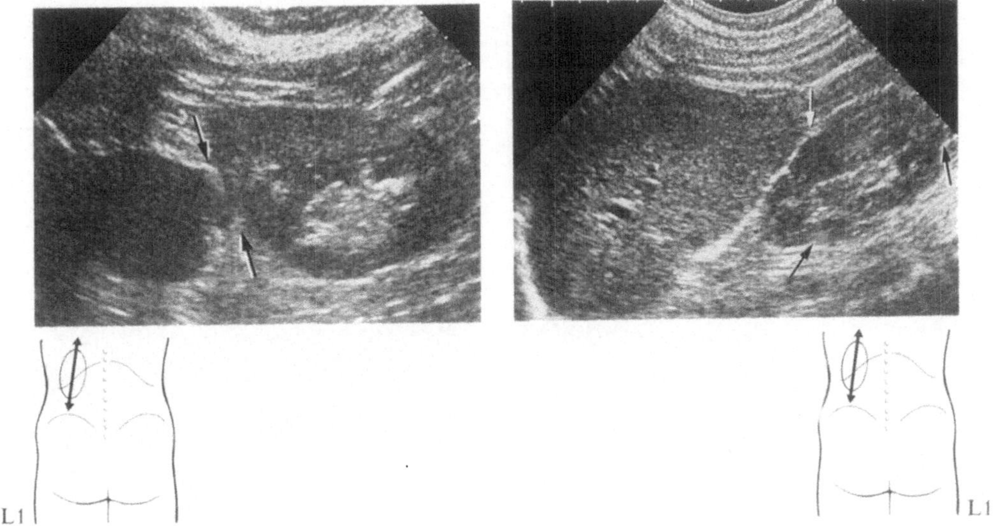

Abb. 8.7. Die Form des im Nieren-LS angeschnittenen Milzteils variiert erheblich. Das Interponat von Fett (→) schließt eine renale Zugehörigkeit solcher Pseudotumoren aus

Abb. 8.8. Splenomegalie. Bei lymphoretikulären Erkrankungen kann eine solche Riesenmilz eine Niere (→) geradezu erdrücken

Durch halbschräge Applikation kann man die Milz longitudinal von dorsal und ventral genauso „abfahren" wie die Niere und so jeden vermeintlichen Anschnitt der Milz auch zuordnen.

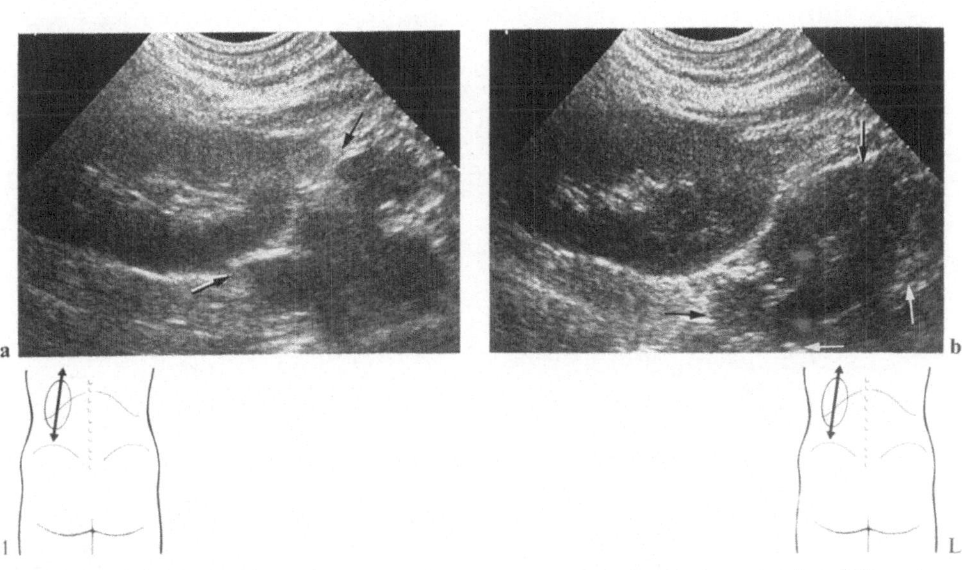

Abb. 8.9 a, b. Gefülltes Kolon, vom unteren Nierenpol durch Kapselfett (→) getrennt (**a**). 5 min später (**b**) bei völlig gleicher Applikation des SK: inzwischen geänderte Figur des Pseudotumors (→) infolge der Darmperistaltik, die man auch beobachten kann

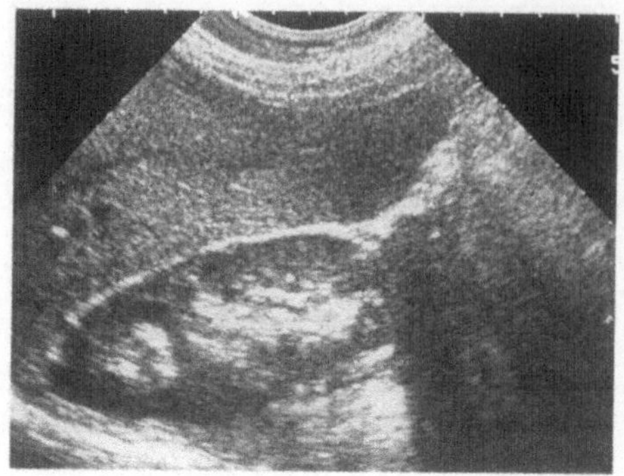

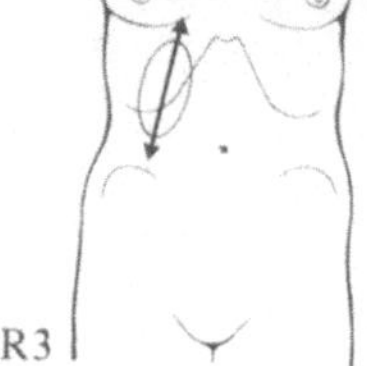

Abb. 8.10. Luft im Darm, der dem unteren re. Nierenpol anliegt, verhindert durch Schallauslöschung jede weitere Information; nicht immer kann man die Luft wegdrücken oder weiterbewegen. Bei spezieller Fragestellung muß der Pat. umgelagert oder die Untersuchung wiederholt werden

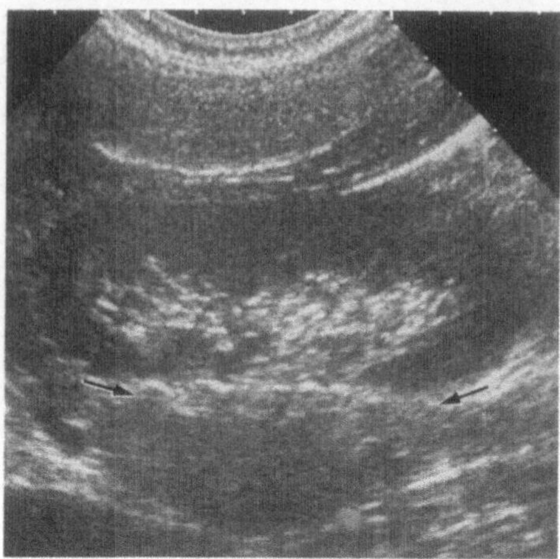

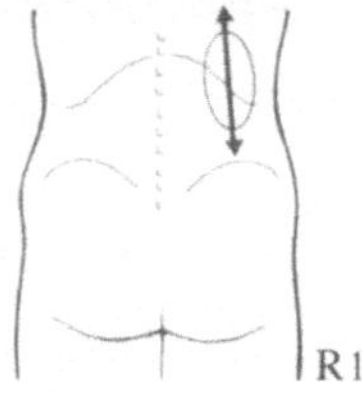

Abb. 8.11. Darmanschnitt (→). Die Niere liegt mit ihrer Ventralfläche auf leicht gefülltem Darm, nachgewiesen an der Peristaltik. Beachte die stark komprimierte, aber immer gut identifizierbare Fettkapsel (→)

Darm in der Umgebung der Niere kann den Untersucher narren. Anschnitte gefüllten Darms können über Rf spekulieren lassen, Luft im Darm verhindert eine vollständige Information. Nachweisbare Peristaltik oder Veränderung durch manuelle Kompression sind die wichtigsten Kriterien der Darmidentifikation. Auch der Nachweis einer komprimierten Fettkapsel kann hilfreich sein.

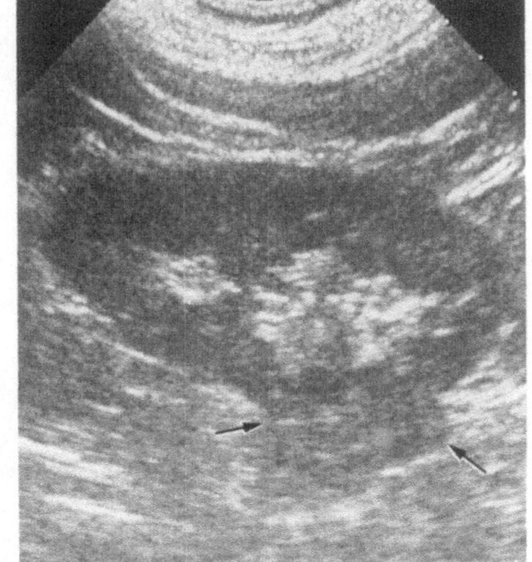

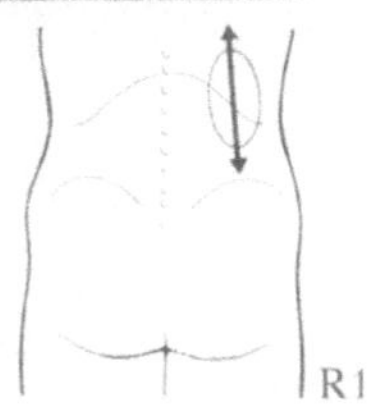

Abb. 8.12. Darm (→) direkt an der fibrösen Nierenkapsel. Die Fettkapsel fehlt hier. Typischer postoperativer Zustand mit Adhäsion von Darm unmittelbar an der Nierenventralfläche. Erkennbare Peristaltik sichert bei entsprechender Anamnese solchen Befund

Abb. 8.13 a, b. M. iliopsoas als Pseudotumor (→). Der Ventralscan trifft die Niere tangential, wodurch an der Dorsalfläche die Fettkapsellinie im oberen und mittleren Anteil zu fehlen scheint (**a**), dasselbe läßt sich ins QuS (**b**) reproduzieren
▼

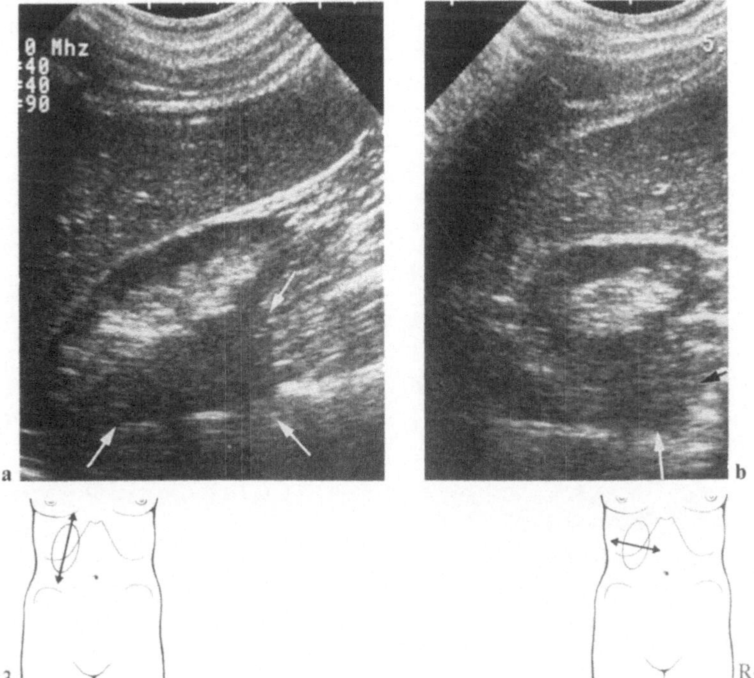

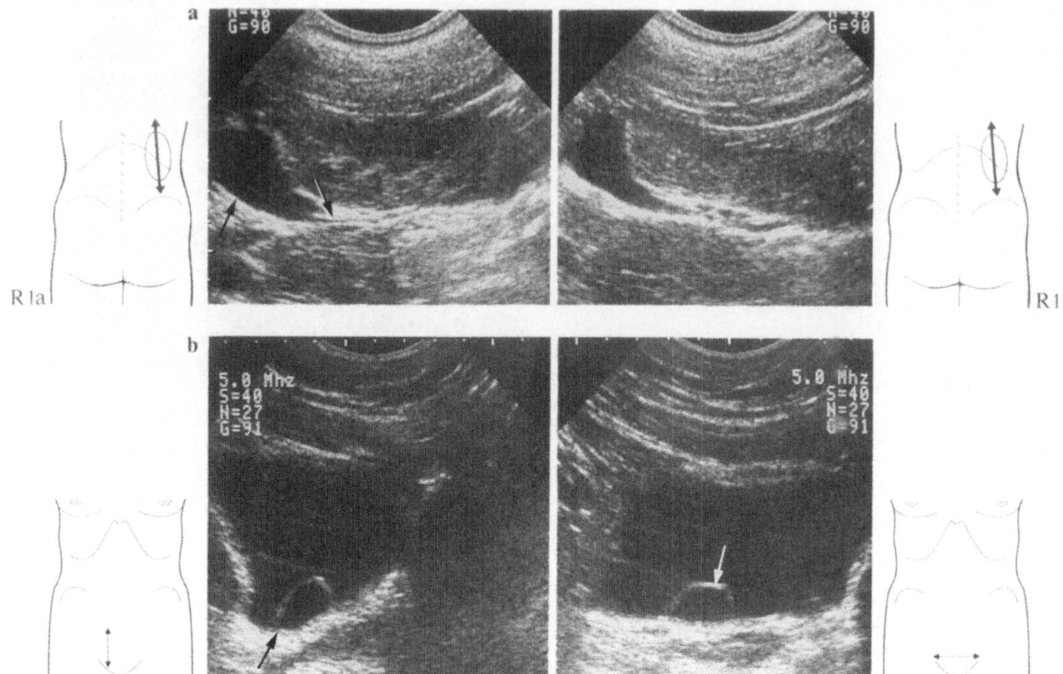

Abb. 8.14 a, b. Funktionsloser kranialer Anteil einer re. Doppelanlage bei 30jähriger Patientin. Die trichterartige liquide Rf (→) lagert sichelförmig typischem Nierengewebe im oberen Polbereich an. Mit dieser Vermutung findet die weitere sonographische Untersuchung den klassischen Befund der Ureterozele (→) in der Blase (längs und quer). Das Urogramm gibt keinen Hinweis auf die sonographisch gestellte Diagnose

Die Sonographie ist in ihrer Effektivität abhängig von der Erfahrung des Untersuchers, besonders wenn der Untersucher auch im jeweiligen Fachgebiet erfahren ist.

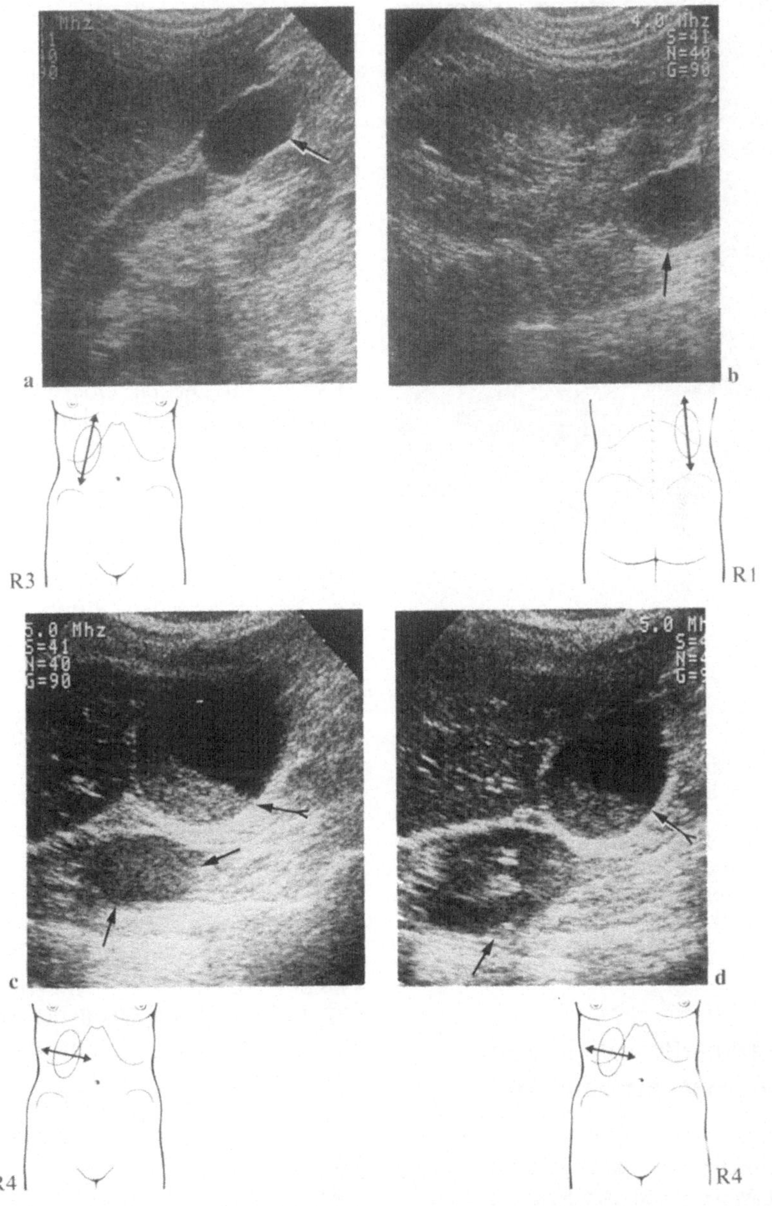

Abb. 8.15a–d. Eine kleine, wandstarr wirkende Gallenblase (→) liegt dem unteren Nierenpol ventral an (**a**). Dieser Befund kann im Dorsalscan (**b**) gut reproduziert werden. Die Abgrenzung von der Niere ist eindeutig. **c** Sludge-Bildung (↣) in einem Gallenblasenhydrops, fast angrenzend an den oberen Pol (→) der re. Niere, dargestellt im QuS von ventral (**c**, **d**)

Äußerst variabel können die Anschnitte der gefüllten Gallenblase im Nierenschnittbild sein. Kapselfett ermöglicht die eindeutige Abgrenzung gegenüber etwa atypischen Nierenzysten.

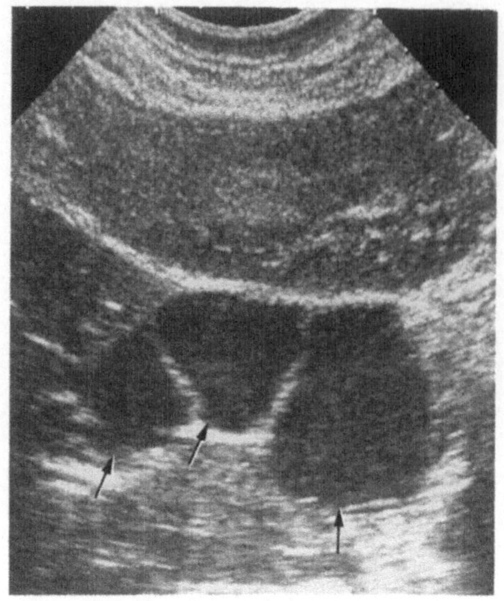

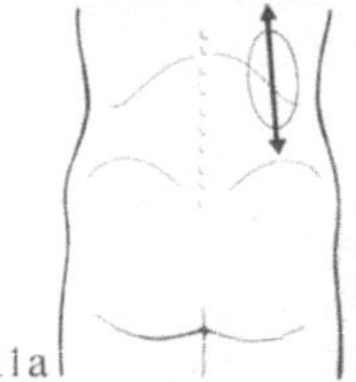

Abb. 8.16. Eine große, schlaffe, septierte Gallenblase (→) liegt im lateralen LS fast der ganzen Ventralfläche der re. Niere an. Der Echobesatz der 3 liquiden Kompartimente (→) weist auf die evtl. längerfristige Cholestase bei der asymptomatischen 65jährigen Patientin hin; kein Bezug zur Niere

8.3 Retroperitoneale Metastasen und Systemerkrankungen

In Höhe des Nierenhilus sind häufig primär Metastasen von Hodentumoren lokalisiert, weil sich hier, ontogenetisch bedingt, die erste Lymphknotenstation der Hoden befindet. Da der rechte Truncus lumbalis etwa in Höhe von LWK 2 nach links wechselt, ist die linke Hilusregion bevorzugt, also auch bei rechtsseitigen Hodentumoren. Die Metastasen als LK-Konglomerat können eine beträchtliche Größe erreichen, das Hohlsystem der Niere komprimieren und sie manchmal geradezu in ihrer Loge fixieren. Wenn bei sog. Bulky-Tumoren der Hodenkarzinome zunächst eine Chemotherapie erfolgt, ist das Ansprechen und die Regression dieser Metastasen sonographisch gut verfolgbar. Entwickeln sich aber nach einer Chemotherapie und evtl. nach einer „Second-look-Operation" im weiteren Verlauf sog. reife Teratome, die ein immenses Ausmaß im ganzen Oberbauch erreichen können, kann deren Wachstum sonographisch ebenfalls, makaber exakt, verfolgt werden.

Auch andere Tumoren [36] können lymphogen in diese Region metastasieren, wobei LK-Konglomerate, anders als die intravasalen Tumorthromben der NZK, vor allem die V. cava inferior von außen teilweise oder völlig komprimieren können. Die großen Gefäße können fast wie im Schraubstock, also auch retrovasal unterminiert, in solchen Tumormassen liegen. Derartige Befunde kommen im CT jedoch meist besser zur Darstellung.

Weiterhin können in diesem Bereich LK-Pakete im Rahmen systemischer Erkrankungen, wie etwa beim Non-Hodgkin-Lymphom [36], nachgewiesen und ein Ansprechen der Behandlung im Verlauf gut kontrolliert werden.

Mesenchymale Tumoren nehmen nicht selten ihren Ausgang im Retroperitoneum. Das Liposarkom der Nierenfettkapsel ist eine Sonderform dieser retroperitonealen Sarkome. Auch eine Metastasierung nach hier aus dem primären Bereich der Liposarkome, nämlich der unteren Extremitäten, erscheint möglich. Sonographisch hat die Tumormasse dieser Liposarkome primär eine sehr dichte Strukturierung mit liquiden Nekrosezonen, ein Muster, das von dem eher flauen Echobesatz von Metastasen und Lymphgewebeerkrankungen auffällig abweicht.

Bei den primär nichtrenalen retroperitonealen Rf kann man sonographisch natürlich nur den Verdacht einer erheblich veränderten Anatomie äußern und eine Artdiagnose stets nur im Kontext mit den übrigen Befunden und Werten des Patienten stellen, sofern es sich nicht gerade um ein Aortenaneurysma handelt, das durchaus intermittierend eine Nierensymptomatik bis hin zur massiven Harnstauungsniere bedingen kann.

Der Wert der sonographischen Kriterien für eine mögliche Rf, nämlich Lokalisation, Form, Kontur und Strukturmuster, erscheint zunächst gering und zudem noch subjektiv im Vergleich zu den „objektiven Verfahren“; aber diese Kriterien reichen mit zunehmender Erfahrung oft aus, um einen entscheidenden Mosaikstein zur Diagnose beizutragen. Ein wichtiger Vorteil ist zudem die jederzeit mögliche, unkomplizierte und nicht belastende Verlaufskontrolle etwa auch während einer Behandlung.

Das LK-Gebiet um den li. Nierenstiel ist ein Prädilektionsort u.a. für Hodentumormetastasen.

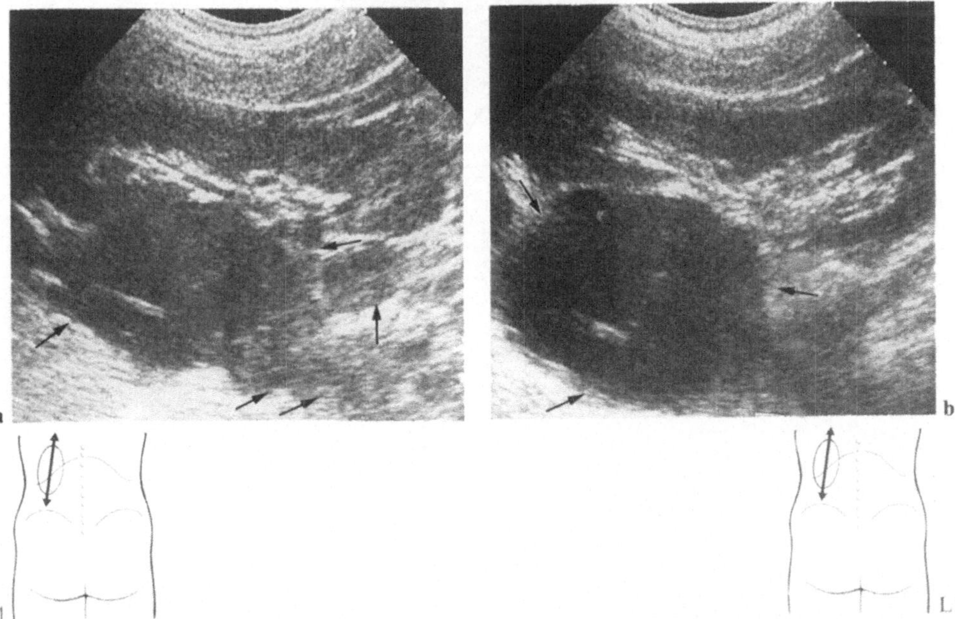

Abb. 8.17. **a** Großes Metastasenkonvolut (→) kranioventral der li. Nierenkontur. Die Niere selbst erscheint noch unauffällig. **b** Metastasenruine (→) an gleicher Stelle ca. 9 Monate später nach 6 Chemotherapiezyklen. Marker jetzt negativ. Indikation zur „second look operation“

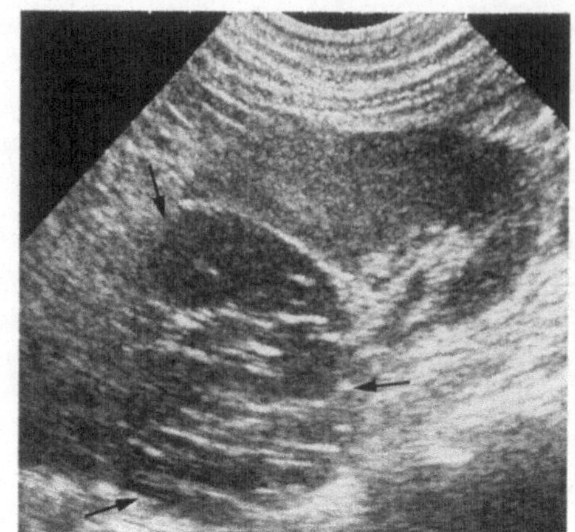

Abb. 8.18 a, b. Reifes Teratom im Zustand nach „Ausbehandlung" eines embryonalen Teratokarzinoms des re. Hodens. **a** Die große Rf am ventralen Anteil des oberen li. Nierenpols (→) und die riesigen, zystisch-solide wirkenden Massen (→, **b**) im ganzen re. Ober- und Mittelbauch entsprechen einem sog. reifen Teratom. Keine Möglichkeit einer kurativen Operabilität oder sonstiger Maßnahmen

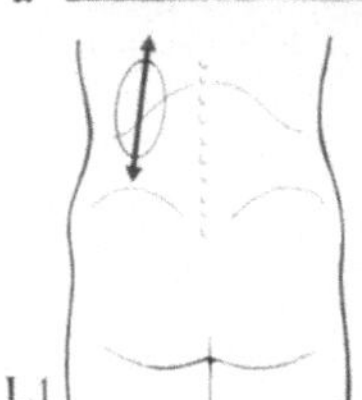

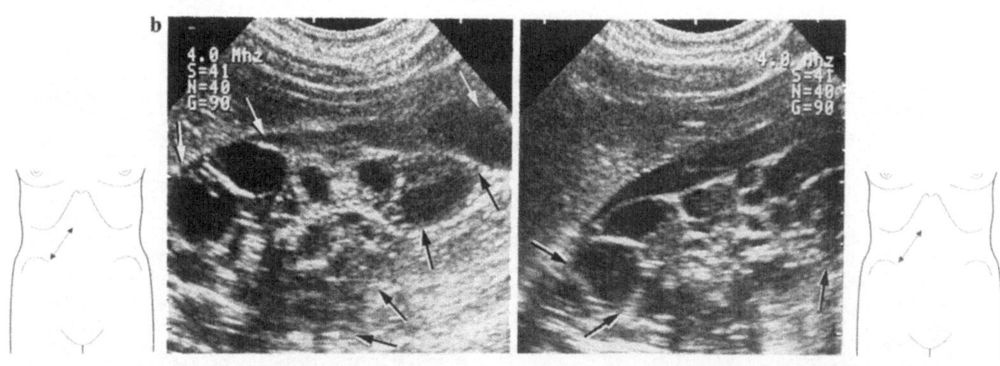

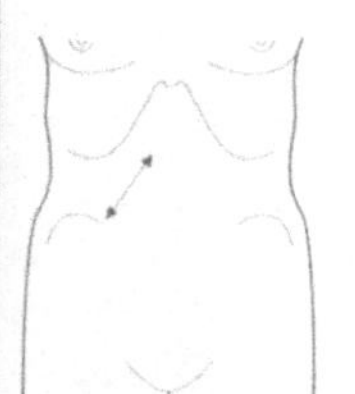

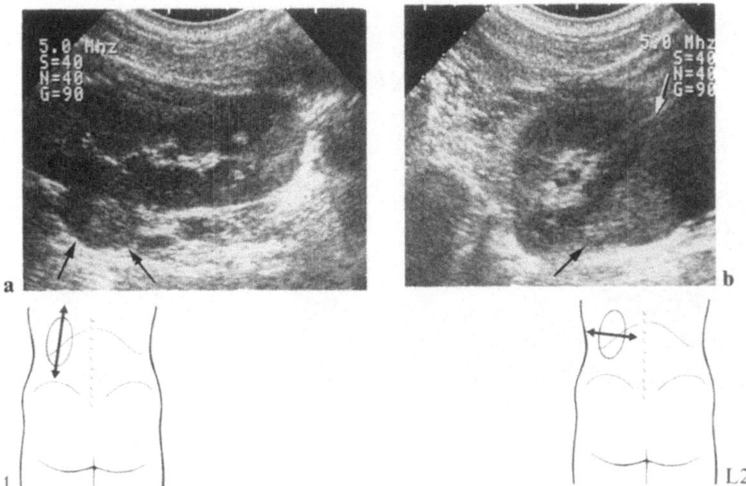

Abb. 8.19 a, b. Milzzipfel – bei Chorionepitheliom des re. Hodens. **a** Die rundliche Rf (→) an der oberen ventralen Nierenbegrenzung entspricht einem Zipfel der Milz, die sich – im QuS (**b**) erkennbar – ganz inniglich an die Niere schmiegt (→) und diese etwas überlappt, sog. Teilvolumeneffekt; keine Metastasierung durch das Chorionepitheliom an dieser Stelle

Urologische und vor allem auch uroonkologische Sonographie beinhaltet immer auch die orientierende Darstellung der großen Gefäße (Aorta und V. cava inferior) und deren Umgebung. Auffällige Befunde in diesem Bereich können die Brücke zur klinischen Symptomatik sein.

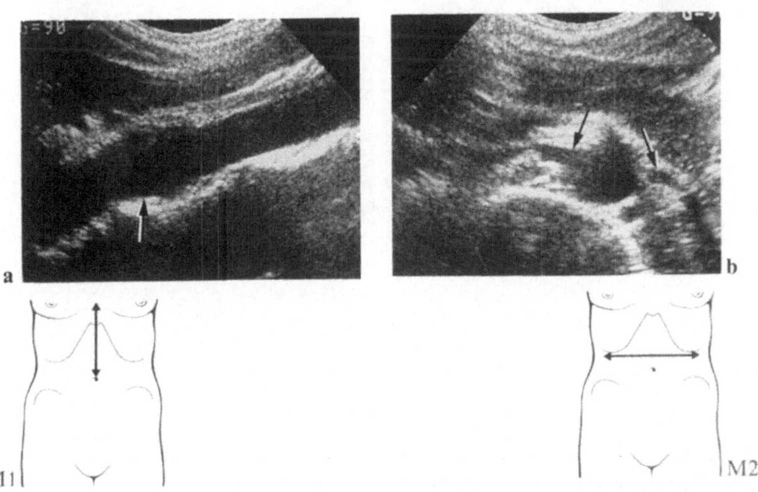

Abb. 8.20 a, b. Normale Aorta. Angedeutete Erweiterung (→) im LS (**a**). Im QuS (**b**) sind häufig die Abgänge der Nierenarterien (→) darstellbar. Die re. A. renalis verläuft meist leicht nach lateroventral, die li. nach laterodorsal

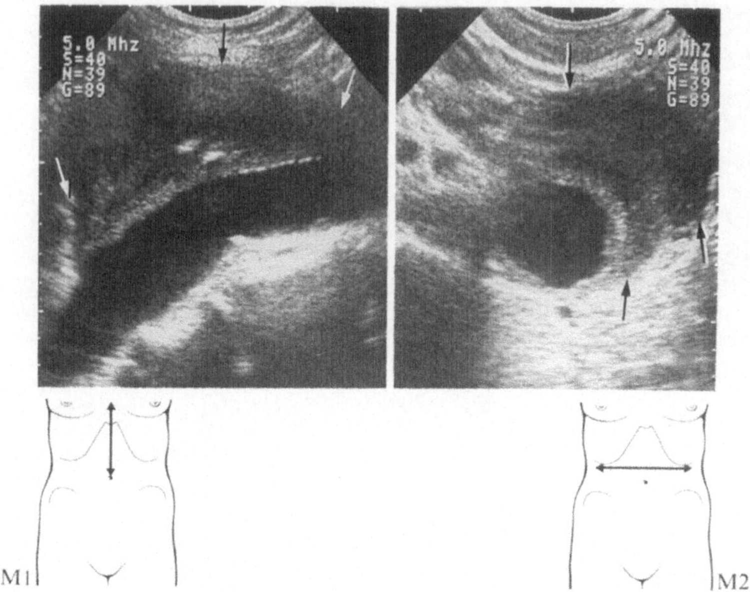

Abb. 8.21. Aortenaneurysma. Die kompakte thrombotische Masse (→) um das erweiterte Gefäßkaliber ist eine Anhiebsdiagnose und erfordert unmittelbar weitere gefäßchirurgische Veranlassung

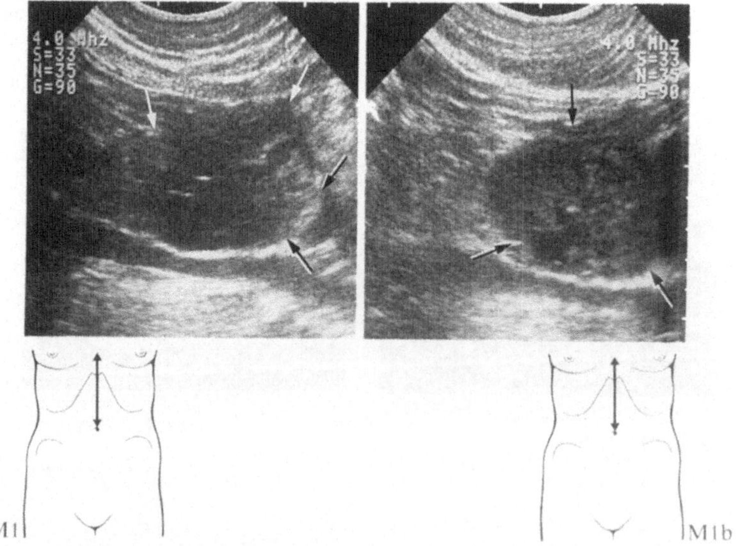

Abb. 8.22. Ein Bulky-Tumor (→) imprimiert scheinbar die Aorta über eine längere Strecke

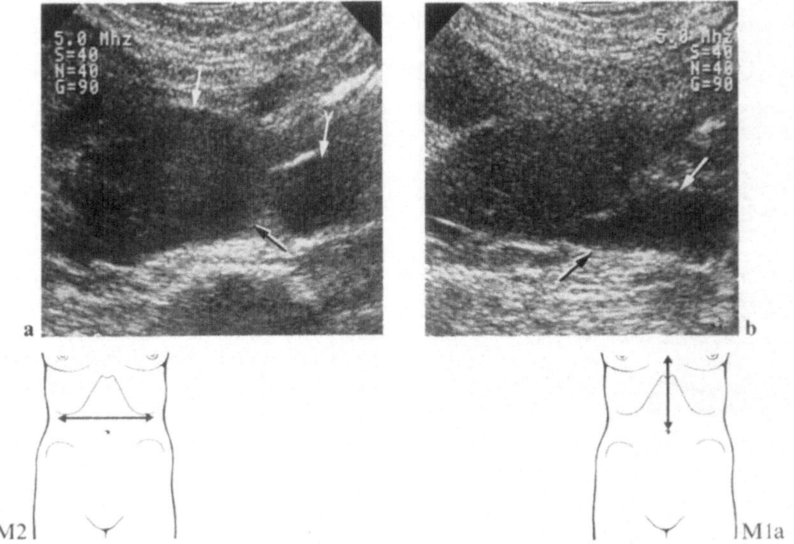

Abb. 8.23 a, b. Eine große tumoröse Masse (→) im QuS (**a**) re. lateral des Lumens der Aorta (↣); diese Masse komprimiert, im LS (**b**) erkennbar, die V. cava inferior völlig (→)

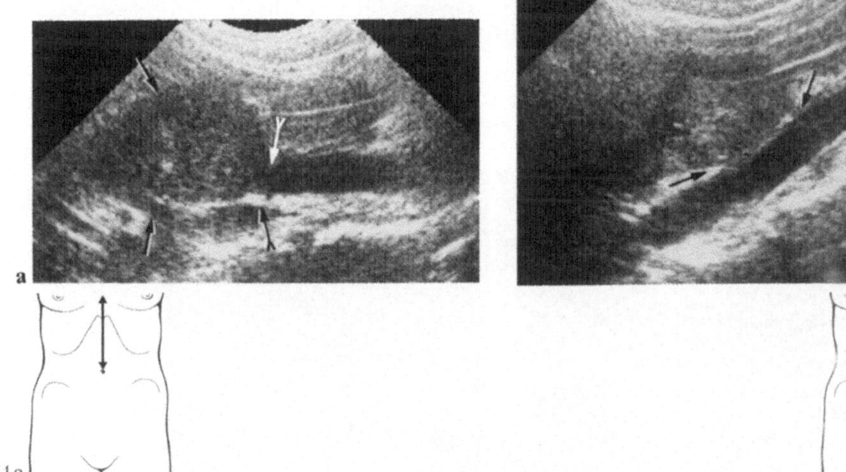

Abb. 8.24. a Völliger Abbruch (↣) der V. cava inferior durch große tumoröse Masse (→) bei primärem Hodenteratokarzinom. **b** Die Aorta wird durch das Metastasenkonglomerat lediglich imprimiert (→)

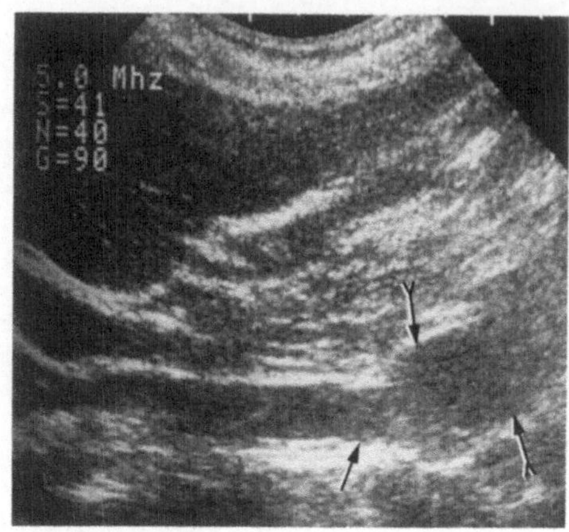

Abb. 8.25. „Kleiner“ Tumor (↣) zwischen Aorta (→) und V. cava inferior gelegen. Zustand nach T2, G3, NO-Tumornephrektomie re. 18 Monate zuvor

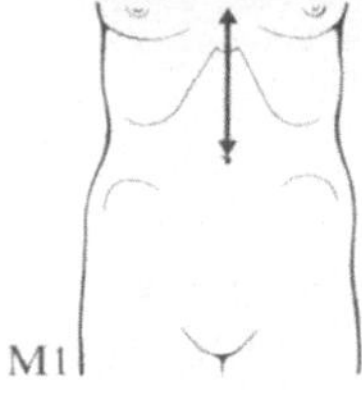
M1

Nach Tumornephrektomien sind lokale Metastasen im Verlauf seltener als Fernmetastasen, aber ebenso ein Signum malum. Deswegen gehört auch die Sonographie der Nierenloge zur Nachsorgeuntersuchung solcher Patienten.

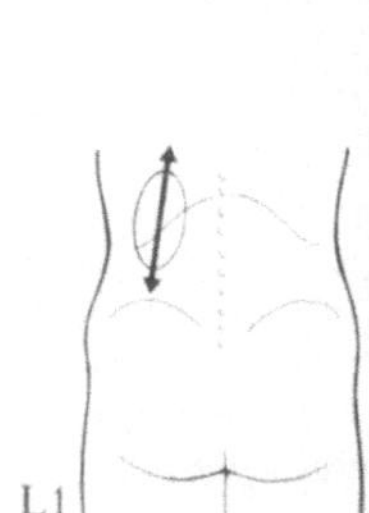
L1

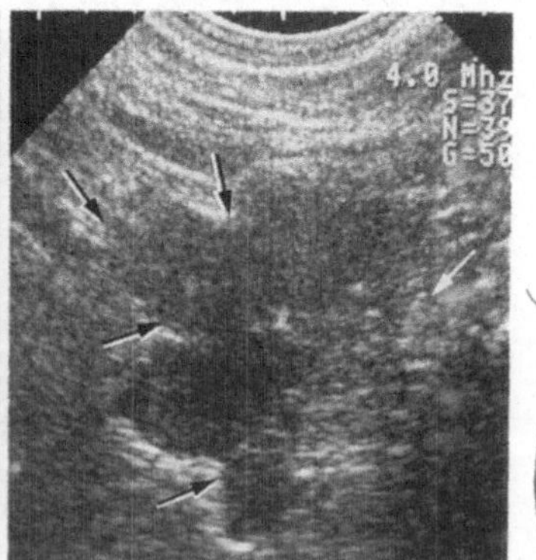
L3

Abb. 8.26. Lokales Tumorrezidiv in der li. Nierenloge. Eine unregelmäßig konturierte, sehr flaue, aber strukturierte Masse (→) in der Nierenloge, 1 Jahr nach Tumornephrektomie (T3, G3)

Lymphoblastosen und mesenchymale Tumoren manifestieren sich häufig im Retroperitoneum. Wegen des vorhandenen Raumes können solche Tumoren, auch asymptomatisch, sehr groß werden mit erheblichen Verlagerungen der lokalen Organe. Multiple, verschieden lokalisierte Tumoren lassen dabei an systemische Erkrankungen denken.

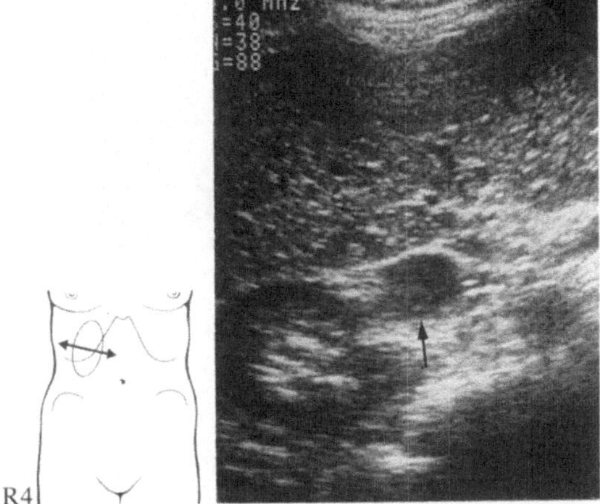

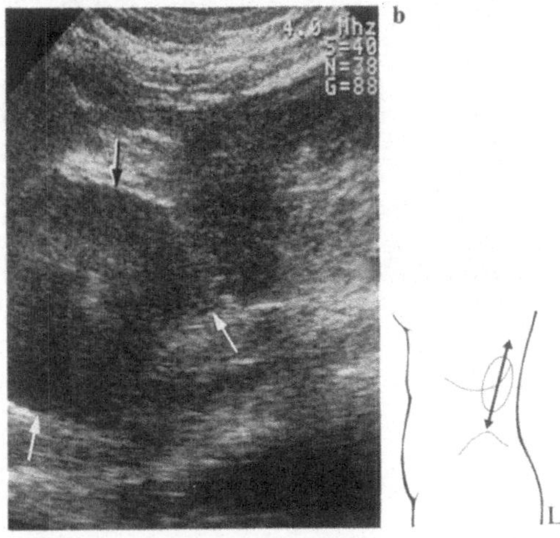

Abb. 8.27. **a** Kleinere (→) und (**b**) größere (→) gleich strukturierte Massen im re. Nierenquer- und li. Coronarschnitt, etwas oberhalb der Nierenhilusregion einer asymptomatischen Patientin. Histologie: Manifestation eines Non-Hodgkin-Lymphoms, d. h. keine operative Intervention, sondern Chemo- und evtl. Strahlentherapie

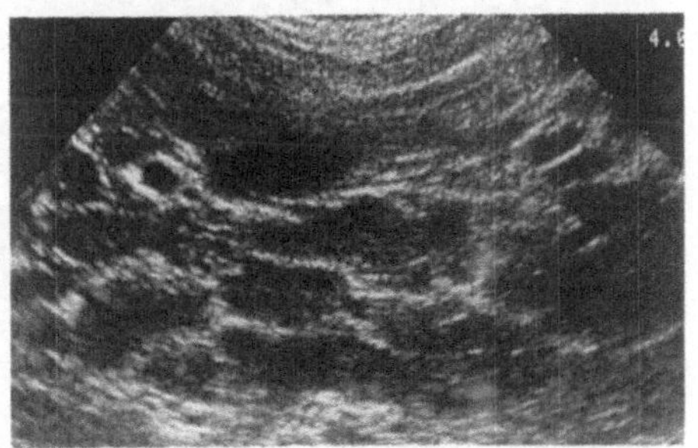

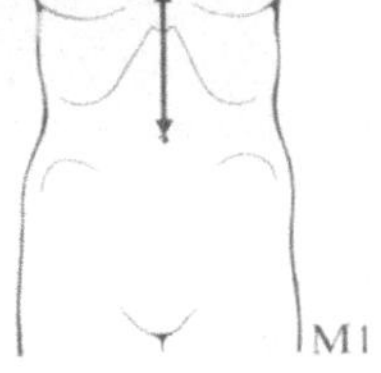

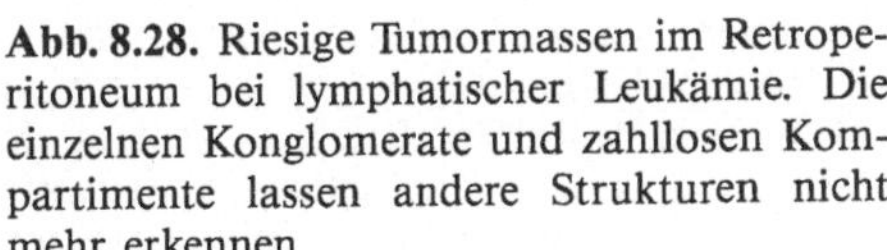

Abb. 8.28. Riesige Tumormassen im Retroperitoneum bei lymphatischer Leukämie. Die einzelnen Konglomerate und zahllosen Kompartimente lassen andere Strukturen nicht mehr erkennen

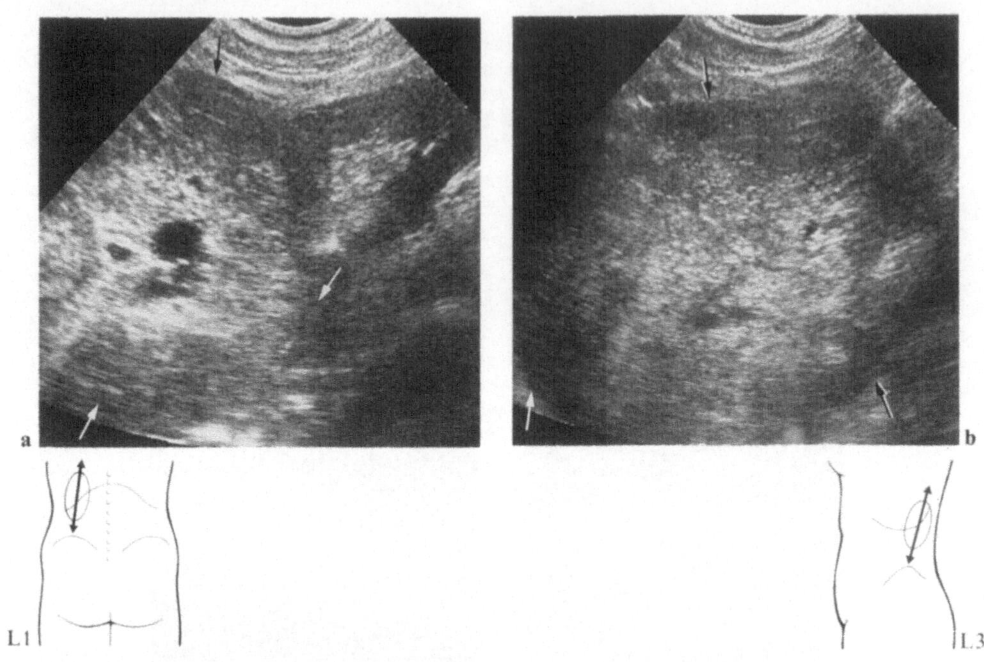

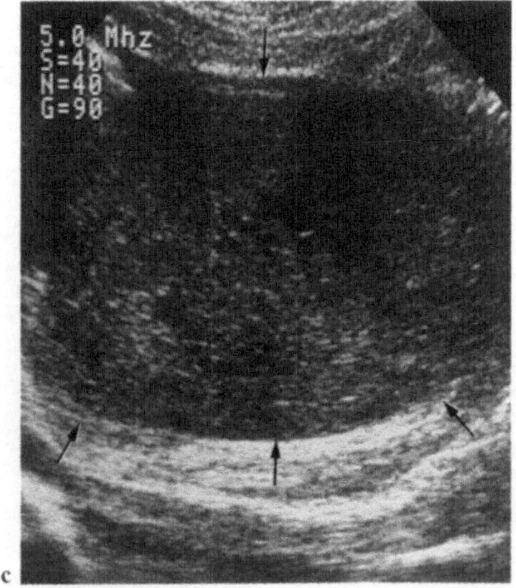

Abb. 8.29. **a** Riesige Masse (→) kranial des abgeplatteten oberen Pols der li. Niere. **b** Ventral davon im Koronarschnitt ist die Niere gar nicht mehr getroffen. Die Echostruktur des Liposarkoms der Nierenfettkapsel ist, zentral mit Nekrosezonen, dicht strukturiert und deutlich flauer in den Randbereichen. **c** 1 Jahr später nach vermeintlich radikaler Entfernung neuerlich riesige, jetzt ganz homogene, Masse (→) in der Nierenloge

8.4 Tumoren und Metastasen in den Nebennieren

Die Nebennieren (NN) sind wegen ihrer Größe und sehr guten Vaskularisierung im Neugeborenen- und Säuglingsalter recht gut erkennbar an der V- und Y-Form an typischer Stelle, im Erwachsenenalter regelmäßig nur dann, wenn sie eine meist krankhafte, erhebliche Volumenzunahme erfahren haben. Ursache dieser erschwerten Darstellbarkeit ist die „versteckte" Lage: 5markstückgroß, oft sagittal gestellt, mediokranial am oberen Nierenpol gelegen, bei häufig erschwerten Untersuchungsbedingungen durch Fettgewebe und Darmgas sowie ungünstiger Atemlage und schlechter Impedanz zur Umgebung. Zudem sind durch Teilvolumeneffekte Verwechslungen mit Nachbarorganen, vor allem Leber, V. cava inferior, Niere und Milz, häufig. Es ist müßig, weil für den Einzelfall gleichgültig, eine Aussage zu machen, in welcher Prozentzahl und ab welcher Größe die NN beim Erwachsenen darstellbar sein können. Der Untersucher wird sich bemühen, sie zu suchen: rechts in der Rückenlage mit der V. cava und dem oberen Nierenpol als Leitstrukturen [61]; manchmal ist der Querscan günstiger, weil die NN häufig mehr suprahilär gelegen ist. Links findet man sie eher besser von dorsal im schrägen Längsschnitt auf die Aorta zu und danach mit Schwenkung zum oberen Nierenpol hin. Die Form ist im Erwachsenenalter kappen- oder ellipsenartig; die Echogenität entspricht der der Nieren und wird nur bei stattgehabter Einblutung [61, 75, 80] deutlich höher.

Wenn die NN sonographisch nicht erkennbar sind, schließt das eine Pathologie (Hyperplasie, Adenom, kleinere Tumoren) keineswegs aus. Bei klinisch relevanter Fragestellung aber stehen mit der CT und der MRT hochsensitive Schnittbildverfahren zur Verfügung, die auch die normale NN oder kleinere Rf darin abbilden können.

NN-Prozesse können wegen des reichlichen Platzes im Retroperitoneum sehr groß werden, ehe eine Symptomatik eintritt. So werden viele Veränderungen, die sonographisch auf die NN hindeuten, per Zufall gefunden oder, bei eingetretener Symptomatik, durch die Lokalisation einer Rf dort, wo man die NN vermutet.

Nicht selten sind zystische Rf der Nebennieren, die meistens sog. Pseudozysten entsprechen, d.h. eine posttraumatische oder postentzündliche Genese haben [1, 117]. Dazu gehören auch die parasitären Zysten. Pseudozysten sind gekammert, septiert. Die oft dickwandigen Kammern enthalten Debris, Blut oder auch eiweißfreies Serumfiltrat und häufig in ihren Septen Nebennierengewebereste; auch Verkalkungen in Anteilen sind häufig [117].

Echte NN-Zysten sind seltener; sie haben eine epitheliale Auskleidung und sollen Resten des Wolff-Ganges entsprechen. Bei endothelialer Auskleidung sollen sie lymphangiomatöser Genese sein [1].

Sonographisch kann der zystische Charakter immer gut erkannt werden, oft auch die Septen und Inhalte, was gelegentlich zusammen mit der Anamnese eine Festlegung als echte oder Pseudozyste gestattet.

Ebenfalls hinweisend kann der sonographische Befund bei sehr echodichter Struktur einer gut abgrenzbaren, großen Raumforderung sein. Es kann sich um ein NN-Myelolipom [62, 109] handeln, das allerdings selten ist. Der hohe Fettanteil ist geradezu pathognomonisch und kommt bei anderen NN-Tumoren nicht vor. Natürlich klärt erst die Histologie die Diagnose, da ja für fast alle diese Veränderungen eine obligatorische Operationsindikation besteht. Das Myelolipom enthält histologisch neben der Fettzellendominanz charakteristisch Knochenmarkzellen der Myelopoese und auch Megakaryozyten [29].

Andere Tumoren der NN lassen sich sonographisch zwar feststellen, aber ohne jede Aussagemöglichkeit zur Genese oder zur Frage der Malignität. Spongiozytome und Spongioblastome sind ebenso wie Phäochromozytome möglich, die abgesehen von ihrer häufigen endokrinen Aktivität nur bei Metastasierung prognostisch ungünstig sind. Alle NN-Neoplasien, außer dem Myelolipom, imponieren sonographisch als glatt konturierte, eher echoärmere, inhomogen strukturierte Rf.

Das gilt in gleicher Weise für die häufigste Rf in den NN – nämlich für Metastasen, vor allem bei Bronchialkarzinomen. Selbst sehr große Metastasen können hier asymptomatisch sein, so daß man bei allen diesen Patienten wegen der Häufigkeit danach suchen sollte, auch im Verlauf.

Bei der Beurteilung eines Urogramms beschränkt man sich keineswegs ausschließlich auf die Nieren und deren Hohlsysteme. Gleiches gilt für die Urosonographie. Zwar ist immer eine gezielte Fragestellung nötig und diese nach der sonographischen Untersuchung auch zu beantworten, aber man wird unabhängig davon immer den peri- und pararenalen Bereich, sogar das Retroperitoneum insgesamt, explorieren. So nutzt man die Möglichkeiten dieses Untersuchungsverfahrens ohne zusätzlichen Aufwand und wird gar nicht selten einen wichtigen „Nebenbefund" aufdecken können, denkt man z. B. an das Aortenaneurysma.

Es gibt eine Reihe gutartiger Nebennieren-Raumforderungen, von denen anhand sonographischer Kriterien lediglich Zysten aller Art und evtl. Myelolipome vermutet werden können.

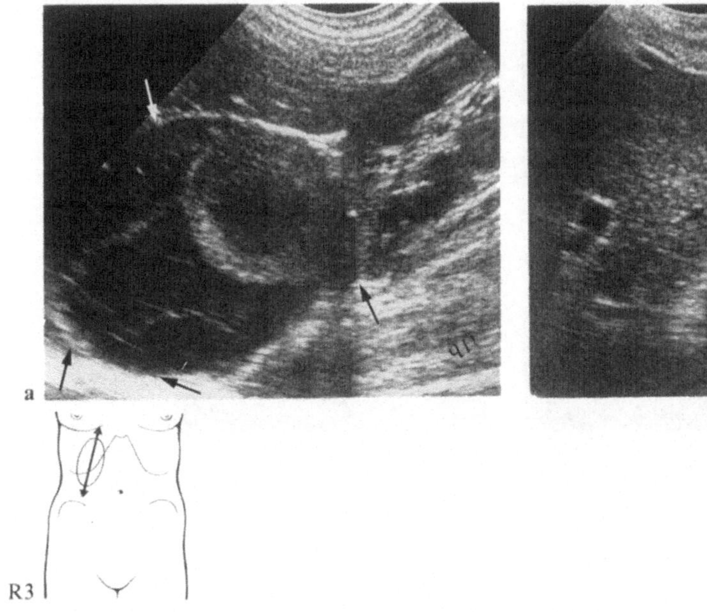

Abb. 8.30. a Posttraumatische NN-Zyste. Große abgegrenzte Rf (→) mit septenartigen Kompartimenten und einer echoreichen, fast kreisrunden, kokardenartigen Binnen-Rf, kranial des re. oberen Nierenpols gelegen. Gut erkennbare Abgrenzung gegenüber der Leber. Histologische Diagnose: frischere und ältere Einblutungen in eine Zyste. Keine Malignitätskriterien. **b** Nach der operativen Abtragung nimmt die re. Niere wieder ihre normale Lage ein

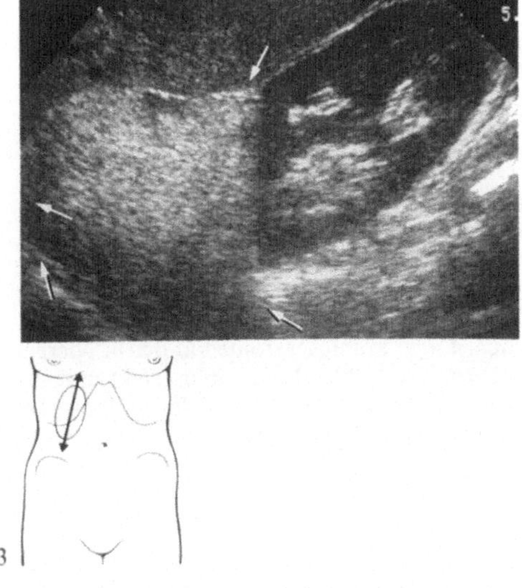

Abb. 8.31. Myelolipom. Kranial der re. Niere große echodichte homogene Rf (→), die von der Leber eindeutig separiert ist. Der obere Nierenpol wird überdeckt und wirkt dadurch „abgeplattet“

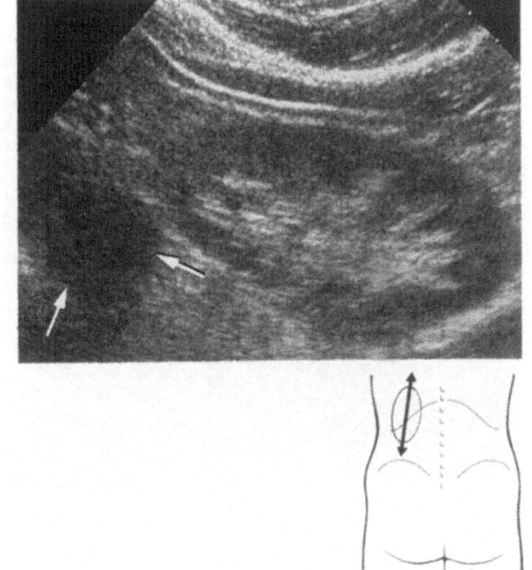

Abb. 8.32. Kleine rundliche, sparsam echogene, völlig separierte Rf (→), ventrokranial des oberen Nierenpols. Histologie: Spongiozytom der NN

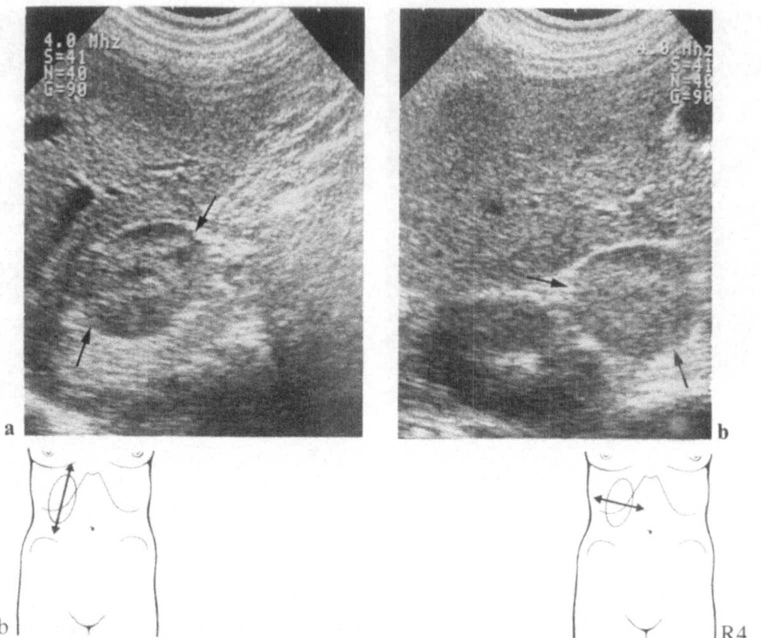

Abb. 8.33 a, b. NN-Tumor an typischer Stelle. **a** Auch im ganz medialen LS kann der Tumor (→) nicht mit einem Nierenanschnitt in die gleiche Ebene gebracht werden. **b** Erst im QuS wird die Lokalisation medial des oberen Nierenpols deutlich, gut abgegrenzt gegenüber der Leber. Beachte das reichliche, umgebende, echodichte Fettgewebe

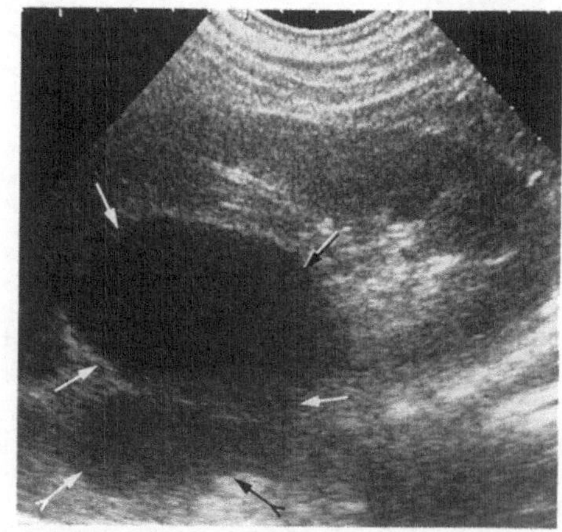

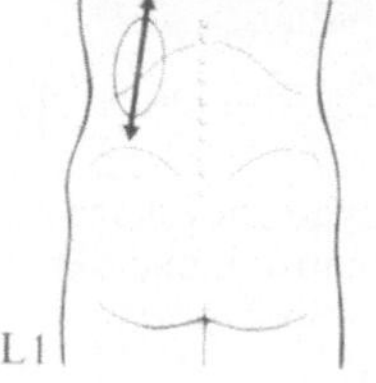

Abb. 8.34. Endokrin aktives, großes Phäochromozytom. Der, fast zystisch wirkende, abgegrenzte Tumor (→) kann aufgrund seiner Größe in die Nierenschnittebene gebracht werden. Lage: kranioventromedial der li. Nierenkontur. Der fehlende Echopluseffekt und der zusätzliche ventrale walzenförmige Tumoranteil (↣) sprechen primär gegen eine zystische Genese

Auch bei großen NN-Tumoren gelingt es nicht immer, diese in die gleiche Schnittebene mit den Nieren zu bringen. Nur jedoch durch die Orientierung an den Nieren kann dem Bildbetrachter die Lage der Pathologie überzeugend erläutert werden.

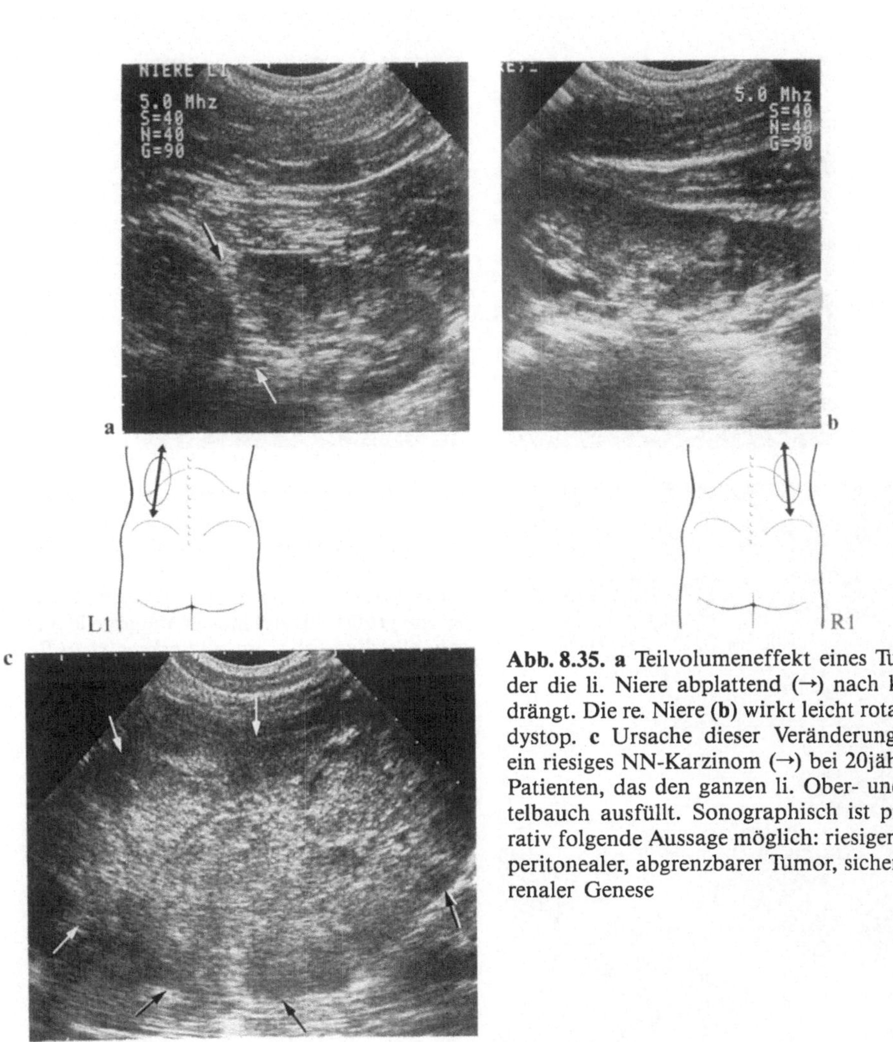

Abb. 8.35. a Teilvolumeneffekt eines Tumors, der die li. Niere abplattend (→) nach kaudal drängt. Die re. Niere **(b)** wirkt leicht rotationsdystop. **c** Ursache dieser Veränderungen ist ein riesiges NN-Karzinom (→) bei 20jährigem Patienten, das den ganzen li. Ober- und Mittelbauch ausfüllt. Sonographisch ist präoperativ folgende Aussage möglich: riesiger retroperitonealer, abgrenzbarer Tumor, sicher nicht renaler Genese

Bronchialkarzinome metastasieren häufiger in die NN als Tumoren der benachbarten Niere. Die bestmögliche Darstellung vermuteter adrenaler Rf erfordert mehrere Applikationen, abhängig von der Anatomie des Patienten.

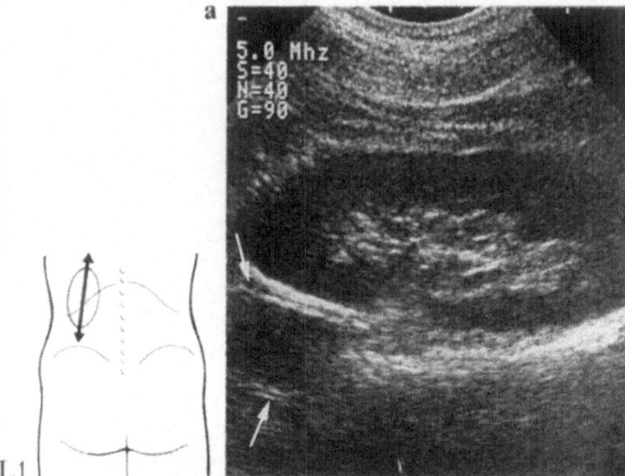

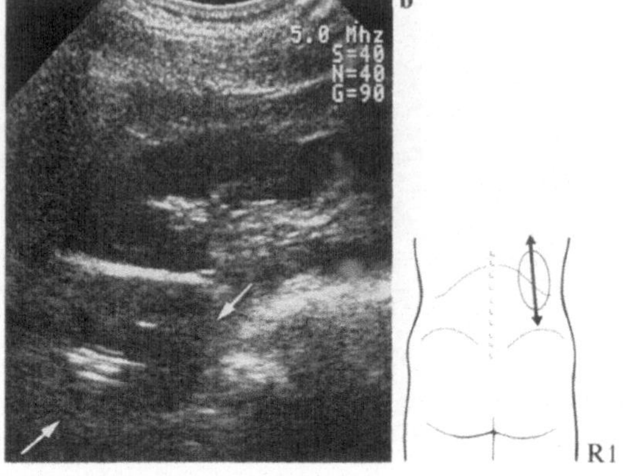

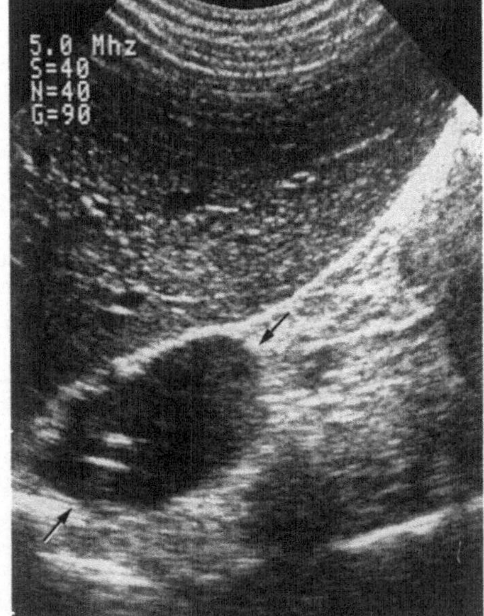

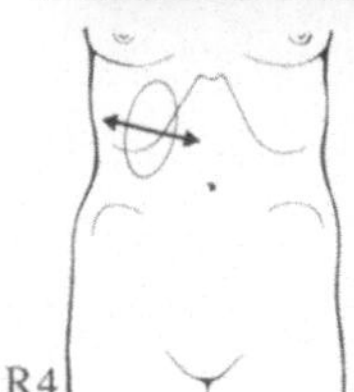

Abb. 8.36. a Adrenale Metastase (→) im Bereich der li. NN bei 35jährigem Patienten mit Bronchialkarzinom. **b** Ähnliche Veränderung im Bereich der re. NN. Der kompakte Tumor der re. Seite kann von ventral (**c**) eindrucksvoller im größten Durchmesser dargestellt werden, allerdings ohne im Bild erkennbaren Bezug zur Niere

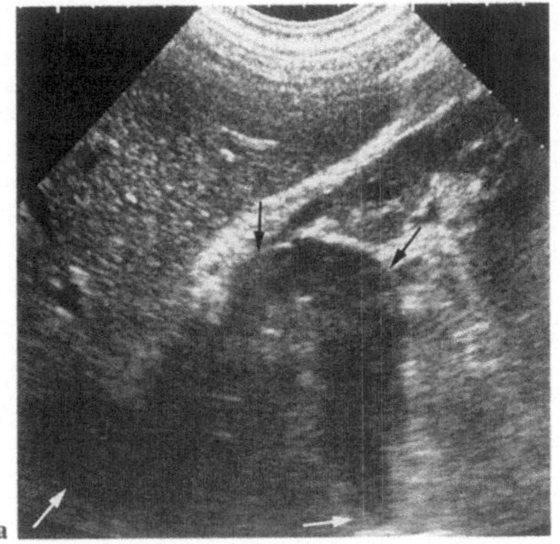

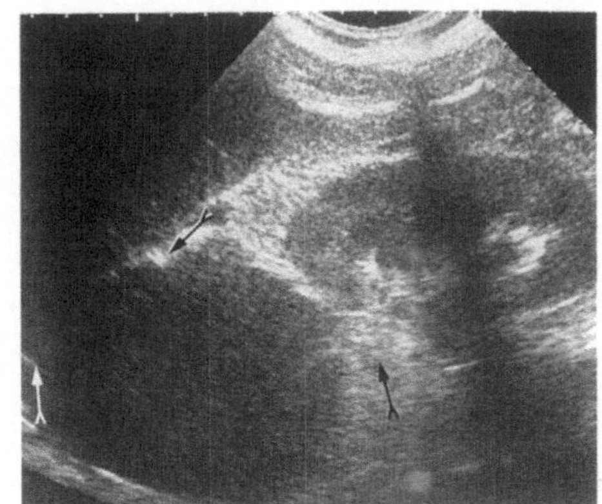

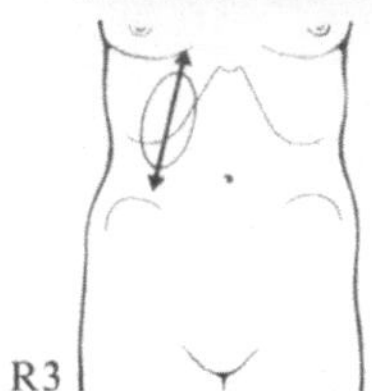

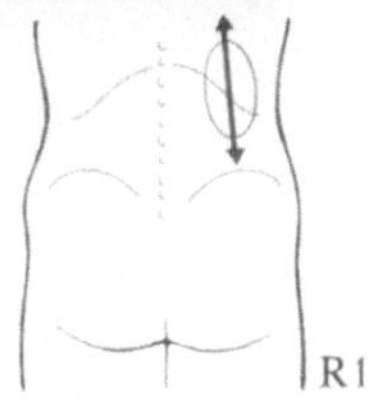

Abb. 8.37. a Riesige Tumormasse (→) im oberen Polbereich der re. Niere ohne Abgrenzbarkeit zur Niere und zur Leber. **b** Die dorsale Applikation zeigt aber einen gut abgegrenzten riesigen echoflauen Tumor mit deutlicher Grenze gegenüber der Leber und Niere (↣). Folgende sonographische Aussage ist möglich: Große tumoröse Masse ohne Beziehung zur re. Niere und ohne Infiltration der Leber. Diagnose: große solitäre NN-Metastase bei Bronchialkarzinom

Literatur

1. Abeshouse GA, Goldstein RB, Abeshouse BS (1959) Adrenal cysts: Review of literature and report of three cases. J Urol 81:711–719
2. Amis ES, Cronan JJ (1988) The renal sinus: An imaging review and proposed nomenclature for sinus cysts. J Urol 139:1151–1159
3. Aronson S, Frazier HA, Baluch JD, Hartman DS, Christenson PJ (1991) Cystic renal masses: usefulness of the Bosniak classification. Urol Radiol 13:83–90
4. Bandhauer K, Hassler H (1990) Die Verletzung des Urogenitalsystems. Urologe [A] 29:234–242
5. Bartels H (1986) Interpretation nephrosonographischer Raumforderungen. Ultraschall Klin Prax 1:13–20
6. Bartels H (1986) Urosonographische Differentialdiagnose. Springer, Berlin Heidelberg New York Tokyo
7. Bartels H, Albrecht KF (1976) Ultraschalldiagnostik in der Urologie. Dt Ärztebl 73 (39):2427–2434
8. Bartels H, Brüggebos B, Glaser F (1988) Die Problematik mit Pseudotumoren der Niere. Ultraschall Klin Prax Suppl 1:97
9. Beart L, Steg A (1977) On the pathogenesis of simple renal cysts in the adult. A microdissection study. Urol Res 5: 103–108
10. Becker JA (1988) Renal tuberculosis. Urol Radiol 10:25–30
11. Bennington JL, Beckwith JB (1975) Tumors of the kidney, renal pelvis and ureter. Atlas of tumor pathology 2nd ser fasc 12. Armed Forces Inst of Pathology, Washington
12. Berg-Schlosser V, Kleinsorge F, Rohrmoser L, Riester P (1988) Radiologische Diagnostik maligner Nierentumoren. Dt Ärztebl 85:450–455
13. Billmann H, Wimmer B, Hauenstein KH, Friedberg H (1982) Sklerotherapie: Verödung großer Nierenzysten mit Alkohol. (Vortrag 6. Dreiländertreffen der deutschsprach Ultraschall-Gesellsch, Zürich)
14. Blackley SH, Lagada L, Woolfitt RA, Schellhammer PF (1988) Ex situ study of the effectiveness of enucleation in patients with renal cell carcinoma. J Urol 140:6–10
15. Blair D, Rigsby CH, Rosenfield AT (1987) The nublin sign on computed tomography and sonography. Urol Radiol 9: 149–151
16. Blech M (1988) Maligne Tumoren in polycystischen Nieren. Urologe [B] 28: 345–348
17. Boeckmann B, Hanke P, Buettgen U, Jonas D (1990) Multifaktorielle Analyse prognostischer Faktoren des Nierenzellkarzinoms unter besonderer Berücksichtigung der Tumorausbreitung in das venöse System. Urologie poster 1:10–11
18. Bosniak MA (1986) The current radiological approach to renal cysts. Radiology 158:1–10
19. Bosniak MA (1991) Commentary: Difficulties in Classifying Cystic Leasons of the Kidney. Urol Radiol 13:91–93
20. Breitenseher M, Kainberger F, Hübsch P, Trattnig S, Barton P, Baldt M, Karnel F (1991) Screening von Nierenarterienstenosen: Aussagekraft der Farbdopplersonographie. (Vortrag 15. Gemeinsame Tagung der Deutschen, Österreichischen und Schweizer Gesellschaft für Ultraschall in der Medizin, Lausanne)
21. Brunn J, Ruf G, Schräpler P (1980) Diagnostik der Nierencysten. Dtsch med Wochenschr 105:1569
22. Burger HR (1989) Morphologische und zytogenetische Aspekte des Nierenkarzinoms. (Vortrag Jahresvers Schweiz Ges f Urol, Aarau)
23. Coleman BG (1987) Genitourinary ultrasound. Igaku-Shoin, New York Toyko

24. Dalton D, Neimann H, Grayhack JT (1986) The natural history of simple renal cysts. J Urol 135:905
25. Dana A, Musset D, Ody B, Rethers C, Lepage T, Moreau IF, Michel JR (1983) Abnormal renal sinus: Sonography patterns of multilocular parapelvic cysts. Urol Radiol 5:227–231
26. Darmady EM, Otter J, Woodhouse MA (1973) The parameters of the ageing kidney. J Pathol 109:195
27. De Riese W, Allhof E, Stief CG, Schlick R, Anton P, Jonas U (1991) Komplette Spontanremission des metastasierten Nierenkarzinoms mit langer Überlebenszeit. Urologie poster 1:18–19
28. Dieckmann KP, Hamm B, Loy V, Jonas D (1985) Renale Angiomyolipome. Neue Aspekte zur Klinik, Diagnostik und Therapie. Urologe [A]24:202–207
29. Dohm G (1981) Die Nebenniere. In: Altenähr E et al (Hrsg) Pathologie der endokrinen Organe. Springer, Berlin Heidelberg New York (Spezielle pathologische Anatomie, Bd XIV/2)
30. Dörfler H, Gesser U (1990) AML der Niere – Stellenwert bildgebender Verfahren. Bildgebung 57:35–38
31. Drinkovic I, Kos N, Vidakovic Z, Hromadko M, Sabljar M (1987) Alkohol – Nierenzysten – Embolisation durch ständige Ultraschallkontrolle. In: Hansmann M et al (Hrsg) Ultraschalldiagnostik '86. Springer, Berlin Heidelberg New York Tokyo, S 259–260
32. Einstein DM, Singer AA, Paushter DM, Nasif A, Nally JV Jr (1992) Hypoechoic renal pyramids: Sonographic visualization in older children and young adults: Urol Radiol 13:162–165
33. Emmet JL, Levine SR, Woolner LB (1963) Coexistence of renal cyst and tumor: Incidence in 1007 cases. Br J Urol 35:403–410
34. Engel G, Reitemeyer HJ (1981) Nierenhamartom bei Morbus Bourneville-Pringle (tuberöse Hirnsklerose). Krankenhausarzt 54:958–968
35. Engelmann U, Stoerkel S, Koehl W, Jacobi GH, Hohenfellner R (1988) Sonographische Früherkennung asymptomatischer Nierenzellkarzinome – Einfluß auf Überlebensrate und prognostische Faktoren. Urologe [B] 28:204–208
36. Feldberg MAM, Hendriks MJ, Klinkhamer AC (1986) Massive bilateral Non-Hodgkin lymphomas of the adrenals. Urol Radiol 8:85–88
37. Forster FJ Jr et al (1988) Sonography of small renal mass. Urol Radiol 10:2
38. Furrer A, Riedmiller H, Schärfe Th, Thüroff JW, Hohenfellner R (1990) Organerhaltende Chirurgie bei Nierentumoren. Urologie poster 1:7–8
39. Gokel IM, Zwicknagel M (1988) Pathologie des Nierenzellkarzinoms. In: Staehler G, Pomer S (Hrsg) Das Nierenzellkarzinom. Springer, Berlin Heidelberg New York Tokyo
40. Golomb J, Solomon A, Peer G, Merinsky E, Aviram A, Braf Z (1986) Bilateral metachronous xanthogranulomatous pyelonephritis in end-stage renal failure. Urol Radiol 8:95–97
41. Graff J, Funke PJ, Rühl GH (1986) Das sog. Liposarkom der Niere. Urologe [A] 25:43–47
42. Grantham JJ, Levine E (1985) Acquired cystic disease: Replacing one kidney disease with another. Kidney Int 19:99
43. Grosse H (1990) Haben die Nierenzellkarzinome im Obduktionsgut zugenommen? Urol Nephrol 83:533–537
44. Haag K, Blum U, Gries P, Baumann S, Sellinger M, Spamer C (1992) Überlegenheit der Farbdopplersonographie bei der nicht-invasiven Diagnostik von Nierenarterienstenosen. In: Anderegg A et al (Hrsg) Ultraschalldiagnostik '91. Springer, Berlin Heidelberg New York Tokyo, S 131–134
45. Harder Th, Quade G, Salingre G (1990) Häufigkeit, Lokalisation und Größe unkomplizierter Nierenzysten. Ultraschall Klin Prax 5:99–103
46. Hartmann DS (1990) Cysts and cystic neoplasms. Urol Radiol 12:7–10
47. Heckemann R, Heimann H, Löhr E (1985) Renale Tumordiagnostik mit Ultraschall und CT. Urologe [A] 24:243–252
48. Heckemann R (1988) Feinnadelbiopsie der Nieren. Radiologe 28:257–264
49. Heppler AB (1930) Solitary cysts of the kidney. Surg Gynecol Obstet 50:668
50. Herlap B (1987) Morphologie und Klinik von Nierentumoren. Urologica 10:176–205
51. Hohenfellner R (1990) Incidental-Nierenzellkarzinome: Konservative-operative Therapie. (Vortrag Symposium der Medizinischen Hochschule, Hannover)
52. Hollerweger A, Schuschnigg CH, Müller

E (1990) Das Nierenzellkarzinom als sonographischer Zufallsbefund. Tendenzen in Diagnostik und Prognose. Ultraschall Klin Prax 5:74–77
53. Horii SC, Bosniak MA, Megibow HJ, Ragharendra BN, Subramanyam BR, Rothberg M (1983) Correlation of CT and ultrasound in evaluation of renal lymphoma. Urol Radiol 5:69–76
54. Hughson MD, Buchwald D, Fox M (1986) Renal neoplasia and acquired cystic kidney-disease in patients receiving long-term dialysis. Arch Pathol Lab Med 110:592
55. Hust W, Halze B, Bohr M, Bundschu HD, Preim O (1987) Sonographische Diagnostik der emphysematösen Pyelonephritis. Ultraschall Klin Prax 2, Suppl 1:130
56. Ishikawa I, Onouchi Z, Saito Y (1985) Sex differences in acquired cystic disease of the kidney on long-term dialysis. Nephron 39:336
57. Jansen LD, Murray JB (1992) Hyperdense renal cyst due to prolonged retention of iodinated contrast material: Case report. Urol Radiol 13:218–222
58. Kallerhoff M, Blech M, Götz L, Kehrer G, Helmchen U, Ringert RH (1991) Organerhaltende Nierenchirurgie. Urologie poster 1:26–29
59. Knecht JP, Steffens J (1986) Ein außergewöhnliches Adenom der Niere. Urologe [B] 26:131–133
60. Köhler A, Köhler J, Reisp U, Altwein J (1987) Die ultraschallgestützte Früherkennung von urologischen Tumoren. Aktuel Urol 18:244–248
61. Koischwitz D (1989) Ultraschalldiagnostik bei Nebennierenerkrankungen. Ultraschall Klin Prax 4:51–59
62. Kühn R, Herrlinger A (1985) Das adrenale Myelolipom. Urologe [A] 24:221–224
63. Kysiewicz S (1992) Complications of renal extracorporal shock wave lithotrypsy reviewed. Urol Radiol 13:139–145
64. Laucks SP, McLachlan MSF (1981) Ageing and simple cysts of the kidney. Br J Radiol 54:12–14
65. Levine E (1992) Renal cell carcinoma in uremic acquired renal cystic disease: incidence detection and management. Urol Radiol 13:203–210
66. Lie B, Hust W, Asgarzadeh A, Mann H (1986) Erworbene Nierenzysten bei Dauerdialysepatienten. Urologe [A] 25:109–112
67. Lieber MN, Tomera KM, Farrow GM (1981) Renal oncocytoma. J Urol 125: 481–485
68. Longwitz D, Heckemann R (1991) Renale Tumordiagnostik unter besonderer Berücksichtigung der Schnittbildverfahren. Ultraschall Klin Prax 6:1–10
69. Lorenz R, Beyer D, Zankovich R, Gückel C (1987) Malignes Lymphom der Nieren. Ultraschall Klin Prax 2:104–109
70. Lorenz R, Krestin GP (1990) Aktuelle Nebennierendiagnostik: Einsatz von Sonographie, Computertomographie und Kernspintomographie. Ultraschall Klin Prax 5:89–93
71. Ludwig G, Brandes-Hölzer E (1991) Tumornephrektomie: Ist die routinemäßige Adrenalektomie beim Nierenzellkarzinom noch gerechtfertigt? (Vortrag 43. Kongr Dtsch Ges Urol, Berlin) Urologe [A] 30, Suppl: A 6 (Abstr)
72. Lüscher TF, Wanner C, Siegenthaler W, Vetter W (1986) Simple renal cyst and hypertension: cause or coincidence? Clin Nephrol 26:91–95
73. Lüscher TF, Wanner C, Otto R, Hauri D, Vetter W (1987) Zufallsbefund Nierenzyste: Banalität oder abklärungsbedürftiger Befund? Schweiz Med Wochenschr 117:785–794
74. Marberger M (1988) Organerhaltende Nierentumorexcision. Aktuel Urol 19: 58–66
75. Merkle W (1986) Die spontane Nebennierenblutung im Erwachsenenalter. Urologe [A] 25:343–346
76. Muhamel E, Konichezky M, Engelstein D, Cervadio C (1988) Incidental small renal tumors accompanying clinically overt renal cell carcinoma. J Urol 140:22–24
77. Neres RJ, Zincke H (1988) Metastatic renal cell cancer and radical nephrectomy. J Urol 139:1173
78. Novick AC, Streem St, Montie JE, Pontes JE, Siegel S, Montagne DK, Goormastic M (1989) Conservative surgery for renal cell carcinoma: A single-center-experience with 100 patients. J Urol 141:835–839
79. Oberneder R, Zink RA, Müller-Mattheis V, Hofstetter A (1990) Spätfolgen nach Urogenitaltrauma. Urologe [A] 29:251–255
80. Otto RC (1989) Ultraschalldiagnostik bei Nebennierenerkrankungen. Bildgebung/Imag 56:164–168
81. Petersen V, Brühl P, Schwanitz G, Vogel J

(1992) Vergleichende Analyse von pathologischen, zytologischen und zytogenetischen Befunden beim Nierenzellkarzinom. Urologe [B] 32:2–6

82. Piccirillo M, Rigsby CM, Rosenfield AT (1987) Sonography of renal inflammatory disease. Urol Radiol 9:66–78
83. Pomer S, Munder P, Weber Ch, Staehler G, Waldherr R (1991) Zur Histogenese der renalen Onkozytome – eine immunzytochemische Untersuchung. Urologie poster 3:142–143
84. Porst H, Mayer R, Brühl P (1986) Diagnostische und therapeutische Problematik der renalen Onkozytome. Urologe [A] 25:38–42
85. Pott W, Seitz K (1982) Benignes cystisches Lymphangiom der Niere. (Vortrag 6. Dreiländertreffen der deutschsprach Ultraschall-Gesellsch, Zürich)
86. Prando A, Pereira RM, Marins JL (1984) Sonographic evaluation of hypertrophy of septens of Bertini. Urology 24:505
87. Pruggmayer M, Thies U (1991) Autosomal-dominant erbliche polycystische Nierenerkrankung. Nieders Ärztebl 6: 23–26
88. Rauschmeier H (1986) Sonographie, die wichtigste Untersuchung zur Früherkennung des Nierenzellkarzinoms. Urologe [A] 25:325–328
89. Reis M, Faria V, Luidoro J, Adolfo A (1988) The small cystic and noninflammatory renal nodules: A postmortem study. J Urol 140:721
90. Reuter MA (1987) Perkutane Punktion und Verödung von Nierenzysten. (Vortrag 29. Kongr Deutsch Ges Urol, Stuttgart)
91. Riedasch G, Kälble T, Möhring K (1990) Diagnostische Tumorresektion bei Nierentumoren unklarer Dignität. Helv Chir Acta 57:463–466
92. Riedasch G, Mayer H, Staehler G (1991) Verbessert die bildgebende Diagnostik die Prognose des Nierenzellkarzinoms? Urologie poster 3:144–145
93. Riehl J, Kierdorf H, Wolf H, Mann H (1987) Diureseabhängige Veränderungen des Nierenbeckens im Sonogramm. Ultraschall Klin Prax 2, Suppl 1:120
94. Rocca-Rosseti S, Muto G (1980) Considerazioni anatomiche sall enucleabilità degli adenocarcinomi renali (5th Congr Eur Intrarenal Surg Soc, Trieste)
95. Rockson SG, Stone RA, Gumseh IC (1974) Solitary renal cyst with segmental ishemia and hypertension. J Urol 112:550–552
96. Rosenthal CL, Kraft R, Zingg EJ (1984) Organ preserving surgery in renal carcinoma. Tumorenucleation versus partial kidney resection. Eur Urol 10:222–228
97. Schroeder KF, Correa RJ (1966) Hypertension resulting from an unusual pararenal pseudocyst. J Urol 96:119–121
98. Schubert GE (1988) Uropathologisches Konsil – Tumoren der Niere. NBP 6: 10–11
99. Simon S, Sonkodi S, Török J, Fábián M, Pokorny L (1985) Gigantocystische Form des Nierenkarzinoms. Z Urol Nephrol 78:551–558
100. Smith SJ, Bosniak MA, Megibow AJ, Hulnik DH, Horii SC, Ragharendra BN (1989) Renal cell carcinoma: Earlier discovery and increased detection. Radiology 170:699–703
101. Smyczek B, Braun HP, Berting J (1990) Multilokuläres cystisches Nephrom. Urologe [A] 29:291–293
102. Staehler G, Ernst G (1985) Organerhaltende operative Therapie bei Nierentumoren. Urologe [A] 24:330–333
103. Stapleton FB, Magill HL, Kelly DR (1983) Infantile polycystic kidney disease: An imaging dilemma. Urol Radiol 5:89–94
104. Steinbach F, Stöckle M, Hohenfellner R (1992) Diagnostik und Therapie benigner und maligner Nierentumoren. Urologe [A] 31:1; Urologe [B] 32:1 W1–10
105. Tada S, Yamagishi J, Kobayashi H, Hata Y, Kobari T (1983) The incidence of simple renal cysts by computed tomography. Clin Radiol 34:437–439
106. Ulshöfer B, Rüschoff J, Pracht R, Deichert L, Rohrmoser L (1990) Untersuchungen von Großflächenschnitten infiltrierender Nierenzellkarzinome (pT3) und Langzeitbeobachtung (>4 Jahre). Helv Chir Acta 57:483–486
107. Vahlensieck W Jr, Wimmer B (1988) Diagnostik und Therapie der xanthogranulomatösen Pyelonephritis. Urologe [A] 27:184–189
108. Vahlensieck W Jr, Wimmer B, Plingen J, Possmann H (1989) Seltene Nierentumoren. Urologe [A] 28:350–354
109. Vick CW, Zeman RK, Manes E, Cronan JJ, Walsh JW (1984) Adrenal Myelolipo-

ma: CT and Ultrasound Findings. Urol Radiol 6:7–13
110. Wallenberg H von, Thüroff S, Chaussy C (1991) Ist die Adrenalektomie bei der Tumornephrektomie sinnvoll? (Vortrag 43. Kongr Dtsch Ges Urol, Berlin) Urologe [A] 30, Suppl: A6 (Abstr)
111. Warnecke MU, Bartels H (1986) Die Bedeutung der Nephrosonographie zur Früherkennung von Nierentumoren. Ultraschall 7:3–6
112. Weiss H (1989) Metastasenbildung durch Feinnadelpunktion. Ultraschall 10:147
113. Weiss H, Ludwig G, Weiss A, Keller W, Rethel R, Sommer W, Büsing CM (1983) Zur Häufigkeit des Zystenwandkarzinoms. Ergebnisse von 2200 Ultraschalluntersuchungen. Ultraschall 4:24–30
114. Wicks JD, Mettler FA Jr (1983) The use of ultrasound in renal hypertension. Urol Radiol 5:37–41
115. Wills JS (1983) Cystic adenocarcinoma of the kidney mimicking multilocular renal cyst. Urol Radiol 5:51–53
116. Winter P, Miersch W-D, Vogel J, Jaeger N (1990) Zur Notwendigkeit der Nebennierenenexstirpation bei radikaler Tumornephrektomie. Urologe [B] 30: 6–8
117. Winter P, Vogel R, Horch R, Abbas O, Steudel A (1990) Nebennierenpseudocysten. Urologe [B] 30:188–192
118. Witt J, Vanherpe H, Waldthausen W von, Roggenbuck R, Nagel R (1990) Stellenwert der Magnetresonanztomographie in der Diagnostik renaler Raumforderungen. Helv Chir Acta 57:451–453
119. Yamagishi F, Kitahara N, Mogi W, Itoh S (1988) Age-related occurrence of simple renal cysts studied by ultrasonography. Klin Wochenschr 66:385
120. Zerres K, Waldherr R (1990) Zystische Nierenerkrankungen – Klassifikation und neue Aspekte. Dt Ärzteblatt 87 (43):2356–2363
121. Zink RA, Müller-Mattheis V, Oberneder R (1990) Ergebnisse der westdeutschen Multicenterstudie „Urologische Traumatologie". Urologe [A] 29:243–250
122. Zumbé J, Stephan-Odenthal M, Schöps W (1991) Stellenwert der Adrenalektomie bei radikaler Tumornephrektomie. (Vortrag 43. Kongr Deutsch Ges Urol Berlin) Urologe [A] 30, Suppl: A6 (Abstr)

Sachverzeichnis *

* Die kursiv hervorgehobenen Stichwörter verweisen auf Erwähnungen in den Abbildungslegenden.

Springer-Verlag und Umwelt

Als internationaler wissenschaftlicher Verlag sind wir uns unserer besonderen Verpflichtung der Umwelt gegenüber bewußt und beziehen umweltorientierte Grundsätze in Unternehmensentscheidungen mit ein.

Von unseren Geschäftspartnern (Druckereien, Papierfabriken, Verpackungsherstellern usw.) verlangen wir, daß sie sowohl beim Herstellungsprozeß selbst als auch beim Einsatz der zur Verwendung kommenden Materialien ökologische Gesichtspunkte berücksichtigen.

Das für dieses Buch verwendete Papier ist aus chlorfrei bzw. chlorarm hergestelltem Zellstoff gefertigt und im pH-Wert neutral.